太行本草图谱
之嶂石岩

主编◎柴天川　马晓莉　王彦刚

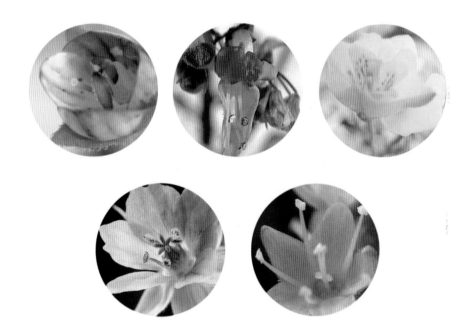

中国中医药出版社

·北京·

U0346155

图书在版编目（CIP）数据

太行本草图谱之嶂石岩 / 柴天川，马晓莉，王彦刚主编 . —北京：中国中医药出版社，2018.9
ISBN 978 - 7 - 5132 - 5083 - 2

Ⅰ . ①太…　Ⅱ . ①柴… ②马… ③王…　Ⅲ . ①太行山—本草—图谱　Ⅳ . ① R281.422-64

中国版本图书馆 CIP 数据核字（2018）第 147165 号

中国中医药出版社出版

北京市朝阳区北三环东路 28 号易亨大厦 16 层

邮政编码　100013

传真　010-64405750

保定市西城胶印有限公司印刷

各地新华书店经销

开本 880×1230　1/16　印张 14.75　字数 280 千字

2018 年 9 月第 1 版　2018 年 9 月第 1 次印刷

书号　ISBN 978 - 7 - 5132 - 5083 - 2

定价　120.00 元

网址　www.cptcm.com

社 长 热 线　010-64405720

购 书 热 线　010-89535836

维 权 打 假　010-64405753

微信服务号　zgzyycbs

微商城网址　https://kdt.im/LIdUGr

官 方 微 博　http://e.weibo.com/cptcm

天猫旗舰店网址　https://zgzyycbs.tmall.com

如有印装质量问题请与本社出版部联系（010-64405510）

《太行本草图谱之嶂石岩》
编委会

主　编　柴天川（河北省中医院）

　　　　马晓莉（河北大学）

　　　　王彦刚（河北省中医院）

副主编　郭红艳（邯郸市中医院）

　　　　李洪彬（菏泽市中医医院）

　　　　马艳平（上海市光华中西医结合医院）

　　　　赵春雷（保定市第一中医院）

　　　　闫国强（河北省沧州中西医结合医院）

编　委　（按姓氏笔画排序）

　　　　万立夏（安徽省五河县中医院）

　　　　王红英（河北省第六人民医院）

　　　　邓霁玲（甘肃省武威市中医医院）

　　　　刘小军（河北省中医院）

　　　　刘丽芬（河北省优抚医院）

　　　　李　颖（沈阳市儿童医院）

　　　　沈亚芬（浙江省中医院）

　　　　陆　军（隆化县中医医院）

　　　　陈艳红（华北石油中医医院）

　　　　金乾兴（浙江省中医院）

　　　　聂垣东（河北省中医院）

　　　　程炳铎（承德医学院）

编写说明

嶂石岩位于河北省赞皇县，地处太行山主脉中段东侧，属冀晋两省四县交界地带，总面积约120km²，其最高峰黄庵垴海拔1774m；为国家4A级旅游风景区。嶂石岩地处温暖、半湿润的大陆性季风气候带，地形复杂，自然生态保存良好，植物种类十分丰富，被誉为"燕赵植物宝库"，其中不乏贮量大、有重要经济价值和开发前景的野生药用植物资源。但迄今为止，尚未见有关嶂石岩地区的药用植物资源种类的系统研究与报道，更未有相关专著对其药用植物进行全面记载。

2014~2017年，我们多次对嶂石岩地区进行了详细的野外调查，通过药用植物拍照、采集、压制标本等方法，搜集到大量一手珍贵资料；并通过品种鉴定、查阅资料和文献，对嶂石岩地区的野生药用植物资源进行了系统的研究和分析。现整理出版，以期为该地区野生药用植物资源的深入研究和可持续开发提供参考。

本书图文并茂，共20余万字，图片共800余幅，共收载药用植物286种。其中以单页进行详细描述的为217种，经统计在217种药用植物中，被《中华人民共和国药典》（2015年版）收录的有96种，被部颁标准和地方标准收载的有61种，未被各级药材标准收载但作为临床或民间习惯用药的有60种。对于嶂石岩地区不多见或同科属的其他品种，为避免重复和节省篇幅，本书只进行简要介绍，以"附"的方式进行简略记载，为69种。

本书对药用植物的描述包括【基原】【别名】【形态特征】【鉴别要点】【生境分布】【药用部位】【采收加工】【性味归经】【功能主治】【药材标准】【附注】11个部分。【基原】介绍药用植物的科、属、种和拉丁名称。【别名】列举了目前各地仍在使用的别名及出处（或沿用地区），如莎草：地沟草（《广西中兽医药用植物》），"地沟草"为别名，《广西中兽医药用植物》为其别名出处；又如商陆：花商陆、见肿消（贵州、云南），表示商陆有别名"花商陆"和"见肿消"，别名沿用地区为贵州省和云南省。对于古代典籍虽有记载，但现在已不再使用的别名，不再一一列举，以免徒增名称混乱。【形态特征】包括对全株、根、茎、叶、花、果、种子的直观特征描述，一般不包括理化特性和显微特征等非传统鉴别内容。【鉴别要点】主要为编者的鉴别经验总结，重点突出与同科属其他品种的区别点。【生境分布】有利于读者对药用植物生境和药性的理解，古人认为生境的不同是其药性差异的原因之一。【药用部位】列举了该品种的不同入药部位，格式采用"药用部位（药材名称）"的形式。【采收加工】中采收加工方法以各级药材标准为准，无药材标准的品种参考教科书或权威著作。【性味归经】和【功能主治】收录了中药材的临床关注内容。【药材标准】说明了该品种有无药材标准，标准以先新后旧的顺序列举；为节省篇幅，列举的药材标准以"1""2"等编号代替，书后"中药材质量标准"列举了各编号所代表的标准，读者可依此进行查阅。为力求全面展示中药材药用历史及演变，本书药材标准涵盖了中华人民共和国成立前后的各级药材标准，包括《中华人民共和国药典》在内的历版药典、部颁标准、地方标准和行业标准等。【附注】记载了编者分析、研究后的总结、理解和感悟，主要包括名称由来、形态特征、正名溯源等方面，对药用植物别名的解释有助于对鉴别特征的记忆和理解。本书具有较高的学术价值和地区文化价值，可作为中医药专业技术人员、中医药院校教学和科研的重要参考书籍，也可供药用植物爱好者使用。

本书的图片内容丰富，为我们实地考察拍摄。我们争取做到每种药用植物具有根、茎、叶、花、果、种子各部位的图片，并重点展示其入药部位和鉴别点的图片。此外，为使读者易于观察，本书的图片使用了微距照相技术，图片美观，同时具有较好的观赏性。

特别需要说明的是，本书【性味归经】和【功能主治】的内容来源于各级药材标准或古今文献资料，考虑到用药安全问题，患者用药前应咨询专业医师，切勿自诊、自采、自用。

由于我们水平和手头资料有限，书中若有错误和疏漏之处，敬请广大读者和专家提出宝贵意见，以便再版时修订、完善和提高。

《太行本草图谱之嶂石岩》编委会

2018 年 4 月

目　录

阿尔泰狗娃花

【基　　　原】菊科狗娃花属植物阿尔泰狗娃花 Heteropappus altaicus (Willd.) Novopokr。

【别　　　名】阿尔泰紫菀（《中药大辞典》），阿尔泰狗娃花（《中国高等植物图鉴》），燥原蒿（《沙漠地区药用植物》），铁杆蒿（《全国中草药汇编》）。

【形态特征】多年生草本，全株被上曲短毛，上部常有腺点。根：直伸或横走。茎：直立或斜生，上部或全部多有分枝；高 20～40cm，稀达 100cm。叶：互生；基部叶在花期枯萎；下部叶条形或长圆状披针形、倒披针形或近匙形，长 2.5～6cm，稀达 10cm，宽 0.7～1.5cm，全缘或有疏浅齿；上部叶渐变狭小，条形；全部叶两面或背面被粗毛或细毛，常有腺点，中脉在背面稍凸起；叶无柄。花：头状花序直径 2～3.5cm，单生于枝端或排列成伞房状；总苞半球形，直径 0.8～1.8cm，总苞片 2～3 层，近等长或内层稍长，长圆状披针形或条形，长 4～8mm，宽 0.6～1.8mm，顶端渐尖，背面或外层草质，被毛，常有腺体，边缘膜质；舌状花 1 轮，约 20 个，舌片浅蓝紫色，长圆状条形，长 10～15mm，宽 1.5～2.5mm；管状花多数，黄色，长 5～6mm，裂片不等大，有疏毛。果：瘦果扁，长圆形或倒卵状，灰绿色或浅褐色，长 2～2.8mm，宽 0.7～1.4mm，被绢毛；冠毛污白色或红褐色，糙毛状。花果期为 5～10 月。

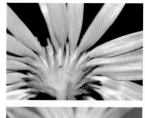
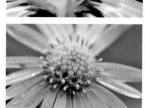
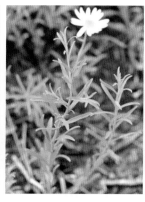
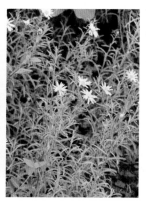

【鉴别要点】全株被毛和腺点，茎硬，有分枝；叶互生，窄长且无柄；头状花序直径 2～4cm，舌状花浅蓝紫色，管状花黄色；瘦果扁长、被绢毛。

【生境分布】生于草原、荒漠、沙地、干旱山地、路旁及村寨附近。分布于我国东北、华北、西北地区及湖南、四川。

【药用部位】根（阿尔泰紫菀）、花或地上部分（阿尔泰紫菀）。

【采收加工】春、秋二季挖根，去除地上部分，洗净晒干，切段；7～10 月花开时采收花或地上部分，鲜用或阴干。

【性味归经】苦，凉。归肝、肺、心经。

【功能主治】清热降火，排脓止咳；用于肝胆火旺，肺痈吐脓，咳嗽，淋证，疱疹，疮疖等。

【药材标准】见书末中药材质量标准 35、83。

【附　　　注】阿尔泰狗娃花为多地常见的野生植物，非稀罕之物，未被人们重视，因此在人们心中的地位微贱；其生长环境贫瘠，但生命力顽强，仍能繁衍生息、绵延不绝；人们取其要求不高、容易成活、生命顽强之意，犹如狗崽子，故名称中有"狗娃"。阿尔泰是地理名称"阿尔泰"拉丁语"altaicus"的音译，阿尔泰狗娃花多见于阿尔泰地区，故名称中有"阿尔泰"。

◆附：狗娃花

　　菊科狗娃花属植物狗娃花 Heteropappus hispidus (Thunb.) Less.，与阿尔泰狗娃花比较，狗娃花的主要特征是：一年生或两年生草本，植株被疏柔毛或伏毛；头状花序大，径 3～5cm；总苞片线形，外层苞片草质；小花有同型冠毛或外层小花无冠毛或仅有短冠毛；叶狭长圆形；根入药。本品味苦，性凉；功效为清热解毒，消肿；用于疮肿，蛇咬伤。未见被各级药材标准收载。

艾

【基　　原】菊科艾属植物艾 *Artemisia argyi* Lévl.et Vant.。

【别　　名】艾叶、艾蒿、家艾。

【形态特征】多年生草本，高 45～120cm。茎：直立，圆柱形，质硬，基部木质化，被灰白色软毛，中部以上分枝。叶：单叶互生；茎下部叶花期枯萎；中部叶具短柄或长柄，叶片长 4～9cm，宽 4～7cm，轮廓卵状椭圆形，先端尖，基部楔形，1～2 回羽状深裂或全裂，侧裂片 2～3 对，裂片菱形、椭圆形或披针形，边缘具粗锯齿，上面暗绿色，稀被蛛丝状毛，并密布白色腺点，下面灰绿色，密被灰白色蛛丝状毛；上部叶渐小，三裂或全缘，披针形或线状披针形，近茎顶端的叶无柄。花：头状花序多数，集合成总状花序，顶生；总苞钟形或长圆状钟形，苞片 4～5 层，外层较小，卵状披针形，中层及内层较大，广椭圆形，苞片密被灰白色或灰黄色蛛丝状毛；花托扁平，半球形；边花雌性，花冠狭管状锥形，长 1～1.5mm；盘花两性，花冠管状钟形，红紫色，顶端 5 裂；雄蕊 5 枚，聚药，花丝短，着生于花冠基部；花柱细长，顶端 2 分叉；子房下位，1 室。果：瘦果长圆形，长约 1mm。花果期 7～10 月。

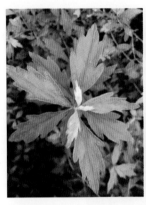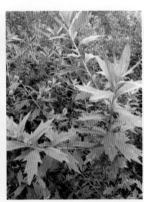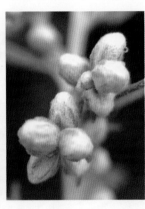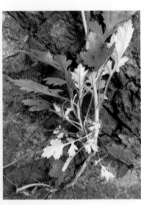

【鉴别要点】叶羽裂，边缘具粗齿，上面暗绿下面灰绿；花色红紫，边花雌性，盘花两性，全部结实；气味特异。

【生境分布】生于路旁、草地、荒野等处，亦有栽培。分布于我国大部分地区。

【药用部位】叶（艾叶）、嫩叶（艾绒）、地上部分（艾把）、果实（艾实）。

【采收加工】艾叶：夏季花未开时采摘，除去杂质，晒干。艾绒：5～6 月采摘嫩叶，晒干，捣成绒团状，筛去灰尘及杂质梗。艾把：5～6 月割取地上部分，阴干。艾实：9～10 月果实成熟后采收。

【性味归经】艾叶、艾绒和艾把：辛、苦，温；有小毒；归肝、脾、肾经。艾实：苦、辛，温。

【功能主治】艾叶、艾绒和艾把：温经止血，散寒止痛，外用祛湿止痒；用于吐血，衄血，崩漏，月经过多，胎漏下血，少腹冷痛，经寒不调，宫冷不孕，外治皮肤瘙痒。艾实：温肾壮阳；用于肾虚腰酸及阳虚内寒证。

【药材标准】见书末中药材质量标准 1、3、15、20、29、41、45、52、68、86、90、94、99。

【附　　注】梁代《荆楚岁时记》中记载："五月五日，四民并踏百草，又有斗百草之戏……悬门户上，以祛毒气。"人们在端午节采艾草插于门上，意在驱除病邪；端午前后，天气开始炎热，蚊蝇等开始滋生，疾病和邪气容易传播，故有此举。

◆附：野艾蒿

菊科艾属植物野艾蒿 *Artemisia lavandulaefolia* DC.，别名：荫地蒿（《内蒙古植物志》），野艾（俗称），小叶艾、狭叶艾（河北），艾叶（江苏），苦艾（广西），陈艾（四川）。野艾蒿与艾的不同点是：侧裂片少（1～2 对），裂片狭长（线状披针形），头状花序细短（筒形或狭筒形），叶疏被蛛丝状毛（被毛稀疏）。

白刺花

【基　　　原】豆科槐属植物白刺花 Sophora davidii (Franch.)。

【别　　　名】白花刺（《贵州草药》），苦刺枝（《四川中药志》），苦刺花（《文山中草药》），铁马胡梢（《拉汉种子植物名称》），苦刺，狼牙刺，白刻刺，马蹄针。

【形态特征】落叶灌木，高 1～2.5m，有时可达 3～4m。茎：树皮灰褐色，多疣状凸起；枝条棕色，近于无毛，小枝初被毛，旋即脱净；枝多开展，不育枝末端具锐刺，有时分叉。叶：奇数羽状复叶，互生，长 4～6cm；托叶钻状，部分变成刺，疏被短柔毛，宿存；小叶 11～21 枚，椭圆形或长卵形，长 10～15mm，宽 4～5mm，先端圆或微凹，常具芒尖，基部钝圆形，全缘，上面几近无毛，背面中脉隆起，疏被长柔毛或近无毛。花：总状花序着生于小枝顶端，花疏生而下弯，6～12 朵；花梗短；花萼钟状，蓝紫色，萼齿 5；花冠白色、淡黄色或浅蓝白色，有时旗瓣稍带淡紫色；花冠蝶形，旗瓣匙形，长约 14mm，宽 6mm，先端圆形，基部具细长柄，柄与瓣片近等长，反折；翼瓣与旗瓣等长，单侧生，倒卵状长圆形，宽约 3mm，具海绵状皱褶；龙骨瓣 2 瓣分离，比翼瓣稍短，镰状倒卵形；雄蕊 10，等长；子房比花丝长，密被黄褐色柔毛；花柱变曲，无毛，胚珠多数。果：荚果细长，类串珠状，稍扁，长 6～8cm，宽 6～7mm，表面密生白色柔毛或近无毛。种子：1～7 粒，椭圆形，长约 4mm，径约 3mm，深褐色。花期 3～8 月，果期 6～10 月。

【鉴别要点】枝端具锐刺，花多为白色，荚果扁长串珠状。

【生境分布】生于河谷沙丘、山坡路旁、灌木丛中或草坡。分布于我国西南地区及河北、河南、江苏、浙江、湖北、广西、陕西、甘肃等地。

【药用部位】根（白刺花根）、果实（白刺花果）、花（白刺花）、叶（白刺花叶）。

【采收加工】白刺花根：7～10 月采挖，切片，晒干。白刺花果：6～8 月果实成熟时采收，晒干。白刺花：3～5 月花未盛开时采收，鲜用或晒干。白刺花叶：6～10 月采收嫩叶，鲜用或晒干。

【性味归经】白刺花根：苦，凉。白刺花果：苦，凉。白刺花：苦，寒；归肝、膀胱经。白刺花叶：苦，凉；归心、肾经。

【功能主治】白刺花根：清热解毒，利湿消肿，凉血止血；用于喉炎，肺炎，痢疾，膀胱炎，水肿，衄血，血尿，便血。白刺花果：理气消积；用于消化不良，胃痛，腹痛。白刺花：清热解暑；用于暑热烦渴。白刺花叶：凉血，解毒，杀虫；用于衄血，便血，疔疮肿毒，疥癣，烫伤。

【药材标准】见书末中药材质量标准 23。

【附　　　注】白刺花的花冠多为白色，远看白色层叠；且荚果嫩时，表面多密生白色柔毛，相对于绿叶，荚果明显可见；故名称中有"白"字。枝端具锐刺，部分托叶变成刺，全株具刺，故名称中有"刺""针"字。根、花、果实、叶的味皆苦，故别名中有"苦"字。白、刺、苦，是其主要特征。

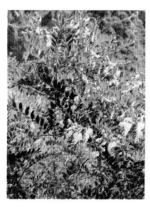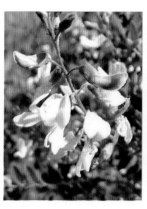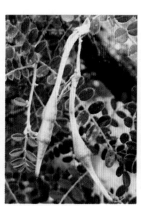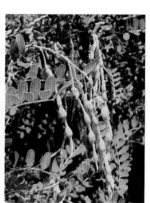

白蜡树

【基　原】木犀科梣属植物白蜡树 *Fraxinus chinensis* Roxb.。

【别　名】梣树，青榔木，白荆树。

【形态特征】落叶乔木，高可达 15m。茎：树皮灰褐色，纵裂；小枝黄褐色，粗糙，无毛或疏被长柔毛，旋即退净；皮孔小，不明显；枝芽阔卵形或圆锥形，被棕色柔毛或腺毛。叶：奇数羽状复叶，长 13～25cm，叶柄长 4～6cm，基部不增厚，叶轴挺直，上面具浅沟，初时疏被柔毛，旋即退净；小叶 5～9 枚，常 7 枚，无柄或有短柄，硬纸质，椭圆形、椭圆状卵形或披针形，长 3～10cm，宽 1～4cm，先端渐尖或钝，基部钝圆或楔形，叶缘具锯齿，上面无毛，下面无毛或沿中脉被短柔毛；顶生小叶与侧生小叶近等大或稍大。花：圆锥花序顶生或枝梢腋生，长 8～10cm；花序梗长 2～4cm，无毛或被细柔毛；花单性，雌雄异株；花萼小，钟状，先端不规则分裂，无花冠；雄花密集，雄蕊 2，花药椭圆状卵形，花药与花丝近等长；雌花疏离，花萼大，桶状，4 浅裂，花柱细长，柱头 2 裂。果：翅果，长 3～4cm，宽 4～6mm，匙形，上中部最宽，先端尖、钝或微凹，基部渐狭，翅平展，下延至果中部。种子：圆柱形，长约 1.5cm；宿存萼紧贴于果基部，常在一侧开口深裂。花期 4～5 月，果期 7～9 月。

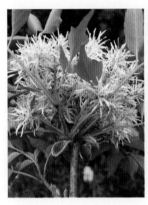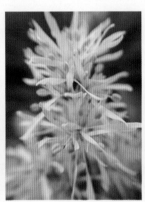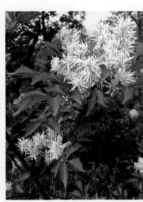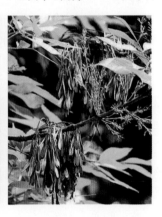

【鉴别要点】奇数羽状复叶，小叶 5～9 枚，硬纸质，干后被蜡粉；圆锥花序顶生，翅果匙形，种子圆柱形。

【生境分布】生于山坡林地。分布于我国南北多个省区；现多有栽培。

【药用部位】枝皮或干皮（秦皮）、叶（白蜡树叶）、花（白蜡花）、种子（白蜡籽、白蜡树子）。

【采收加工】秦皮：春、秋二季剥取，晒干。白蜡树叶：夏、秋二季采摘，晒干。白蜡花：花蕾期及初放时采摘，阴干。白蜡籽、白蜡树子：秋季果实成熟时采摘，晒干。

【性味归经】秦皮：苦、涩，寒；归肝、胆、大肠经。白蜡树叶：辛，温。白蜡花：归肺经。白蜡籽、白蜡树子：甘、苦，凉；归肝、肾经。

【功能主治】秦皮：清热燥湿，收涩止痢，止带，明目；用于湿热泻痢，赤白带下，目赤肿痛，目生翳膜。白蜡树叶：调经，止血，生肌。白蜡花：止咳，定喘；用于咳嗽，哮喘。白蜡籽、白蜡树子：滋补肝肾，明目乌发；用于眩晕耳鸣，腰膝酸软，须发早白，目暗不明。

【药材标准】见书末中药材质量标准 1、3、15、29、33、45、56、68、86、90、93、94。

【附　注】因为可以在树上放养白蜡虫，生产白蜡；另外，白蜡树的树叶干后，其叶面上会出现一层薄薄的白色的蜡质粉状物；故名白蜡树。白蜡虫为蜡蚧科白蜡蚧属昆虫，寄生在特定植物上，雄性白蜡虫的幼虫可以分泌白色的动物蜡质。古人收集这种蜡质用来做蜡烛、入药等；现代则用于化工生产和入药。按《中华人民共和国药典》（2015 年版），中药材"秦皮"为木犀科植物苦枥白蜡树 *Fraxinus rhynchophylla* Hance、白蜡树 *Fraxinus chinensis* Roxb.、尖叶白蜡树 *Fraxinus szaboana* Lingelsh. 或宿柱白蜡树 *Fraxinus stylosa* Lingelsh. 的干燥枝皮或干皮，白蜡树 *Fraxinus chinensis* Roxb. 是"秦皮"的正品基原之一。

【基　　原】葡萄科蛇葡萄属植物白蔹 Ampelopsis japonica (Thunb.) Maknio。

【别　　名】鹅抱蛋（《植物名实图考》），山地瓜（《东北药用植物志》），野番薯（《浙江药用植物志》），野红薯（《全国中草药汇编》），老鼠瓜薯（《广西中药志》），穿山老鼠（《浙江中药手册》），见肿消（《南京民间草药》），山葡萄秧（《全国中草药汇编》），乌藤（《贵州中草药名录》），铁老鼠，地老鼠，母鸡带仔，白根，白水罐，五爪藤。

【形态特征】落叶攀援木质藤本，长 1～2m。根：块根粗壮，肉质，卵形、长圆形或长纺锤形，深棕褐色，常数个聚生。茎：茎多分枝，幼枝带淡紫色，光滑，有细纵棱；卷须与叶对生。叶：掌状复叶，互生；叶柄长 3～5cm，略显淡紫色，光滑或略具细毛；叶片长 6～10cm，宽 7～12cm；小叶 3～5 枚，羽状分裂或羽状缺刻，裂片卵形、椭圆状卵形或卵状披针形，先端渐尖，基部楔形，边缘有深锯齿或缺刻；中间叶片最长，两侧叶片小；中轴有翅。花：聚伞花序小，与叶对生，花序梗长 3～8cm，细长，常缠绕；花小，黄绿色；花萼 5 浅裂；花瓣、雄蕊各 5。果：浆果球形，直径约 6mm，白色、紫红色或蓝色，有针孔状凹点。花期 5～6 月，果期 9～10 月。

【鉴别要点】全株形似葡萄，根块状，掌状复叶、卷须与叶对生，小球形浆果有多色、表皮有凹点。

【生境分布】生于山地、荒坡及灌木林中。分布于华北、东北、华东、中南地区及四川、陕西、宁夏等地。

【药用部位】块根（白蔹）、果实（白蔹子）。

【采收加工】白蔹：春、秋二季采挖，除去茎及细须根，纵切瓣或切斜片，晒干。白蔹子：9～10 月果实成熟时采摘，鲜用或晒干。

【性味归经】白蔹：苦，辛，微寒；归心、肝、脾经。白蔹子：苦，寒。

【功能主治】白蔹：清热解毒，散结止痛，生肌敛疮；用于疮疡肿毒，瘰疬，烫伤，湿疮，温疟，惊痫，血痢，肠风，痔漏，白带，跌打损伤，外伤出血。白蔹子：用于瘟疟，寒热结壅热肿。

【药材标准】见书末中药材质量标准 1、3、15、20、29、45、68、86、90、94、99。

【附　　注】"蔹"，《唐韵》云："蔓草。""蔹"在古代泛指蔓生攀援藤本植物。"蔹"以其果实成熟时的颜色有赤、白、黑三种，从而分为白蔹、赤蔹、乌蔹莓等；白蔹果实成熟时多为白色，赤蔹应多为赤红色，乌蔹莓多为黑紫红色；并且因为白蔹的块根颜色偏浅，故而称为白蔹、白根、白水罐。又因为其块根肥大，形色似红薯，故而别称为山地瓜、野番薯、野红薯、老鼠瓜薯。白蔹为藤本植物，小叶常 5 枚，故又别称为五爪藤、乌藤。其藤和叶似葡萄，故又别称为山葡萄秧。其块根能散结止痛，生肌敛疮，故别称为见肿消。

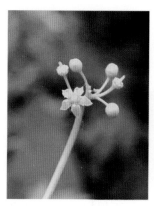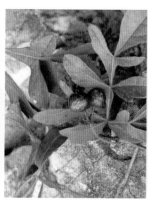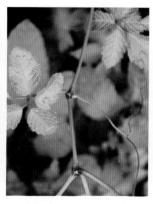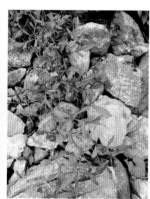

白屈菜

【基　　原】罂粟科白屈菜属植物白屈菜 *Chelidonium majus* L.。

【别　　名】地黄连，土黄连（《东北药用植物志》），假黄连（《东北常用中草药手册》），山黄连（《辽宁常用中草药手册》），胡黄连，小黄连（山东），牛金花（《植物名汇》），小野人血草（《陕西中草药》），黄汤子（《河北中草药》），雄黄草（《陕西中药志》），断肠草（《辽宁经济植物志》），八步紧，山西瓜。

【形态特征】多年生草本，高 30 ～ 100cm，全株含橘黄色乳汁。根：主根粗壮，圆锥形，土黄色或暗褐色，支根多见。茎：直立，多分枝，被白粉，分枝常具白色柔毛。叶：互生，1 ～ 2 回奇数羽状全裂；基生叶少数，长 10 ～ 15 cm，叶柄长 2 ～ 5cm，裂片 5 ～ 8 对，裂片先端钝，边缘圆齿状，表面绿色，背面具白粉，疏被柔毛或无毛，基部扩大成鞘，早期凋落；茎生叶长 5 ～ 10cm，宽 1 ～ 5cm，叶柄长 1 ～ 2cm，裂片 2 ～ 4 对，其他同基生叶。花：聚伞花序，花数朵；花梗长 2 ～ 8cm，幼时被长柔毛，后变无毛；苞片小，卵形，长 1 ～ 2mm；萼片 2，卵圆形，长 5 ～ 8mm，无毛或疏生柔毛，早落；花瓣多为 4，倒卵形，长约 1cm，全缘，亮黄色；雄蕊多数，分离，长约 8mm，花丝丝状，黄色，花药长圆形；子房线形，长约 8mm，绿色，无毛，花柱长约 1mm，柱头 2 浅裂。果：蒴果长圆柱形，长 2 ～ 5cm，直径 2 ～ 3mm，直立，灰绿色，具短柄。种子：多数，卵圆形，长约 1mm，褐色，具光泽及蜂窝状小格。花果期 4 ～ 9 月。

【鉴别要点】全株具橘黄色乳汁，叶羽裂似黄连，花亮黄色，蒴果长圆柱形。

【生境分布】生于山谷、山坡、湿地、林缘草地、路旁或住宅附近。分布于我国大部分地区。

【药用部位】地上部分（白屈菜）、根（小人血七）。

【采收加工】白屈菜：夏、秋二季采收，除去泥沙，阴干或晒干；亦可鲜用。小人血七：5 ～ 7 月采挖，阴干。

【性味归经】白屈菜：凉，苦，有毒；归肺、心、肾经。小人血七：苦、涩，温。

【功能主治】白屈菜：镇痛止咳，利尿解毒；用于胃痛，腹痛，肠炎，痢疾，久咳，黄疸，水肿，腹水，疥癣疮肿，蛇虫咬伤。小人血七：破瘀消肿，止血止痛；用于劳伤瘀血，月经不调，痛经，消化道溃疡，蛇咬伤。

【药材标准】见书末中药材质量标准 1、3、7、8、9、26、28、36、37、48、63、79、94。

【附　　注】白屈菜的叶片羽状分裂，整株形似黄连，故别称为地黄连、土黄连、假黄连、山黄连、胡黄连、小黄连。因其花色金黄，故别称为牛金花。因其形有几分像野西瓜苗，故别称为山西瓜。因其富含黄色乳汁，故名黄汤子。因其有毒，误服易出现类似莨菪碱类药物中毒的表现，人们以雄黄的毒性比之，以八步紧、断肠来形容其中毒症状，故别称为雄黄草、八步紧、断肠草。

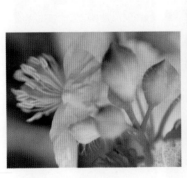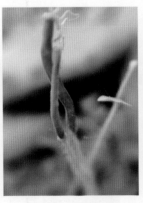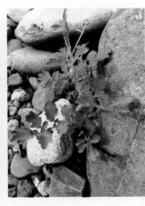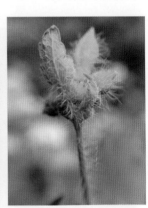

【基　　　原】毛茛科银莲花属植物白头翁 *Pulsatilla chinensis* (Bge.) Regel。

【别　　　名】毛姑朵花（东北），老姑草，老翁花，老公花（山东），白头公，白头草，老冠花，老观花（江苏），猫爪子花，羊胡子花（陕西），奈何草，菊菊苗，头痛棵（河南）。

【形态特征】多年生草本，高 15～50cm。根：主根粗壮，圆锥形，直径 0.8～1.5cm。叶：基生，叶 4～5，通常在开花时长出地面；叶柄长 3～15cm，密被长柔毛；叶片轮廓宽卵形，三深裂，全缘或有齿，长 6.5～16cm；中间全裂片有柄或近无柄，侧裂片无柄或近无柄；叶片表面无毛，背面具长柔毛。花：花葶 1～2，具柔毛；苞片 3，基部合生，裂片线形，背面密被长柔毛；花梗长 2.5～5.5cm，结果时可长达 20cm；花两性，单生，直立；萼片 6，排成 2 轮，紫红色至蓝紫色，长圆状卵形，长 2.8～4.4cm，宽 0.9～2cm，背面具密柔毛；花瓣无；雄蕊多数，长约为萼片之半；心皮多数，被毛。果：瘦果，扁纺锤形，长 3.5～4mm，被长柔毛，顶部有羽毛状宿存花柱，长 3.5～6.5cm。花期 4～5 月，果期 6～7 月。

【鉴别要点】全株被长毛，叶基生、三深裂，花紫色，瘦果长柔毛如白发。

【生境分布】生于平原、山坡草地、林边或干旱多石的坡地。分布于华北、东北地区及江苏、安徽、山东、河南、湖北、四川、陕西、甘肃等地。

【药用部位】根（白头翁）、花（白头翁花）、地上部分（白头翁茎叶）。

【采收加工】白头翁：春、秋二季采挖，除去泥沙，晒干。白头翁花：四月中旬花开时采摘，晒干。白头翁茎叶：7～10 月采收，切段，晒干。

【性味归经】白头翁：苦，寒；归胃、大肠经。白头翁花：苦，寒。白头翁茎叶：苦，寒。

【功能主治】白头翁：清热解毒，凉血止痢；用于热毒血痢，阴痒带下。白头翁花：用于疟疾寒热，白秃头疮。白头翁茎叶：泻火解毒，止痛，利尿消肿；用于风火牙痛，四肢关节疼痛，秃疮，水肿。

【药材标准】见书末中药材质量标准 1、3、15、17、20、29、45、68、86、90、94、99。

【附　　　注】白头翁的瘦果密集成头状，宿存花柱银丝状，形似老翁的白发，故得名白头翁、老翁花、老公花、白头公；也形似老太太的满头白发，故得名老姑草；也形似人头戴白色冠帽，故称老冠花，老观花则由老冠花谐音而来。白头翁花葶朵有丝状长毛，故称为白头草、毛姑朵花；以动物比喻之，则称为猫爪子花、羊胡子花。因其初生即是满头白发，人们联想未老先衰，有无可奈何之意，故名奈何草。白头翁初生时的叶片犹如野菊，故名菊菊苗。其功效可清热泻火凉血，止头痛，故名头痛棵。

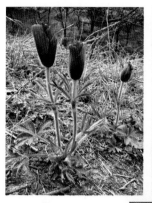
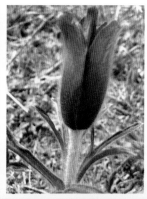
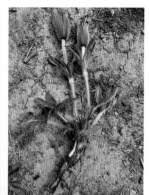
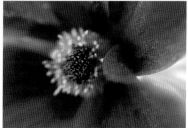

白芷

【基　　原】伞形科当归属植物白芷 *Angelica dahurica* (Fisch.ex Hoffm.) Benth. et Hook.f.。

【别　　名】芳香，香白芷，祁白芷（河北），禹白芷（河南）。

【形态特征】多年生草本，高 1 ～ 2.5m。根：主根圆锥形，有支根，表面黄褐色至褐色，散生皮孔样的横向凸起，断面灰白色，油性较大，有浓烈的特异气味。茎：直径 2 ～ 5cm，有时可达 7 ～ 8cm，常带紫色，有纵长沟纹，中空。叶：基生叶一回羽状分裂，有长柄，叶柄下部有合生成管状、边缘膜质的抱茎叶鞘；茎中部叶 2 ～ 3 回羽状分裂，叶柄下部为囊状膨大的膜质叶鞘，无毛或稀有毛，叶片长 15 ～ 30cm，宽 10 ～ 25cm，叶柄长可达 15cm，下部常带紫色，末回裂片轮廓为卵形至线状披针形，多无柄，长 2.5 ～ 7cm，宽 1 ～ 2.5cm，边缘有不规则的白色软骨质粗锯齿，具短尖头，基部两侧常不等大，沿叶轴下延成翅状；茎上部叶有显著膨大的囊状叶鞘。花：复伞形花序，顶生或侧生，直径 10 ～ 30cm；花序梗长 5 ～ 20cm，花序梗、伞辐和花柄均有短糙毛；伞辐 18 ～ 40，中央主伞有时伞辐多至 70；总苞片通常缺，或有 1 ～ 2，长卵形，膨大成鞘状；小总苞片 5 ～ 10 或更多，线状披针形，膜质；花白色，无萼齿，花瓣 5，倒卵形，顶端内凹。果：双悬果，长圆形至卵圆形，黄棕色，有时带紫色，长 4 ～ 7mm，宽 4 ～ 6mm，无毛或有短毛，背棱扁，厚而钝圆，近海绵质，远较棱槽为宽，侧棱翅状，较果体狭，棱槽中有油管 1，合生面油管 2。花期 7 ～ 9 月，果期 8 ～ 10 月。

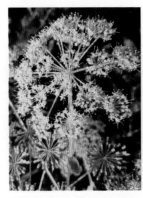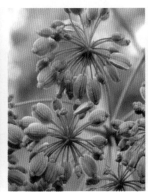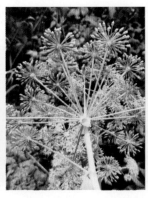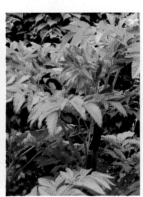

【鉴别要点】全株气味浓烈且特异，主根具横向凸起皮孔，叶大且具膨大叶鞘，茎中空且具纵沟纹，复伞形花序且伞辐多，双悬果。

【生境分布】生于林下、林缘、溪旁、灌木丛、山谷和草地。分布于东北地区及河北、河南、山西等地；现多有栽培。

【药用部位】根（白芷）、叶（白芷叶）。

【采收加工】白芷：夏、秋间叶黄时采挖，除去须根和泥沙，晒干或低温干燥。白芷叶：春、夏二季采收，晒干。

【性味归经】白芷：辛，温；归胃、大肠、肺经。白芷叶：辛，平。

【功能主治】白芷：解表散寒，祛风止痛，宣通鼻窍，燥湿止带，消肿排脓；用于感冒头痛，眉棱骨痛，鼻塞流涕，鼻衄，鼻渊，牙痛，带下，疮疡肿痛。白芷叶：清热凉血，祛风；用于瘾疹，丹毒，小儿发热。

【药材标准】见书末中药材质量标准 1、3、15、17、29、45、68、83、86、90、94。

【附　　注】白芷富含油性，气味浓烈馨香，故得名芳香、香白芷。白芷药用历史悠久，历代均有栽培，道地药材有祁白芷、禹白芷、杭白芷、川白芷；祁白芷产于河北祁州（今安国），禹白芷产于河南禹州，杭白芷产于浙江杭州，川白芷产于四川。但杭白芷、川白芷与白芷（祁白芷、禹白芷）是伞形科当归属植物当归的不同亚种，杭白芷、川白芷的基原为 *Angelica dahurica* (Fisch. ex Hoffm.) Benth. et Hook. f. var. *formosana* (Boiss.) Shan et Yuan 的干燥根；白芷（祁白芷、禹白芷）基原为 *Angelica dahurica* (Fisch.ex Hoffm.) Benth. et Hook. f. 的干燥根。

【基　　原】堇菜科堇菜属植物斑叶堇菜 *Viola variegate* Fisch.。

【别　　名】天蹄。

【形态特征】多年生草本，高 3～12cm。根：细长，白色或黄白色。茎：根茎细短，无地上茎。叶：均基生，呈莲座状，2 枚或多枚；叶片圆形或广卵圆形，花期叶小，果期叶变大，长 1～5cm，宽 1～4.5cm，先端圆或钝圆，基部心形或深心形，边缘具平而圆的钝齿，上面绿色至暗绿色，沿叶脉有明显的白色斑纹带，下面淡绿色常稍带紫红色，两面常被短毛；叶柄长 1～9cm，无翅或少有翅；托叶淡绿色或苍白色，近半与叶柄合生，披针形。花：花梗 1 个或多个，紫色，高出叶，果梗比叶短；苞片线状，生于花梗中下部；萼片披针形或卵状披针形，通常带紫色，具 3 脉；花紫红色或暗紫色，花瓣倒卵形，侧瓣有较多的白色须毛，下瓣基部白色并有堇色条纹，有 1 距，距筒状，距长 3～9mm；雄蕊 5，下方 2 枚雄蕊的距细而长；子房近球形，无毛，花柱棒状，花柱向上渐粗，柱头面略平。果：蒴果椭圆形，无毛，有紫斑，长 5～8mm。种子：淡褐色。花期 4～8 月，果期 6～9 月。

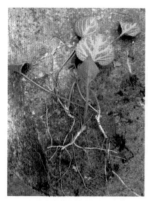 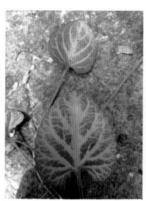 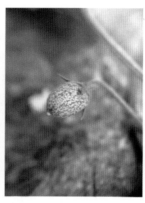 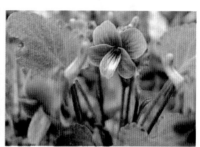

【鉴别要点】外形似堇菜，叶有白斑带，花色紫，蒴果有紫斑。

【生境分布】生于山坡草地、林下、灌木丛阴处或岩石缝中。分布于东北、华北地区及陕西、甘肃、安徽等地。

【药用部位】全草（斑叶堇菜）。

【采收加工】夏、秋二季采收，洗净，鲜用或晒干。

【性味归经】甘，凉。

【功能主治】清热解毒，凉血止血；用于痈疮肿毒，创伤出血。

【药材标准】未见各级药材标准收载。

【附　　注】"堇"在此处是"堇色"之意。堇色是紫色的一种，属于紫色系中稍偏淡的颜色。斑叶堇菜即是取其叶有白斑、花色淡紫之意。

◆附：同科属其他入药植物

堇菜科堇菜属（同科同属）植物还有堇菜 *Viola verecunda*、北京堇菜 *Viola pekinensis* (Regei) W.Beck.、阴地堇菜 *Viola yezoensis* Maxim.、早开堇菜 *Viola prionantha* Bge. 和裂叶堇菜 *Viola dissecta*。早开堇菜 *Viola prionantha* Bge. 的干燥全草作为"地丁草"入药，药材标准：①《甘肃省中药材标准》（2009 年版）.甘肃省食品药品监督管理局.兰州：甘肃文化出版社，2009。②《甘肃省第四批 24 种中药材质量标准（试行）》.甘卫药发〔1996〕第 347 号.兰州：甘肃省卫生厅。其他品种未见各级药材标准记载。

半夏

【基　　原】天南星科半夏属植物半夏 *Pinellia ternata* (Thunb.) Breit.。

【别　　名】三叶半夏（《全国中草药汇编》），三步跳（湖北、四川、贵州、云南），麻芋果（《贵州民间方药集》），老鸦眼（《山东中药》），田里心、无心菜、老鸦芋头（山东），狗芋头（《中药志》），燕子尾、地慈姑、球半夏、尖叶半夏（广西），地珠半夏（《昆明药用植物调查报告》），老黄咀、老和尚扣、野芋头、老鸦头、地星（江苏），老鸹头（《江苏省植物药材志》），地巴豆（《河北药材》），三步魂、麻芋子（四川），小天老星、药狗丹（东北、华北），三叶头草、三棱草（上海），洋犁头、小天南星（福建），扣子莲、生半夏、土半夏、野半夏（江西），半子、三片叶、三开花、三角草、三兴草（甘肃）。

【形态特征】多年生草本，高 20～35cm。根：须根数条，环生于块茎的中上部。茎：块茎近球形，直径 1～2cm。叶：叶两型；幼苗叶 1 枚，叶片卵圆形，全缘，基部深心形或戟形，叶柄较叶片稍长，近基部有一株芽；成年植株叶 1～5 枚，叶片 3 出全裂，裂片绿色，背面色淡，全缘或稍具浅波状圆齿；裂片椭圆形至窄椭圆形，长 2.5～10cm，宽 1～3cm；两侧裂片常稍短，先端急尖或短渐尖；基部具鞘，鞘部或叶基具有珠芽，珠芽直径 3～5mm。花：肉穗花序，花序柄长 25～35cm，长于叶柄；佛焰苞绿色或淡绿色，下部卷成细管，下管部狭圆柱形，长 1.5～2cm，上管部稍宽，长圆形，绿色，有时边缘青紫色，钝或锐尖；肉穗花序顶端具细长尾状附肢，穿过佛焰苞顶端弯曲伸出；雌花密生苞片喉部之上，雄蕊具顶端开裂的花药。果：浆果卵圆形，黄绿色，先端渐狭为明显的花柱。花期 5～7 月，果期 7～8 月。

【鉴别要点】块茎扁球形，须根位于根茎处，基生叶 3 出全裂，肉穗花序和浆果绿色。

【生境分布】生于山坡草地、田间、河边及树林等阴湿处。分布于长江流域及东北、华北等地。

【药用部位】块茎（半夏）。

【采收加工】夏、秋二季采挖，洗净，除去外皮和须根，晒干。

【性味归经】辛，温；有毒。归脾、胃、肺经。

【功能主治】燥湿化痰，降逆止呕，消痞散结。用于湿痰、寒痰，咳喘痰多，痰饮眩悸，风痰眩晕，痰厥头痛，呕吐反胃，胸脘痞闷，梅核气；外治痈肿痰核。

【药材标准】见书末中药材质量标准 1、3、15、20、29、45、68、86、90、94、98、99。

【附　　注】半夏，盛于夏至前后，此时夏天已过半，故名半夏、生半夏、土半夏、野半夏、半子。半夏叶常 3 枚，叶尖，三角状排列，犹如犁头或燕尾，故名三叶半夏、燕子尾、尖叶半夏、三叶头草、三棱草、洋犁头、三片叶、三开花、三角草、三兴草。其块茎圆球形，故名球半夏、地珠半夏。其块茎形似纽扣，故别名老和尚扣、扣子莲。其块茎形似慈姑和天南星，故别名地慈姑、小天老星、小天南星。其味麻舌，形似芋，故别名狗芋头、麻芋果、麻芋子、野芋头、老鸦芋头。其毒性甚剧，犹如巴豆，短时间可引发毒性，故别名地巴豆、三步跳、三步魂。其也可导致动物中毒，故别名药狗丹。其类圆球形块茎上有往年茎基腐烂留下的凹点，似乌鸦的眼，故名老鸦眼、老鸹头、老鸦头，或因佛焰苞的上管部宽且色深、下管部呈细管状，形似乌鸦头颈，故别名中多带有"老鸦"字样。其块茎外皮棕黄，故别名老黄咀。

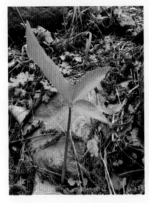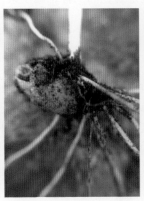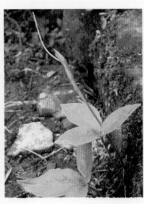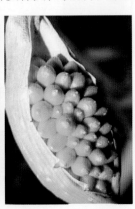

瓣蕊唐松草

【基　　原】毛茛科唐松草属植物瓣蕊唐松草 *Thalictrum petaloideum* L.。

【别　　名】唐松草（《青海常用中草药手册》），马尾黄连（内蒙古、宁夏），肾叶唐松草（《拉汉种子植物名称》）。

【形态特征】多年生草本，高 20～80cm。茎：直立，上部分枝。叶：互生；叶柄有短或稍长柄，基部有鞘，叶为 3～4 回 3 出复叶或羽状复叶；小叶草质，形状变异大，顶生小叶倒卵形、宽倒卵形、菱形或肾状圆形，长 3～12mm，宽 2～15mm，先端钝，基部圆楔形或楔形，3 浅裂至 3 深裂，小叶柄长 5～7mm。花：复单歧聚伞花序伞房状，花两性，花梗长 0.5～3cm；萼片 4，白色，早落，卵形，长 3～5mm；雄蕊多枚，长 5～12mm，花丝上部比花药宽，基部狭窄；花药狭长圆形，顶端钝，长 0.7～1.5mm；心皮 4～13，无柄，花柱短，柱头生于腹面。果：瘦果，卵形，长 4～6mm，有 8 条纵棱，宿存花柱长约 1mm。花期 6～7 月，果期 7～9 月。

【鉴别要点】肾形小叶先端 3 裂，雄蕊似花瓣。

【生境分布】生于山坡草地。分布于河北、山西、内蒙古、甘肃、宁夏、青海及四川等地。

【药用部位】根及根茎（瓣蕊唐松草）。

【采收加工】夏、秋二季采挖，除去茎叶和泥沙，切段，晒干。

【性味归经】苦，寒。

【功能主治】清热解毒，燥湿；用于湿热泻痢，黄疸，肺热咳嗽，目赤肿痛，痈肿疮疖。

【药材标准】未见各级药材标准收载。

【附　　注】本植物形似唐松草，雄蕊似花瓣，故名瓣蕊唐松草。其叶为肾形，故别名肾叶唐松草。其药用部位为根及根茎，其性味及功效似黄连；干燥药材的表面呈褐色，质脆易断，其颜色和质地似黄连；但与黄连比较，其药材纤细，故以马尾黄连称之，以示不同。

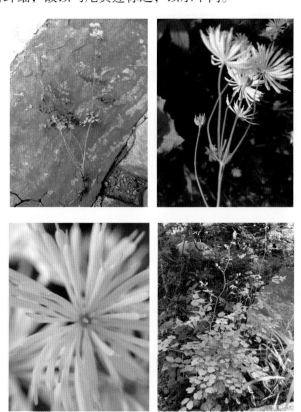

北马兜铃

【基　　原】马兜铃科马兜铃属植物北马兜铃 *Aristolochia contorta* Bge.。

【别　　名】水马香果（《江苏植物药材志》），蛇参果（《四川中药志》），臭铃当（《河北药材》），葫芦罐（《东北药用植物志》），臭瓜蒌、茶叶包、臭罐罐、吊挂篮子（《中国植物志》），马斗铃（东北），铁扁担（陕西），河沟精、天仙藤（山西），万丈龙。

【形态特征】多年生草质藤本。茎：茎细长，可达 2m 及以上，缠绕上升，无毛，有纵槽纹。叶：纸质，卵状心形或三角状心形，长 3～13cm，宽 3～10cm，顶端短尖或钝，基部心形，全缘；上面绿色，下面浅绿色；基出脉 5～7 条，邻近中脉的两侧脉平行向上，略叉开，各级叶脉在两面均明显且稍凸起；叶柄细长，长 2～7cm。花：一朵或数朵生于叶腋，污绿色带紫；花序梗和花序轴极短或近无；花梗长 1～2cm，无毛，基部有小苞片；花被弯管状，长 2～3cm，基部膨大呈球形，直径约 6mm，向上收狭呈一长管，管长约 1.4cm，绿色，外面无毛，内面具腺体状毛，管口扩大呈漏斗状，管口下翻或二裂成二唇形，上唇先端长渐尖，延伸成 1～3cm 细线状且弯曲的尖尾，下唇小而平，黄绿色，常具紫色纵脉和网纹；雄蕊 6，花药长圆形，贴生于合蕊柱近基部生；子房下位，圆柱形，长 6～8mm，6 室；合蕊柱顶端 6 裂，裂片渐尖，向下延伸成波状圆环。果：蒴果宽倒卵形或椭圆状倒卵形，长 3～6.5cm，直径 2.5～4cm，顶端圆形而微凹，6 棱，平滑无毛；成熟时黄绿色，由中基部向上 6 瓣开裂；果梗下垂，长 2.5cm，随果开裂。种子：三角形状心形，灰褐色，长宽均 3～5mm，扁平，具小疣点，周边具浅褐色膜质翅。花期 5～7 月，果期 8～10 月。

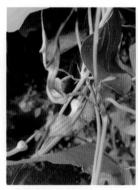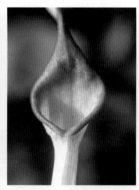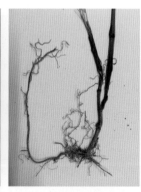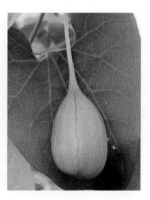

【鉴别要点】茎细长有纵槽；叶心形且基出脉 5～7；花被弯管状，基部球形，管口漏斗状二唇形且具紫色纵脉和网纹；卵形蒴果具 6 瓣棱，全株气味特异。

【生境分布】生于山坡灌木丛、沟谷两旁及林缘。分布于东北、华北等地区。

【药用部位】茎叶（天仙藤），果实（马兜铃），根（青木香，因肾毒性已禁用）。

【采收加工】天仙藤：秋季采收，除去杂质，晒干。马兜铃：秋季果实由绿变黄时采摘，干燥。

【性味归经】天仙藤：苦，温；归肝、脾、肾经。马兜铃：苦，微寒；归肺、大肠经。

【功能主治】天仙藤：行气活血，通络止痛；用于脘腹刺痛，风湿痹痛。马兜铃：清肺降气，止咳平喘，清肠消痔；用于肺热咳喘，痰中带血，肠热痔血，痔疮肿痛。

【药材标准】见书末中药材质量标准 1、15、29、45、68、86、90、94、99。

【附　　注】北马兜铃全株具有特异气味，果实如铃铛倒挂、外形卵圆如罐，故名臭铃当、臭罐罐、水马香果。果实形态又似瓜蒌和葫芦，故名葫芦罐、臭瓜蒌。其果实成熟时 6 瓣开裂，种子外漏，形态似盛物的竹篮和盛茶的茶包，故名茶叶包、吊挂篮子。马斗铃为马兜铃的谐音。按《中华人民共和国药典》（2015 年版），中药材"马兜铃"和"天仙藤"分别为马兜铃科植物北马兜铃 *Aristolochia contorta* Bge.、马兜铃 *Aristolochia debilis* Sieb.et Zucc. 两种植物的"干燥成熟果实"和"干燥地上部分"，北马兜铃 *Aristolochia contorta* Bge. 是中药材"马兜铃"和"天仙藤"的正品基原之一。另有同科不同属植物，如防己科天仙藤属藤本植物天仙藤 *Fibraurea recisa* Pierre.，其茎叶不做药材"天仙藤"使用，应注意区分；其根可药用，药材名称"大黄藤"或"藤黄连"。

【基　　原】玄参科婆婆纳属植物北水苦荬 *Veronica anagallis aquatica* L.。

【别　　名】仙人对座草（《中国药用植物图鉴》），仙桃草（《四川中药志》）。

【形态特征】多年生草本，稀为一年生，高 10～100cm，通常全体无毛，极少在花序轴、花梗、花萼和蒴果上有少数腺毛。根：须根多数，黄白色。茎：根茎斜走；地上茎直立或基部倾斜，有时分枝。叶：无柄；茎上部叶半抱茎，多为椭圆形或长卵形，少为卵状矩圆形或披针形，叶长 2～10cm，宽 1～4cm，全缘或有疏小锯齿。花：总状花序腋生；花序比叶长，多花；花梗与苞片近等长，与花序轴成锐角，果期弯曲向上，使蒴果靠近花序轴；花萼裂片卵状披针形，急尖，长约 3mm，果期直立或叉开；花冠浅蓝色、浅紫色或白色，直径 4～5mm，裂片宽卵形；雄蕊短于花冠。果：蒴果近圆形，长宽近相等，几乎与萼等长，顶端钝凹，花柱长 1～2mm。花果期 4～9 月。

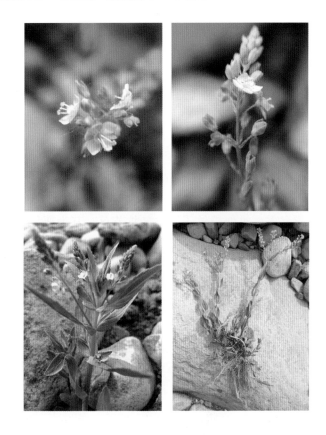

【鉴别要点】须根，叶基抱茎，总状花序、小花梗与花序轴成锐角，蒴果，全株常无毛，鲜嫩。

【生境分布】生于水边湿地及浅水沟中。分布于长江以北及西南、西北各省区。

【药用部位】全草、地上部分（水苦荬）、带虫瘿的全草（仙桃草）。

【采收加工】夏季采收，洗净泥土，鲜用或切段晒干。

【性味归经】苦，寒。

【功能主治】清热利湿，活血止血，消肿解毒；用于咽喉肿痛，痢疾，血淋，劳伤咯血，月经不调，跌打损伤，痈疮肿毒。

【药材标准】见书末中药材质量标准 35、83、98。

【附　　注】北水苦荬多见于我国北方地区，生长于浅水或湿地，其味苦；其形态似水苦荬，故名北水苦荬。苦荬菜为菊科苦荬菜属植物，北水苦荬与苦荬菜为不同科属。

萹蓄

【基　　原】蓼科蓼属植物萹蓄 *Polygonum aviculare* L.。

【别　　名】扁竹蓼、乌蓼（《中国药用植物志》），大蓄片（《南京民间药草》），野铁扫把、路柳、疳积药（《贵州民间方药集》），斑鸠台（《安徽药材》），蚂蚁草、猪圈草、桌面草、路边草、七星草、铁片草、竹节草（《江苏植物药材志》），扁猪牙（《东北药用植物志》），妹子草、大铁马鞭、地蓼、牛鞭草（《中药志》），牛筋草（《陕西中药》）。

【形态特征】一年或多年生草本，高 10～40cm，全株被白色粉霜。茎：平卧、斜升或直立，自基部多分枝，绿色，具明显纵沟纹，基部圆柱形，嫩枝具棱角。叶：单叶互生；叶片椭圆形、狭椭圆形或披针形，边缘全缘；两面无毛，下面侧脉明显，叶长 1～4cm，宽 3～12mm，顶端钝圆或急尖，基部楔形；叶柄短或近无柄，基部具关节；托叶鞘膜质，抱茎，下部褐色，上部白色。花：花小，单生或 1～5 朵簇生于叶腋，遍布于植株，苞片薄膜质；花梗细，顶部具关节；花被 5 深裂，花被片椭圆形，长 2～2.5mm，绿色，边缘白色或淡红色；雄蕊 8，花丝短；花柱 3，柱头头状。果：瘦果三角形卵状，具 3 棱，长 2.5～3mm，棕黑褐色至黑色，密被不明显的细纹及小点。花期 4～8 月，果期 6～9 月。

【鉴别要点】茎常平卧且多节，托叶鞘抱茎，花小且多生于叶腋。

【生境分布】生于山坡、田野、路旁等处。分布于全国各地。

【药用部位】地上部分（萹蓄）。

【采收加工】7～8 月采收，鲜用或晒干。

【性味归经】苦，微寒。归膀胱、大肠经。

【功能主治】利水通淋，杀虫止痒；用于淋证，黄疸，带下，泻痢，妇女阴蚀，湿疮，疥癣，痔疾。

【药材标准】见书末中药材质量标准 1、3、15、29、45、68、86、90、94、99。

【附　　注】萹蓄茎节突出且多，类似于竹子，故名竹节草。其为蓼科植物，又因茎断面很快变黑，故名扁竹蓼、地蓼、乌蓼。其常生于路旁、房前屋后、圈舍周边，故名路柳、路边草、猪圈草。"萹"有草编之意，概因萹蓄质地韧劲，似鞭而难以扯断，故名大铁马鞭、牛鞭草、牛筋草。萹蓄根部多见蚂蚁巢，故名蚂蚁草。萹蓄茎多平卧，铺地生长，故名桌面草、铁片草、扁猪牙。其可用于妇女阴蚀，故名妹子草。其可用于黄疸，故名疳积药。

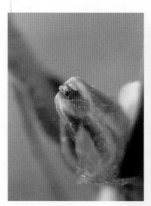
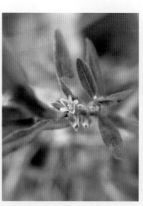
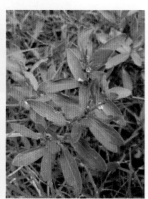
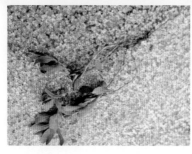

蝙蝠葛

【基　　原】防己科蝙蝠葛属植物蝙蝠葛 *Menispermum dauricum* DC.。

【别　　名】北山豆根（南药《药材学》），黄条香（《长白山植物药志》），土常山（《秦岭植物志》），防己葛（《山西中草药》）。

【形态特征】多年生缠绕藤本，长可达 10m 及以上。根：须根多数。茎：根茎细长，横走，黄棕色或褐色，有分枝，木质化；地上茎缠绕，细长圆柱形，弯曲，有分枝，直径 0.3 ～ 0.8cm，稍木质。叶：互生；叶片盾状，边缘有 3 ～ 9 裂，裂片近三角形，稀全缘，先端尖，基部心形至近平截；叶两面无毛，上面绿色，下面灰白色，掌状脉 5 ～ 9 条，叶长和宽均 3 ～ 12cm；叶柄长 3 ～ 15cm 或稍长，有条纹。花：短圆锥花序腋生，单生或双生，总花梗 3 ～ 7cm；花小，雌雄异株，黄绿色；雄花萼片 6 ～ 8，膜质，倒披针形至倒卵状椭圆形；花瓣 6 ～ 9 片或多至 9 ～ 12 片，肉质，凹成兜状，有短爪，长 1.5 ～ 2.5mm；雄蕊通常 10 ～ 20；雌花心皮 3，花柱短，柱头 2 裂。果：核果扁球形，直径 8 ～ 10mm，成熟时紫黑色；果核宽约 10mm，高约 8mm，基部弯缺深约 3mm。花期 5 ～ 6 月，果期 7 ～ 9 月。

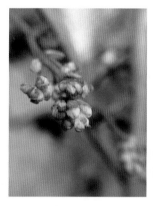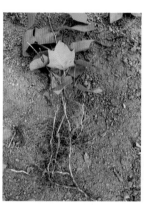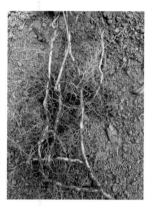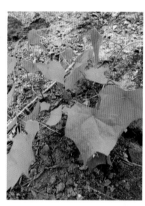

【鉴别要点】根茎细长、横走、黄棕色，叶盾状、掌状浅裂，小花黄绿色。

【生境分布】生于山坡林缘、灌木丛、田边、路旁、砾石滩地或攀援于岩石。分布于华北、东北、华东地区及陕西、宁夏、甘肃等地。

【药用部位】根茎（北豆根），藤茎（蝙蝠藤），叶（蝙蝠葛叶）。

【采收加工】北豆根：秋、冬二季采挖，除去须根和泥沙，干燥。蝙蝠藤：秋季采收，去枝叶，切段，晒干。蝙蝠葛叶：夏、秋二季采收，鲜用或晒干。

【性味归经】北豆根：苦，寒，有小毒；归肺、胃、大肠经。蝙蝠藤：苦，寒；归肝、肺、大肠经。蝙蝠葛叶：暂未见记载。

【功能主治】北豆根：清热解毒，祛风止痛；用于咽喉肿痛，热毒泻痢，风湿痹痛。蝙蝠藤：清热解毒，消肿止痛；用于腰痛，瘰疬，咽喉肿痛，腹泻、痢疾，痔疮肿痛。蝙蝠葛叶：散结消肿，祛风止痛；用于瘰疬，风湿痹痛。

【药材标准】见书末中药材质量标准 1、3、15、17、29、45、68、86、94。

【附　　注】按《中华人民共和国药典》（2015 年版），中药材"山豆根"为豆科槐属植物越南槐 *Sophora tonkinensis* Gagnep. 的干燥根和根茎，中药材"北豆根"为防己科蝙蝠葛属蝙蝠葛 *Menispermum dauricum* DC. 的干燥根茎。两种药材的基原为不同科属的植物，植物形态差异较大。概因两者药用部位相近、形态相似、功效类同，且蝙蝠葛多见于我国北方地区，故称后者为北豆根。其根茎细长而黄，故又名黄条香。其叶的形态似葛，又属防己科植物，故又名防己葛。

滨蒿

【基　　原】菊科艾属植物滨蒿 *Artemisia scoparia* Waldst.et Kit.。

【别　　名】猪毛蒿（《河北植物志》），扫帚艾（《广州植物志》），土茵陈（南方省区），东北茵陈蒿（东北、华北），白头蒿（河北），香蒿（河北、陕西），臭蒿（河北、内蒙古），米蒿（内蒙古），棉蒿、沙蒿（山西），白毛蒿、灰毛蒿、毛滨蒿（吉林），黄蒿（内蒙古、黑龙江、吉林），小白蒿（陕西），迎春蒿、黄毛蒿（甘肃），白茵陈、白青蒿、毛毛蒿（四川），绒蒿（广西）。

【形态特征】一年或两年生草本，全株有浓烈香气。根：主根单一，狭纺锤形，直伸，半木质。茎：根状茎粗短，直立，半木质或木质化，常有细的营养枝，枝上密生叶；地上茎通常单生，高 40 ～ 130cm，当年生枝红褐色或褐色，有纵纹，有多数分枝，茎下部分枝开展，上部分枝多斜上展，嫩枝幼时被灰白色或灰黄色绢毛，以后脱落。叶：密集；基生叶与营养枝叶同形，有长柄，叶片长圆形，长 1.5 ～ 3.5cm，宽 1 ～ 3cm，2 ～ 3 回羽状全裂，末回裂片狭线形，常密被绢毛或无毛，先端尖；中部叶长 1 ～ 2cm，宽 0.5 ～ 1.5cm，1 ～ 2 回羽状全裂，小裂片极细，丝线形或为毛发状，多少弯曲；茎上部叶 3 裂或不裂。花：头状花序极多数，具极短梗或无梗，近球形，直径 1 ～ 2mm，基部有线形的小苞叶，在分枝上排成复总状花序，而在茎上再组成大型开展的圆锥花序；总苞片 2 ～ 3 层，卵形，边缘膜质，背面绿色，中央有一褐色纵肋；花序托小，凸起；边花雌性，5 ～ 7 朵，花冠细管状，花柱线形，伸出花冠外，先端 2 叉；中央花两性，花 4 ～ 10 朵，不孕育，花冠圆锥状。果：瘦果倒卵形或长圆形，褐色。花果期 7 ～ 10 月。

【鉴别要点】叶末回裂片细丝状，圆锥花序、小花近球形。

【生境分布】生于荒地、山坡、旷野、路旁。分布于全国各地。

【药用部位】地上部分（茵陈、猪毛蒿）。

【采收加工】春季幼苗高 6 ～ 10cm 时采收，或于秋季花蕾期至花初开时采收，除去杂质和老茎，晒干。春季采收者习称"绵茵陈"，秋季采割者称"花茵陈"。

【性味归经】苦、辛，微寒。归脾、胃、肝、胆经。

【功能主治】清利湿热，利胆退黄；用于黄疸尿少，湿温暑湿，湿疮瘙痒。

【药材标准】见书末中药材质量标准 1、3、15、17、20、24、30、46、56、62、69、83、87、90、94。

【附　　注】滨蒿的小叶狭线形，且常被绢毛，形态和质地犹如毛发，柔软如棉如绒，故名猪毛蒿、白毛蒿、灰毛蒿、毛滨蒿、黄毛蒿、毛毛蒿、棉蒿、绒蒿。其味浓烈且特异，故名香蒿、臭蒿。其质地绵柔如茵陈，故名土茵陈、东北茵陈蒿、白茵陈。其常生于沙土环境，故名沙蒿、滨蒿。其果实小而圆，犹如小米粒，故名米蒿。其茎幼时被灰白色或灰黄色绢毛，故名白头蒿、小白蒿、黄蒿、白青蒿。其枝叶密集，茎秆坚硬，捆绑和压扁之后可以作为扫帚使用，故名扫帚艾。滨蒿透绿，早在初春，故名迎春蒿。

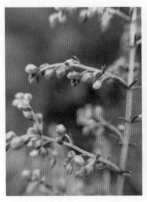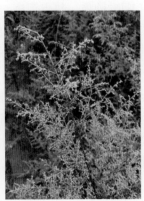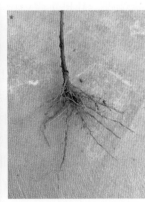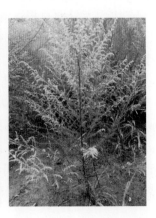

【基　　原】唇形科黄芩属植物并头黄芩 *Scutellaria scordifolia* Fisch.ex Schrank。

【别　　名】头中草（内蒙古），头巾草、山麻子（山西）。

【形态特征】多年生草本，高 12～36cm。茎：根茎斜行或近直伸，节上生须根；地上茎直立，基部常带紫色，四棱形，基部粗 1～2mm，茎棱上疏被上曲的微柔毛或无毛，少有分枝。叶：叶片三角状卵形或披针形，长 1.5～4cm，宽 0.4～1.4cm，先端钝，稀微尖，基部浅心形至近截形，边缘具浅锐齿或不明显的波状齿，少数近全缘；叶上面绿色，无毛，下面较淡，沿中脉及侧脉疏被小柔毛或无毛，多具凹点；叶脉 3 对，上面凹陷，下面明显凸起；叶具短柄或近无柄。花：花单生于叶腋，两朵一簇，偏向一侧；花梗长 2～4mm，被短柔毛，近基部有一对长约 1mm 的针状小苞片；花萼开花时长 3～4mm，盾片高约 1mm，果时花萼长 4.5mm，盾片高 2mm；花冠蓝紫色，长 2～2.2cm，外面被短柔毛，内面无毛，冠筒基部浅囊状膝曲，宽约 2mm，向上渐宽，至喉部宽达 6.5mm，冠檐 2，唇形，上唇盔状，内凹，先端微缺，下唇中裂片圆状卵圆形，先端微缺，两侧裂片卵圆形，先端微缺；雄蕊 4，均内藏，前对较长，具能育半药，退化半药明显，后对较短，具全药，药室裂口具髯毛，花丝扁；花柱细长，先端锐尖，微裂，花盘前方隆起，后方延伸成短子房柄，子房等大 4 裂。果：小坚果黑色，椭圆形，长约 1.5mm，直径约 1mm，具瘤状凸起，腹面近基部具果脐。花期 6～8 月，果期 8～9 月。

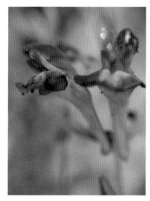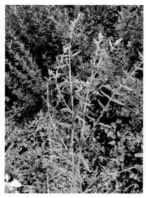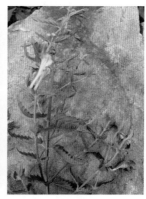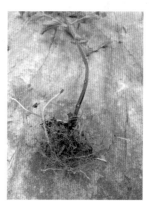

【鉴别要点】花两朵一簇、并排且偏向一侧、花蓝紫色，茎四棱，叶浅裂，黑色小坚果椭圆形。

【生境分布】生于草地及湿草甸。分布于东北地区及内蒙古、河北、山西、甘肃、青海等地。

【药用部位】全草（并头黄芩）。

【采收加工】7～8 月采收，鲜用或晒干。

【性味归经】微苦，凉。归肺、膀胱经。

【功能主治】清热解毒，泻热利尿；用于热毒病症，疮痈，丹毒，斑疹，咽喉肿痛，湿热淋症。

【药材标准】见书末中药材质量标准 35、83。

【附　　注】本植物形似黄芩，花两朵并成一簇，故名并头黄芩。本植物形似芝麻，且多见于山中，故名山麻子。

◆附：狭叶黄芩

　　唇形科黄芩属多年生草本植物狭叶黄芩 *Scutellaria regeliana* Nakai.，与并头黄芩为同科属，两者的区别是：狭叶黄芩的叶形窄狭，宽不足 7mm，呈细长披针形；叶背面具颗粒状的小腺点；叶通常全缘或稍有疏齿。并头黄芩叶形相对较宽，宽常在 7mm 以上；叶背面具明显凹陷的小腺点；叶通常有齿。

播娘蒿

【基　　原】十字花科播娘蒿属植物播娘蒿 *Descurainia sophia* (L.) Webb. ex Prantl.。

【别　　名】眉毛蒿、米米蒿、线香子（江苏），麦蒿、婆婆蒿（山东），野芥菜（内蒙古），大蒜芥，眉眉蒿，黄蒿，密密蒿，米蒿。

【形态特征】一年生草本，高 10～80cm。根：主根粗壮，棕黄色，圆锥形，有支根。茎：直立，上部有分枝，具纵棱槽，密被分叉状短柔毛。叶：叶轮廓为矩圆形或矩圆状披针形，长 3～7cm，宽 2～4cm，2～3 回羽状全裂或深裂，末回裂片窄线形或线状长圆形，长 2～5mm，宽 1～1.5mm，两面被分叉短柔毛；茎下部叶有叶柄，向上叶柄逐渐缩短或近于无柄。花：总状花序顶生，具多数花，具花梗；萼片 4，线形，长约 2mm，被分叉短柔毛；花瓣 4，黄色，匙形，与萼片近等长；雄蕊比花瓣长，伸出花外。果：长角果狭线形，长 2～3cm，宽约 1mm，淡黄绿色，无毛，向内弧度弯曲，果梗 1～2cm。种子：种子 1 行，长圆形至卵形，长约 1mm，宽约 0.5mm，棕色，稍扁，有细网纹。花果期 4～9 月。

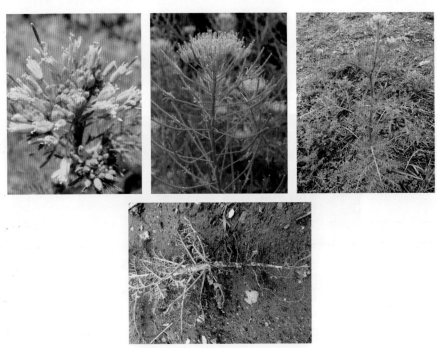

【鉴别要点】叶 2～3 回羽状裂，花黄色，长角果细长且弧形内弯。

【生境分布】生于山坡、沟谷、村旁、田边。分布于我国东北、华北、华东、西北、西南等地区。

【药用部位】种子（南葶苈子）、全草（播娘蒿）。

【采收加工】南葶苈子：夏季果实成熟时采割植株，晒干，搓出种子，除去杂质。播娘蒿：春、夏二季采收，鲜用或晒干。

【性味归经】南葶苈子：辛、苦，大寒；归肺、膀胱经。播娘蒿：辛，平。

【功能主治】南葶苈子：泻肺平喘，行水消肿；用于痰涎壅肺，喘咳痰多，胸胁胀满，不得平卧，胸腹水肿，小便不利。播娘蒿：利湿通淋；用于气淋，劳淋，疥癣。

【药材标准】见书末中药材质量标准 1、3、15、29、45、68、86、90、94。

【附　　注】播娘蒿的长角果窄长，并且稍有弧度，其形犹如女子弯弯的蛾眉，故名眉毛蒿、眉眉蒿。其长角果狭长如线，全株气味较浓，故名线香子。其种子细小如米，故名米米蒿、密密蒿、米蒿。其多见于村旁、田边，为麦田常见杂草，故名麦蒿。其花色黄，故名黄蒿。按《中华人民共和国药典》（2015 年版），中药材"葶苈子"为十字花科植物播娘蒿 *Descurainia sophia* (L.) Webb.ex Prantl. 或独行菜 *Lepidium apetalum* Willd. 的干燥成熟种子，药材名称分别为"南葶苈子""北葶苈子"。

薄荷

【基　　原】唇形科薄荷属植物薄荷 *Mentha haplocalyx* Briq.。

【别　　名】野薄荷，夜息香。

【形态特征】多年生草本，茎直立，有特异香气，高 30～60cm。茎：根状茎匍匐，茎下部具纤细须根；地上茎四棱形，具四槽，被倒向微柔毛，多分枝。叶：叶片长卵状披针形、披针形、椭圆形或卵状披针形，稀长圆形；长 3～7cm，宽 0.8～3cm；先端锐尖，基部楔形至近圆形，边缘在基部以上疏生粗大的牙齿状锯齿；叶柄长 2～10mm，腹凹背凸，被微柔毛；侧脉 5～6 对，沿脉具微柔毛。花：轮伞花序腋生，花序轮廓球形，直径约 18mm；具梗或无梗，花梗纤细；花萼管状钟形，长约 2.5mm，外被疏毛及腺点；萼齿 5，狭三角状钻形，先端长锐尖，长约 1mm；花冠淡紫色，长约 4mm，外面略被柔毛，内面在喉部以下被柔毛，冠檐 4 裂，上裂片先端 2 裂，其余 3 裂片近等大，长圆形，先端钝；雄蕊 4，前对较长，伸出于花冠之外，花丝丝状，花药卵圆形，2 室，药室平行；花柱略超出雄蕊，先端近相等 2 浅裂，裂片钻形，花盘平顶。果：小坚果卵球形，黄褐色，具腺窝。花期 7～9 月，果期 10 月。

【鉴别要点】全株气味特异，茎四棱、具槽且被毛，轮伞花序、多层、花冠喉部有毛。

【生境分布】生于山野、湿地、河旁。分布于全国各地。

【药用部位】地上部分（薄荷）。

【采收加工】夏、秋二季茎叶茂盛或花开至三轮时，选晴天，分次采割，晒干或阴干。

【性味归经】辛，凉。归肺、肝经。

【功能主治】疏散风热，清利头目，利咽，透疹，疏肝行气；用于风热感冒，风温初起，头痛，目赤，喉痹，口疮，风疹，麻疹，胸胁胀闷。

【药材标准】见书末中药材质量标准 1、3、15、20、29、45、68、86、90、94。

【附　　注】薄荷全株具有特异的香气，其气味清雅似荷花；古人常在荷包里装上薄荷草，随身佩戴，以驱除瘴气、蚊虫，并可使身体有清香之气；也许因为这两个原因，故名薄荷。另据传，薄荷名称来源于古老的希腊神话，是一位美丽女子的化身。薄荷家种历史悠久，野生的称为野薄荷。又因为薄荷在白天和晴好的天气时香气浓郁，而夜间和阴雨天气时香气变淡，挥发油含量变低，故名夜息香，故采收应选晴天。根据薄荷茎秆颜色及叶子形状不同，可将薄荷分为两种类型：紫茎紫脉类型和青茎类型。

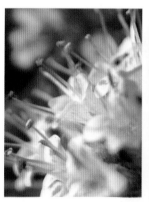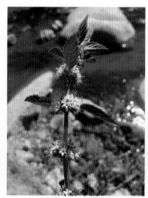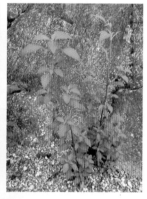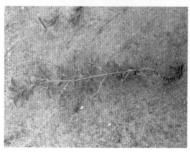

苍耳

【基　　原】菊科苍耳属植物苍耳 *Xanthium sibiricum* Patr.。

【别　　名】老苍子（《河北植物志》），粘粘葵（《福建民间草药》），白猪母络（《广西中药志》），疔疮草（《浙江民间草药》），野落苏、狗耳朵草（《上海常用中草药》），苍子棵（《山东中草药手册》）。

【形态特征】一年生草本，高 20 ～ 90cm。根：纺锤形，分枝或不分枝。茎：茎直立，分枝或少有分枝，被灰白色糙伏毛，圆柱形，上部有纵沟。叶：三角状卵形或心形，长 4 ～ 9cm，宽 5 ～ 10cm，有 3 ～ 5 不明显浅裂，顶端尖或钝，基部稍心形或截形，与叶柄连接处成相等的楔形，边缘有不规则的粗锯齿；有三基出脉，侧脉弧形，直达叶缘，脉上密被糙伏毛；叶片上面绿色，下面苍白色，被糙伏毛；叶柄长 3 ～ 11cm。花：雄性头状花序球形，直径 4 ～ 6mm，有或无花序梗，总苞片长圆状披针形，长 1 ～ 1.5mm，被短柔毛，花托柱状，托片倒披针形，雄花多数，花冠钟形，管部上端有 5 宽裂片；雌性头状花序椭圆形，花药长圆状线形，外层总苞片小，披针形，长约 3mm，被短柔毛，内层总苞片结合成囊状，宽卵形或椭圆形，绿色、淡黄绿色或带红褐色，在瘦果成熟时变坚硬，连同喙部长 12 ～ 15mm，宽 4 ～ 7mm，外面疏生钩状刺，刺极细而直，基部不增粗，长 1 ～ 1.5mm，基部被柔毛或全部无毛，常有腺点；喙坚硬，锥形，上端略呈镰刀状，长 2.5mm，常不等长，少有结合而成一个喙。果：瘦果 2，倒卵形。花期 7 ～ 8 月，果期 9 ～ 10 月。

【鉴别要点】叶形似猪耳，叶大且苍白色，总苞钩刺细而直、基部不增粗，长 1 ～ 1.5mm。

【生境分布】生于平原、丘陵、山地、荒野、路旁、田间。分布于全国各地。

【药用部位】全草（苍耳）、花（苍耳花）、成熟带总苞的果实（苍耳子）、根（苍耳根）。

【采收加工】苍耳：5 ～ 7 月割取全草，鲜用或切段晒干。苍耳花：6 ～ 7 月开花时采摘，鲜用或阴干。苍耳子：秋季果实成熟时采摘，干燥，除去梗、叶等杂质。苍耳根：11 ～ 12 月采挖，鲜用或晒干。

【性味归经】苍耳：苦、辛，微寒，有小毒；归肺、脾、肝经。苍耳花：未见记载。苍耳子：辛、苦，温，有毒；归肺经。苍耳根：微苦，平，有小毒。

【功能主治】苍耳：祛风散热，除湿解毒；用于感冒，头风，头晕，鼻渊，目赤，目翳，风湿痹痛，拘挛麻木，风癫，疔疮，疥癣，皮肤瘙痒，痔疮，痢疾。苍耳花：用于白癞，顽痒，白痢。苍耳子：散风寒，通鼻窍，祛风湿；用于风寒头痛，鼻塞流涕，鼻鼽，鼻渊，风疹瘙痒，湿痹拘挛。苍耳根：清热解毒，利湿；用于疔疮，痈疽，丹毒，缠喉风，痢疾，风湿痹痛。

【药材标准】见书末中药材质量标准 1、3、6、10、15、17、20、23、29、43、45、51、54、67、68、72、76、84、86、90、94。

【附　　注】大约因为叶下面苍白色，叶形似猪耳，故名苍耳。

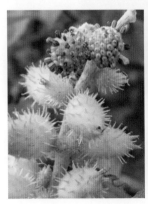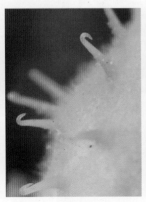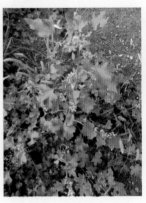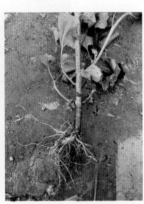

糙苏

【基　　原】唇形科糙苏属植物糙苏 *Phlomis umbrosa* Turcz.。

【别　　名】山苏子（《内蒙古中草药》）。

【形态特征】多年生草本，高 50 ~ 150cm。根：根长圆锥形或纺锤形，红褐色，肥大，常数个集生。茎：茎直立，四棱形，疏被向下的短硬毛。叶：叶对生；叶柄长 1 ~ 12cm，密被短硬毛；叶片卵圆形或卵状长圆形，长 5 ~ 12cm，宽 2.5 ~ 10cm，先端短尖，基部浅心形或圆形，边缘具粗锯齿，两面被疏柔毛及星状柔毛。花：轮伞花序，通常 4 ~ 8 朵一簇；苞片披针形或狭披针形，较坚硬，常呈紫红色，被星状毛；花萼筒状，长约 1cm，外面被星状毛，萼齿 5，先端具小刺尖，边缘被丛毛；花冠白色或粉红色，长约 1.7cm，二唇形，长于萼筒，喉部之上密布多数白色茸毛或星状毛，上唇 2 裂，拱曲，下唇 3 裂，外面密生茸毛；雄蕊 4，前对较长，后对基部无附属物，花丝无毛，花药 2 室；子房 2，合生，花柱单一，柱头 2 裂。果：小坚果卵状三棱形。花期 6 ~ 9 月，果期 7 ~ 10 月。

【鉴别要点】红褐色根肥大，茎和叶被糙毛，茎四棱，叶卵圆形，轮伞花序。

【生境分布】生于山地林中、林边灌木丛、河岸、山谷。分布于东北、河北地区及河南、内蒙古、陕西、甘肃、宁夏、湖北、四川、云南、山东、江苏、安徽、广东等地。

【药用部位】根或全草（糙苏）。

【采收加工】春、秋二季采挖，去净泥土，晒干。

【性味归经】辛，平。

【功能主治】祛风化痰，利湿除痹，祛痰，解毒消肿；用于感冒，咳嗽痰多，风湿痹痛，跌打损伤，疮痈肿毒。

【药材标准】见书末中药材质量标准 55、94。

【附　　注】糙苏形态类似紫苏，但其植株更显高大，茎叶被短硬毛，叶缘具粗锯齿，苞片被星状毛，因此全株给人感觉比紫苏更为粗糙，故名糙苏。

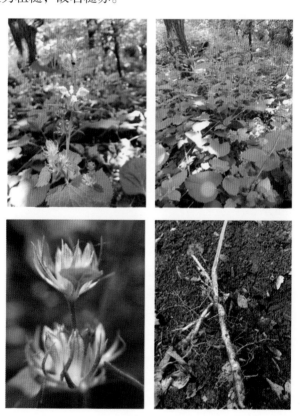

-21-

糙叶败酱

【基　原】败酱科败酱属植物糙叶败酱 *Patrinia scabra* Bge.。

【别　名】山败酱（《河北植物志》），墓头灰（《山西中药志》），箭头风（《广西中药志》），摆子草（《全国中草药汇编》），九头鸟（《陕西中草药》），鸡粪草（《本草原始》），木头回，追风箭，脚汗草，臭脚根，虎牙草。

【形态特征】多年生草本，高 20～60cm。根：粗壮，圆柱形。茎：根茎粗短，具特殊臭气；地上茎丛生，直立，茎上部多分枝。叶：基生叶倒披针形或倒窄卵形，先端急尖，边缘具锯齿，2～4 对羽状浅裂或深裂，叶两面及叶缘被白糙毛；茎生叶对生，多窄卵形，1～4 对羽状深裂至全裂，中间裂片最大，倒披针形，全缘或具稀疏大锯齿，两侧裂片镰状线形，全缘或齿裂，两面被白糙毛。花：聚伞花序顶生，呈伞房状排列，总花梗和分枝被糙毛；苞片对生，线形；花黄色，直径 5～8mm；花萼不明显；花冠管状，管短，先端 5 裂，雄蕊 4，子房下位。果：瘦果长圆柱形，背贴于圆形膜质苞片，苞片常带紫色。花期 7～9 月，果期 9～10 月。

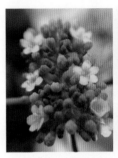 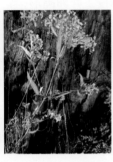 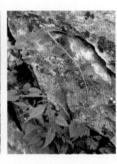 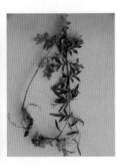

【鉴别要点】根粗壮、有脚臭味，叶羽状裂、具糙毛，花黄色。

【生境分布】生于向阳山坡、丘陵、沟谷、草丛。分布于华北、东北等地区。

【药用部位】根或全草（墓头回）。

【采收加工】9～11 月采挖，鲜用或晒干。

【性味归经】苦、微酸涩，凉。归心、肝经。

【功能主治】清热解毒，止血，止带；用于赤白带下，崩漏，泄泻，痢疾，黄疸，疟疾，肠痈，疮疡肿毒，跌打损伤，子宫颈癌，胃癌。

【药材标准】见书末中药材质量标准 7、23、26、37、48、50、55、71、79、90。

【附　注】糙叶败酱多生于山间，故名山败酱。因其功效可止血，民间流传有起死回生的佳事，故名墓头回；墓头灰、木头回，恐为误听误传的谐音名称。其能清热解毒，止风邪高热惊厥，故名追风箭、箭头风、摆子草。虎牙草、九头鸟是从其线形叶和花分枝多的形态特征来命名。脚汗草、臭脚根、鸡粪草是从其气味命名，形容其臭如汗脚、鸡粪。与黄花败酱比较，糙叶败酱的花大，叶裂更多且深，茎多有分枝，全株具糙毛，苞片常带紫色。

◆附 1：异叶败酱

败酱科败酱属植物异叶败酱 *Patrinia heterophylla* Bunge，与糙叶败酱的主要区别是：异叶败酱的茎、叶上糙毛少；叶分裂偏少且浅，不像糙叶败酱那样显得粗糙；同株上叶的形态差异较大，叶形多变。两者都是中药材"墓头回"的正品基原植物。异叶败酱被部颁标准和多个地方标准收载。

◆附 2：岩败酱

败酱科败酱属植物岩败酱 *Patrinia rupestris* Juss，与异叶败酱的主要区别是：基生叶和茎中上部叶均为多对羽裂，裂片窄椭圆形或披针形；翅果长椭圆形，顶端窄。未见岩败酱被各级药材标准收载。

【基　　原】麻黄科麻黄属植物草麻黄 *Ephedra sinica* Stapf。

【别　　名】华麻黄（《中国植物图谱》），麻黄草。

【形态特征】多年生亚灌木，高 20～40cm。茎：木质茎短，常似根茎，匍匐于地上或横卧于沙土中；小枝直伸或微曲，绿色，长圆柱形，表面具细纵槽纹；节明显，节间长 2.5～5.5cm，直径 1.5～2mm。叶：鳞叶膜质鞘状，长 3～4mm，下部约 1/2 合生，上部 2 裂，裂片锐三角形，先端急尖，常向外反曲。花：花为鳞球花絮，常雌雄异株；雄球花多成复穗状，常具总梗；雌球花单生，在幼枝上顶生或在老枝上腋生，有梗，成熟时苞片增大，肉质，红色，成浆果状。种子：通常 2 粒，包于苞片内，不露出，黑红色或灰褐色，三角状卵圆形或宽卵圆形，长 4.5～6mm，直径约 4mm，表面具细皱纹，种脐半圆形。花期 5～6 月，种子成熟期 7～8 月。

【鉴别要点】木质茎短，小枝顺直且具纵槽；鳞叶膜质鞘状，叶鞘约占全长的 1/2，叶上部 2 裂，裂片锐三角形，先端急尖；雌球花成熟时红色、肉质、近球形。

【生境分布】生于山坡、平原、干燥荒地、河床及草原等处。分布于辽宁、吉林、内蒙古、河北、山西、河南、陕西等地。

【药用部位】根和根茎（麻黄根）、草质茎（麻黄）。

【采收加工】麻黄根：秋末采挖，除去残茎、须根和泥沙，干燥。麻黄：秋季采割绿色的草质茎，晒干。

【性味归经】麻黄根：甘、涩，平；归心、肺经。麻黄：辛、微苦，温；归肺、膀胱经。

【功能主治】麻黄根：固表止汗；用于自汗，盗汗。麻黄：发汗散寒，宣肺平喘，利水消肿；用于风寒感冒，胸闷喘咳，风水水肿。

【药材标准】见书末中药材质量标准 1、3、15、20、24、29、45、68、83、86、90、93、94、99、101、102。

【附　　注】《本草纲目》中描述麻黄"其味麻，其色黄"，是指其味麻舌、其根色黄，故名麻黄。因其茎大部分为草本状，为了与中麻黄和木贼麻黄区别，故名草麻黄、麻黄草。

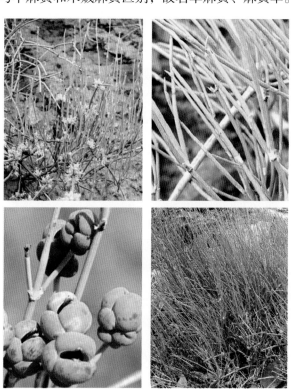

草问荆

【基　　原】木贼科木贼属植物草问荆 *Equisetum pratense* Ehrh.。

【别　　名】马胡须（《新华本草纲要》）。

【形态特征】多年生草本，高 15～50cm。茎：根茎黑色，横走或匍匐于地；地上茎一年生，二型，茎常单一。主茎：主茎有棱脊 8～14 条，脊上具密的硅质小刺状凸起，略有粗糙感；叶鞘长三角形，长尖，长 1～1.7cm，叶鞘齿分离，中部棕褐色，边缘白色膜质；分枝轮生，每节 10 枚以上，主茎下部分枝较少或无分枝，分枝近等长，三棱形，细长，常水平或与主茎成直角开展，分枝叶鞘齿三角形；有时主茎顶端不延长，也不分枝。孢子茎：孢子茎春季由根状茎发出，淡褐色，枝稍嫩，不分枝，有明显的棱脊，茎顶端生有长椭圆形的孢子囊穗 1 个，钝头，有柄，孢子囊穗成熟后，茎的先端枯萎，产生出绿色轮生分枝，即为营养茎。

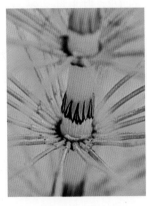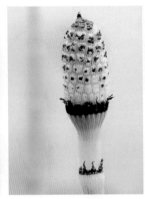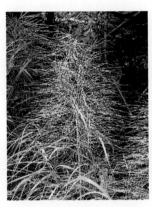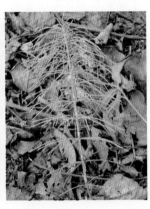

【鉴别要点】茎常单一、具轮状分枝，分枝多且细长而软，分枝如垂柳细枝弧形下垂；孢子囊穗稍肉质，钝头。

【生境分布】生于山沟、林缘、灌木丛、杂草地等处。分布于东北、华北、西北地区及湖北等地。

【药用部位】全草（草问荆）。

【采收加工】6～8 月采挖，鲜用或晒干。

【性味归经】苦，平。

【功能主治】活血，利尿，驱虫；用于动脉粥样硬化，小便涩痛不利，肠道寄生虫病。

【药材标准】未见各级药材标准收载。

【附　　注】本植物的形态似问荆，但质地更显草质，故名草问荆。其绿色轮状分枝密生，数量较多，细长且柔软，似马的胡须，故名马胡须。

◆ 附 1：问荆

　　木贼科木贼属植物问荆 *Equisetum arvense* L.，别名：猪鬃草（《东北药用植物志》），黄蚂草（《四川中药志》）、节节草、接骨草（《陕西中草药》）、寸姑草、笔头草（《湖南药物志》）、骨节草、笔壳草、笔筒草（《贵州民间方药集》），笔头菜、土木贼（《湖北中草药志》）。与草问荆比较，问荆的质地稍硬；营养茎的轮状分枝数量少；分枝斜向上开展，与主茎成锐角；茎上不具硅质小刺；孢子茎于孢子囊穗成熟后枯萎，于夏季再由同一根茎上生出绿色营养茎。

◆ 附 2：节节草

　　木贼科木贼属植物节节草 *Equisetum ramosissimum* Desf.，与问荆和草问荆比较，节节草的茎质硬，茎细，分枝少或无（常在 5 个以下）。

【基　　原】柏科侧柏属乔木侧柏 *Platycladus orientalis* (L.) Franco。

【别　　名】黄柏、香柏、扁柏（《滇南本草》），柏树，柏子树。

【形态特征】常绿乔木，高可达20m，胸径可达1m。茎：树皮薄，浅灰褐色，纵裂成条片；幼树树冠尖塔形，老树树冠则为广圆形；小枝细，向上直展或斜展，扁平，排成一平面。叶：叶鳞形，交互对生，长1～3mm，先端微钝；小枝中央的叶的露出部分呈倒卵状菱形或斜方形，背面中间有条状腺槽；两侧的叶船形，先端微内曲，背部有钝脊，尖头的下方有腺点。花：雌雄同株，球花单生于枝顶；雄球花黄色，卵圆形，长约2mm；雌球花直径约2mm，蓝绿色，被白粉。果：球果近卵圆形，长1.5～2.5cm，成熟前近肉质、蓝绿色、被白粉，成熟后木质、开裂、红褐色；中间两对种鳞倒卵形或椭圆形，扁平，鳞背顶端的下方有一向外弯曲的尖头，中部种鳞各有种子1～2颗。种子：种子卵圆形或近椭圆形，长4～8mm，灰褐色或紫褐色，无翅或有极窄翅，稍有棱脊，顶端微尖，种脐大而明显。花期3～4月，果期9～10月。

【鉴别要点】小枝扁平、排成一平面，叶鳞形、覆瓦状排列，球花，球果具棱角、蓝绿色、外被白粉、成熟后开裂，全株气味特异。

【生境分布】生于平原、山地等处。分布于全国各地。

【药用部位】枝梢和叶（侧柏叶）、枝条（柏枝节）、根皮（柏根白皮）、树脂（柏脂）、种仁（柏子仁）。

【采收加工】侧柏叶：夏、秋二季采收，阴干。柏枝节：6～9月采收，剪取树枝，置通风处干燥。柏根白皮：10～12月采挖，趁鲜刮去栓皮，纵向剖开，以木槌轻击，使皮部与木芯分离，剥取白皮，晒干。柏脂：全年均可采收。柏子仁：秋、冬二季采收成熟种子，晒干，除去种皮，收集种仁。

【性味归经】侧柏叶：苦、涩，寒；归肺、肝、脾经。柏枝节：辛，温。柏根白皮：苦，平。柏脂：甘，平。柏子仁：甘，平；归心、肾、大肠经。

【功能主治】侧柏叶：凉血止血，化痰止咳，生发乌发；用于吐血，衄血，咯血，便血，崩漏下血，肺热咳嗽，血热脱发，须发早白。柏枝节：祛风除湿，解毒疗疮；用于风寒湿痹，历节风，霍乱转筋，牙齿肿痛，恶疮，疥癣。柏根白皮：凉血，解毒，敛疮，生发；用于烫伤，疮疡溃烂，毛发脱落。柏脂：清热除湿，解毒杀虫；用于疥癣，癞疮，秃疮，黄水疮，丹毒，赘疣。柏子仁：养心安神，润肠通便，止汗；用于阴血不足，虚烦失眠，心悸怔忡，肠燥便秘，阴虚盗汗。

【药材标准】见书末中药材质量标准1、3、15、29、45、68。

【附　　注】概因侧柏的枝叶侧扁，枝叶有清香，根和枝干的芯材色黄，故名黄柏、香柏、扁柏。柏科侧柏属常绿乔木，常见的还有圆柏和刺柏，其枝叶有相似之处，但应注意区分。

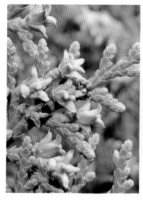 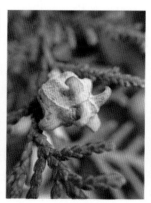 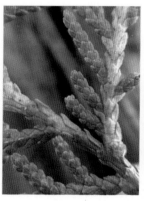 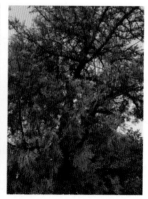

柴胡

【基　　原】伞形科柴胡属植物柴胡 *Bupleurum chinense* DC.。

【别　　名】硬苗柴胡（东北），狗头柴胡（山东），北柴胡［《中华人民共和国药典》（2015年版）］，竹叶柴胡（《植物名实图考》），铁苗柴胡，山根菜，黑柴胡，山柴胡。

【形态特征】多年生草本，高50～85cm。根：主根粗壮，棕褐色，质坚硬。茎：单一或数茎丛生，上部多回分枝，微作"之"字形曲折，表面有细纵槽纹，实心。叶：叶互生；基生叶倒披针形或狭椭圆形，长4～7cm，宽6～8mm，顶端渐尖，基部收缩成柄，早期枯萎；茎中部叶倒披针形或线状披针形，长4～12cm，宽6～18mm，有时可达3cm，顶端渐尖或急尖，有短芒尖头，基部收缩成叶鞘抱茎；脉7～9；叶上面鲜绿色，背面淡绿色且常有白霜；茎上部叶同形，但更小。花：复伞形花序，多分枝，顶生或侧生，梗细，常稍水平伸出，形成疏松的圆锥状；总苞片2～3，或无，狭披针形，甚小，长1～5mm，宽0.5～1mm，3脉，稀1脉或5脉；伞辐3～8，纤细，不等长，长1～3cm；小总苞片5，披针形，顶端尖锐，3脉，向叶背凸出；小伞形花序有花5～10朵，花瓣鲜黄色，上部向内折，中肋隆起，小舌片矩圆形，顶端2浅裂；花柱基深黄色，宽于子房。果：双悬果广椭圆形，棕色，两侧略扁，棱狭翼状，长约3mm，宽约2mm，淡棕色，每棱槽油管3，很少4，合生面4条。花期7～9月，果期9～11月。

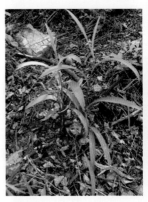 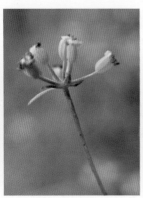 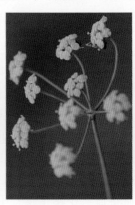 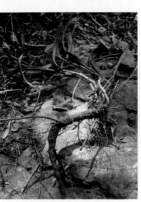

【鉴别要点】主根棕褐色、粗壮且硬，茎上部多回分枝、微呈"之"字形，叶窄长，长宽比为（6～9）∶1，复伞花序、小伞幅5～10、疏松。

【生境分布】生于向阳干旱的荒山坡、路边、林缘草丛中。分布于我国东北、华北、西北、华东和华中等地区。

【药用部位】根（北柴胡）。

【采收加工】春、秋二季采挖，除去茎叶和泥沙，干燥。

【性味归经】辛、苦，微寒。归肝、胆、肺经。

【功能主治】疏散退热，疏肝解郁，升举阳气；用于感冒发热，寒热往来，胸胁胀痛，月经不调，子宫脱垂，脱肛。

【药材标准】见书末中药材质量标准1、3、12、15、20、29、45、68、86、90、94、99。

【附　　注】柴胡主根较粗大，形似狗头，故名狗头柴胡。与南柴胡（软苗柴胡）比较，柴胡根和茎的质较坚硬，故名硬苗柴胡。柴胡多分布于中国东北、华北、西北等北方地区，故名北柴胡。

◆附：狭叶柴胡

伞形科植物狭叶柴胡 *Bupleurum scorzonerifolium* Wild.，习称南柴胡［《中华人民共和国药典》（2015年版）］。与柴胡比较：狭叶柴胡的根偏小，叶形更窄狭，又称细叶柴胡、香柴胡（东北）；根和茎质地软，又称软苗柴胡（《中药志》）、软柴胡（北方地区）；根色棕红，又称红柴胡（《中国植物志》）；其他别名还有蚂蚱腿（辽宁）、小柴胡（甘肃）。

【基　　原】百合科黄精属植物长苞黄精 *Polygonatum desoulayi* Kom.。

【别　　名】无。

【形态特征】多年生草本，高 20～30cm。茎：根状茎细圆柱形，平伸，节结长，直径约 3mm；地上茎斜升。叶：叶互生，5～8 枚，长椭圆形，长 5～10cm，宽 2～4cm，无柄，先端短渐尖。花：花梗上具 2 枚叶状苞片，苞片披针形至宽披针形，长 2～2.3cm，宽 5～8mm，多脉。花：花 1～2 朵，腋生，长约 2cm，花被白色，不为苞片所包裹；花丝平滑，与花药同长。花期 5～6 月，果期 6～8 月。

【鉴别要点】根茎细且节结长，苞片 2 枚、形大而呈叶状。

【生境分布】生长于林下及阴坡。分布于山西、辽宁、河北、山东等地。

【药用部位】根茎（长苞黄精）。

【采收加工】春、秋二季采挖，除去茎叶和泥沙，干燥。

【性味归经】甘，平。归脾、肺、肾经。

【功能主治】养阴润燥，补气养阴，健脾，润肺，补精髓；用于脾胃气虚，胃阴不足，肺虚燥咳，精血不足。

【药材标准】未见各级药材标准收载。

【附　　注】本植物的地上部分形似黄精，但其苞片窄长，故名长苞黄精。

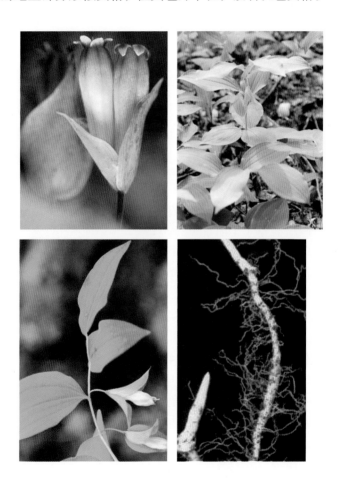

车前

【基　　原】车前科车前属植物车前 *Plantago asiatica* L.。

【别　　名】地胆头、白贯草（《中国药用植物志》），猪耳草（《青海药材》），饭匙草、七星草、五根草、黄蟆龟草（《福建民间草药》），蟾蜍草、猪肚子、灰盆草（《广西中兽医药用植物》），打官司草（《江苏省植物药材志》），车轱辘草、驴耳朵草（《东北药用植物志》），钱串草（《南宁市药物志》），牛甜菜、黄蟆叶（《上海草药中草药手册》），牛耳朵棵（《江苏验方草药全集》），车轮草，牛耳朵草。

【形态特征】多年生草本，高可达 50cm。根：须根多数。茎：根茎短，稍粗。叶：叶基生，呈莲座状，平卧、斜展或直立；叶具长柄，基部扩大成鞘，叶片宽卵形至宽椭圆形，先端钝或尖，边缘波状、全缘或有锯齿，基部下延成宽楔形或近圆形；弧形叶脉 5 ～ 7 条。花：花葶多数，具棱角，有疏毛，直立或弓曲上升；穗状花序圆柱状，花序梗为花茎的 2/5 ～ 1/2，有纵条纹，疏生白色短柔毛，穗状花序紧密或稀疏，下部常间断；花淡绿色，每花有宿存苞片 1 枚，苞片长三角形；花萼 4，基部稍合生，椭圆形或卵圆形；花冠小，膜质，花冠筒卵圆形，先端 4 裂，裂片三角形，向外反卷；雄蕊 1，着生于冠筒内面近基部，明显外伸；花药卵状椭圆形，顶端具宽三角形凸起，白色，干后变淡褐色，花丝线形；花柱 1，线形，有毛，明显外伸；子房上位，卵圆形，2 室（假 4 室）。果：蒴果卵球形或圆锥状卵形，于基部上方周裂。种子：种子 4 ～ 10 枚，近椭圆形，具角，黑褐色至黑色，背腹面微隆起。花期 4 ～ 8 月，果期 6 ～ 10 月。

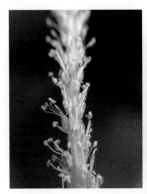 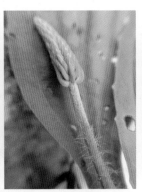 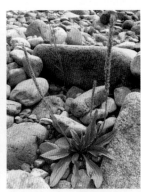 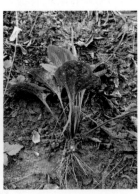

【鉴别要点】须根，基生叶匙形、弧形叶脉，花葶数枝，直立，穗状花序占花葶少半。

【生境分布】生于山野、路旁、草地、田边、河边湿地等处。分布于全国各地。

【药用部位】种子（车前子）、全草（车前草）。

【采收加工】车前子：种子成熟时采收果穗，晒干，搓出种子。车前草：夏季采挖，晒干。

【性味归经】车前子和车前草：甘，寒；归肝、肾、肺、小肠经。

【功能主治】车前子：清热利尿通淋，渗湿止泻，明目，祛痰；用于热淋涩痛，水肿胀满，暑湿泄泻，目赤肿痛，痰热咳嗽。车前草：清热利尿通淋，祛痰，凉血，解毒；用于热淋涩痛，水肿尿少，暑湿泄泻，痰热咳嗽，吐血衄血，痈肿疮毒。

【药材标准】见书末中药材质量标准 1、3、15、24、29、45、56、68、83、86、90、93、94、98、99。

【附　　注】车前的叶形似耳，故名猪耳草、驴耳朵草、牛耳朵棵、牛耳朵草；叶形又似饭勺，故名饭匙草。大概因为车前草被牛、猪、蛤蟆、蟾蜍、龟鳖等动物所喜爱采食，故名牛甜菜、猪肚子、黄蟆叶、黄蟆龟草、蟾蜍草。车前草在路边十分多见，古人推车前行常见此草，故名车前草、车轱辘草、车轮草。另有民间传说此草可治战马血尿，汉代名将马武故将此草命名为车前草。

◆附：平车前

　　车前科车前属植物平车前 *Plantago depressa* Willd.，与车前的区别是：植株具圆柱形主根，叶形更显短圆，萼裂片与苞片近等长，种子长圆（偏长）。

【基　　原】葫芦科赤瓟属植物赤瓟 *Thladiantha dubia* Bge.。

【别　　名】气包（《东北药用植物志》），赤包、山屎瓜（《东北常用中草药手册》），赤雹、屎包子、山土豆（《全国中草药汇编》），赤包子（《广西药用植物目录》）。

【形态特征】攀援草质藤本，全株被黄白色的长硬毛。根：块状。茎：茎稍粗壮，有棱沟。叶：叶柄稍粗，长 2～6cm；叶片宽卵状心形，长 5～8cm，宽 4～9cm，边缘浅波状，有大小不等的细齿，先端急尖或短渐尖，基部心形，两面粗糙，脉上有长硬毛；卷须纤细，被长柔毛，单一。花：雌雄异株；雄花单生或聚生于短枝的先端，呈假总状花序，有时 2～3 花生于总梗上；花梗细长，被长柔毛；花萼筒极短，近辐状，长 3～4mm，上端径 7～8mm，裂片披针形，向外反折，具 3 脉，两面有长柔毛；花冠黄色，裂片长圆形，长 2～2.5cm，宽 0.8～1.2cm，具 5 脉，上部向外反折，先端稍急尖，外面被短柔毛，内面有疣状腺点；雄蕊 5，着生于花萼筒檐部，其中 1 枚分离，其余 4 枚两两稍靠合，花丝极短，有短柔毛，花药卵形，退化子房半球形；雌花单生，花梗细，花萼和花冠同雄花，退化雌蕊 5，棒状，子房长圆形，长 0.5～0.8cm，外面密被淡黄色长柔毛，花柱无毛，自 3～4mm 处分 3 叉，柱头膨大，肾形，2 裂。果：卵状长圆形，长 4～5cm，径 2.8cm，顶端有残留的柱基，基部稍变狭，表面橙黄色或红棕色，有光泽，被柔毛，具 10 条明显的纵纹。种子：卵形，黑色，平滑无毛，长 4～4.5mm，宽 2.5～3mm，厚 1.5mm。花期 6～8 月，果期 8～10 月。

【鉴别要点】根块状，茎有棱沟，叶心形，花萼筒向外反折、花黄色，卵状果橙黄色、被柔毛。

【生境分布】生于山坡、河谷及林缘处。分布于东北地区及河北、山西、山东、陕西、甘肃、宁夏等地。

【药用部位】果实（赤瓟）、根（赤瓟根）。

【采收加工】赤瓟：果实成熟后连柄摘下，用线将果柄串起，晒干或通风处阴干。赤瓟根：秋后采挖，洗净泥沙，鲜用或切片晒干。

【性味归经】赤瓟：酸、苦，平；归入胃、肝、肺、肾经。赤瓟根：苦，寒。

【功能主治】赤瓟：理气，活血，祛痰，利湿；用于反胃吐酸，肺痨咯血，黄疸，痢疾，胸肋疼痛，跌打损伤，筋骨疼痛，闭经。赤瓟根：通乳，解毒，活血；用于乳汁不下，乳痈，痈肿，黄疸，跌打损伤，月经不调。

【药材标准】见书末中药材质量标准 35、37、83、96。

【附　　注】赤瓟的果实椭圆球形，类似气包、瓜果和土豆，又因为其果实外皮红色，其果肉色黄、肉烂、味臭，其别名中多带有"包""赤""屎"字，故有别名：气包、赤包、赤雹、赤包子、屎包子、山屎瓜、山土豆。"瓟"者，瓜也，包也。

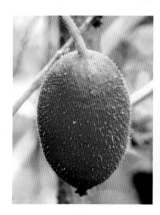
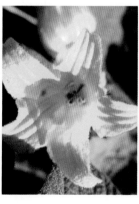
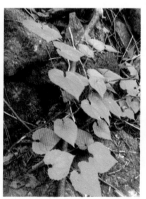
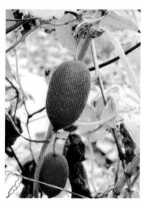

臭椿

【基　　原】苦木科臭椿属植物臭椿 *Ailanthus altissima* (Mill.) Swingle。

【别　　名】樗（chū）树，椿树，苦椿，山椿。

【形态特征】落叶乔木，高可达20余米。茎：树皮平滑而有直纹，有灰色斑纹；嫩枝有髓，幼时被细柔毛，后脱落。叶：奇数羽状复叶，长40～60cm，叶柄长7～13cm，有小叶13～27，小叶对生或近对生，纸质，卵状披针形，长67～13cm，宽2～4.5cm，先端长渐尖，基部偏斜，截形或稍圆，两侧各具1～2个粗锯齿，齿背有腺体1个；叶面深绿色，背面灰绿色，揉碎后特异臭味明显。花：圆锥花序顶生，长10～20cm；花白色带淡绿色，花梗长1～2.5mm；萼片5，卵形，覆瓦状排列，裂片长0.5～1mm；花瓣5，长2～4mm，基部两侧被硬粗毛，雄蕊10，花丝基部密被硬粗毛，雄花中的花丝长于花瓣，雌花中的花丝短于花瓣；花药长圆形，长约1mm；心皮5，花柱黏合，柱头5裂。果：翅果，淡黄褐色，长圆状纺锤形，长3～4cm，宽1～1.2cm。种子：种子位于翅的中间，扁圆形。花期4～5月，果期8～10月。

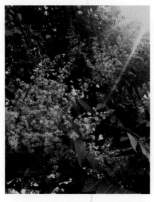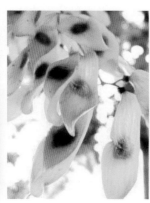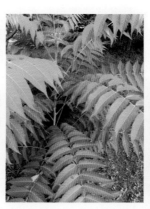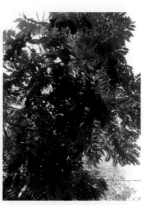

【鉴别要点】奇数羽状复叶、具臭味，圆锥花序、花白色带淡绿，翅果淡黄褐色，种子位于翅的中间、扁圆形。

【生境分布】生于山坡阔叶林、林缘、村边。分布于全国各地。

【药用部位】根皮或干皮（椿皮、樗白皮）、叶（樗叶）、果实（凤眼草）。

【采收加工】椿皮、樗白皮：全年均可剥取，晒干，或刮去粗皮晒干。樗叶：5～7月采收，鲜用或晒干。凤眼草：8～9月果实成熟时采收，除去果柄，晒干。

【性味归经】椿皮、樗白皮：苦、涩，寒；归大肠、胃、肝经。樗叶：苦，凉。凤眼草：苦、涩，凉。

【功能主治】椿皮、樗白皮：清热燥湿，收涩止带，止泻，止血；用于赤白带下，湿热泻痢，久泻久痢，便血，崩漏。樗叶：清热燥湿，杀虫；用于湿热带下，泄泻，痢疾，湿疹，疮疖，疔肿。凤眼草：清热燥湿，止痢，止血；用于痢疾，白浊，带下，便血，尿血，崩漏。

【药材标准】见书末中药材质量标准1、3、7、15、20、26、29、37、45、48、50、52、68、76、79、85、86、90、94、99。

【附　　注】臭椿旧称"樗"；其味苦，常见于山野；故名苦椿，山椿。

◆附：香椿

　　楝科香椿属落叶乔木香椿 *Toona sinensis* (A.Juss.) Roem，香椿的树皮和根皮（椿白皮）、树叶（椿叶）、果实（香椿子）入药使用。香椿与臭椿，两者不同科不同属。

穿龙薯蓣

【基　　原】薯蓣科薯蓣属植物穿龙薯蓣 *Dioscorea nipponica* Makino。

【别　　名】穿山龙、穿龙骨、穿地龙（《东北药用植物志》），串山龙（《东北常用中草药手册》），山常山（《山东中药》），穿山骨（《中国药用植物图鉴》），土山薯（《中国植物经济志》），竹根薯、铁根薯（《浙江民间常用草药》），野山药、地龙骨、金刚骨（《河北中药手册》），团扇薯蓣、穿山薯蓣、爬山虎（《中药大辞典》），狗山药。

【形态特征】多年生缠绕藤本。茎：根茎横走，圆柱形，木质，多分枝，栓皮层显著剥离；地上茎左旋，圆柱形，近无毛，长可达 5m 或更长。叶：单叶互生；叶柄长 10～20cm，叶片掌状心形，叶形变化较大，茎基部叶长 10～15cm，宽 9～13cm，边缘作不等大的三角状浅裂、中裂或深裂，近于全缘，叶表面黄绿色，有光泽，无毛或有稀疏的白色细柔毛，尤以脉上较密。花：单性，雌雄异株，穗状花序；雄花序腋生，花序基部常由 2～4 朵集成小伞状，花序顶端常为单花，苞片披针形，顶端渐尖，短于花被，花被碟形，6 裂，裂片顶端钝圆，雄蕊 6 枚，着生于花被裂片的中央，花药内向；雌花序单生，雌蕊柱头 3 裂，裂片再 2 裂。果：蒴果，成熟后枯黄色，三棱形，顶端凹，基部近圆形，每棱翅状，大小不一。种子：种子每室 2 枚，有时仅 1 枚发育，着生于中轴基部，四周有不等的薄膜状翅，上方呈长方形，长约比宽大 2 倍。花期 6～8 月，果期 8～10 月。

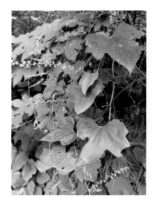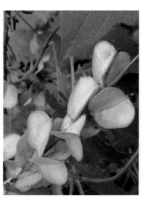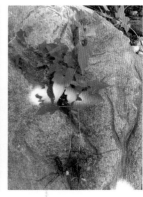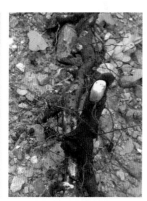

【鉴别要点】圆柱形根茎横走、木质、栓皮易脱落，单叶互生、掌状心形，穗状花序、雌蕊柱头 3 裂、裂片再 2 裂，蒴果三棱形、顶端凹，基部近圆形，四周翅状。

【生境分布】生于山坡、林边、山脊、路旁、灌木林下及沟边。分布于东北地区及河北、内蒙古、山西、陕西等地。

【药用部位】根茎（穿山龙）。

【采收加工】春、秋二季采挖，洗净，除去须根和外皮，晒干。

【性味归经】甘、苦，温。归肝、肾、肺经。

【功能主治】祛风除湿，舒筋通络，活血止痛，止咳平喘；用于风湿痹病，关节肿胀，疼痛麻木，跌仆损伤，闪腰岔气，咳嗽气喘。

【药材标准】见书末中药材质量标准 1、3、15、26、30、46、48、50、57、64、69、78、79、87、94。

【附　　注】穿龙薯蓣的根茎横生，沿石缝而钻地生长，形态为圆柱形，弯弯曲曲犹如龙体，其质地木质，去除表皮后木质部表面光滑，色泽黄白，犹如骨头；其茎攀援岩石和灌木，茎叶似薯蓣；故名穿山龙、串山龙、穿山薯蓣、爬山虎、穿龙骨、穿地龙、穿山骨、地龙骨、金刚骨。其根茎又似山药，故名狗山药、野山药。其根茎也似土薯，但质地硬，故名土山薯、竹根薯、铁根薯。其根茎圆柱形、有分枝、表面棕黄色、外皮易剥落、木部淡黄色、质坚硬、不易折断，这些特征类似于虎耳草科植物常山（*Dichroa febrifuga* Lour.）的根茎，故名山常山。

刺儿菜

【基　　原】菊科蓟属植物刺儿菜 *Cirsium setosum* (Willd.) MB.。

【别　　名】小蓟（《中药大辞典》），刺角菜、木刺艾、刺杆菜、刺刺菜、刺杀草（《江苏省植物药材志》），小恶鸡婆、刺萝卜（《四川中药志》），荠荠毛（《山东中药》），小蓟母、刺儿草、牛戳刺、刺尖头草（《上海中药志》），小刺盖（《中药志》），刺儿菜（河北），蓟蓟草，枪刀菜。

【形态特征】多年生草本。茎：根茎长，直伸；地上茎有棱，幼茎被白色蛛丝状毛，茎上部常有分枝。叶：基生叶和茎中部叶椭圆形、长椭圆形或椭圆状倒披针形，顶端钝或圆形，基部楔形，有时有极短的叶柄，通常无叶柄，长 7～15cm，宽 1.5～6cm；茎上部叶渐小，椭圆形、披针形或线状披针形；全部茎叶不分裂，叶缘具细刺齿，或大部分茎叶羽状浅裂、半裂或边缘具粗大圆锯齿，顶端钝，齿顶及裂片顶端有较长的针刺；叶上面绿色，下面色淡，两面被稀疏或稠密的蛛丝状毛。花：头状花序单生茎端，在茎顶排成伞房花序；雌雄异株，雄头花较小，总苞长 13～18mm，雌株头花较大，总苞长 16～23mm，总苞卵形、长卵形或卵圆形，直径 1.5～2cm，总苞片多层，覆瓦状排列，外层较短，内层渐长，苞片顶端有针刺；花紫红色或白色；雌花花冠下筒部长为上筒部长的 2 倍，雄花下筒部长为上筒部长的 4～5 倍。果：瘦果淡黄色，椭圆形或倒卵形，顶端斜截形，冠毛羽毛状。花果期 5～9 月。

【鉴别要点】叶缘具尖刺，雌雄异株，头状花序单生茎顶、花紫红色、花冠下筒部长为上筒部长的 2～5 倍。

【生境分布】生于荒地、路旁、山野、田埂等处。分布于全国各地。

【药用部位】地上部分（小蓟）。

【采收加工】夏、秋二季花开时采割，除去杂质，晒干。

【性味归经】甘、苦，凉。归心、肝经。

【功能主治】凉血止血，散瘀解毒消痈；用于衄血，吐血，尿血，血淋，便血，崩漏，外伤出血，痈肿疮毒。

【药材标准】见书末中药材质量标准 1、3、15、20、29、45、68。

【附　　注】刺儿菜的叶缘和苞片具刺，故其别名中多带有"刺"字，如刺角菜、木刺艾、刺杆菜、刺刺菜、刺儿草、刺儿菜、牛戳刺、小刺盖、刺尖头草。刺儿菜可用于外伤出血，故名枪刀菜、刺杀草。刺儿菜具多刺，概因"蓟"音同"棘"，故名小蓟、小蓟母、蓟蓟草。其他别名，则难解其由来。

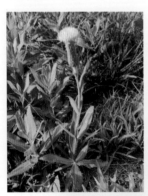
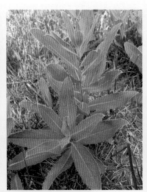
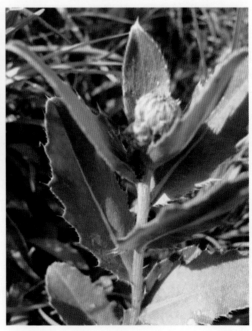
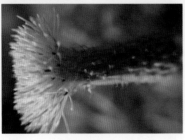

【基　　原】五加科五加属植物刺五加 *Acanthopanax seuticosus* (Rupr.et Maxim.) Harms。

【别　　名】刺拐棒、老虎镣子（《长白山植物药志》），坎拐棒子，一百针。

【形态特征】灌木，高 1～6m。茎：枝干多分枝，1～2 年生的通常密生刺，稀仅节上生刺或无刺；刺直而细长，针状，下向，基部不膨大，脱落后遗留圆形刺痕。叶：掌状复叶，常为小叶 5，稀 3 或 4；叶柄常疏生细刺，叶柄长 3～10cm；小叶椭圆状倒卵形或长圆形，长 5～13cm，宽 3～7cm，先端渐尖，基部阔楔形；上面粗糙，深绿色，脉上具粗毛，下面淡绿色，脉上有短柔毛，边缘有锐利重锯齿；小叶柄长 0.5～2.5cm，有棕色短柔毛，有时具细刺。花：数个伞形花序组成稀疏的圆锥花序，稀单个顶生，直径 2～4cm；伞形花序有花多数，总花梗长 5～7cm，无毛；小花梗长 1～2cm，无毛或基部略有毛；花紫黄色；萼无毛，边缘近全缘或有不明显的 5 小齿；花瓣 5，卵形，雄蕊 5，子房 5 室，花柱全部合生成柱状。果：浆果状核果近球形或卵球形，具 5 棱，熟时紫黑色，直径 7～8mm，花柱宿存。花期 6～8 月，果期 8～10 月。

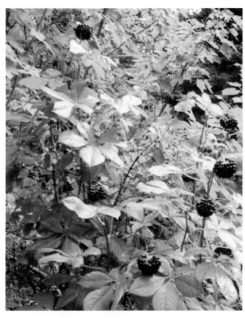
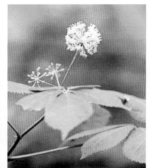
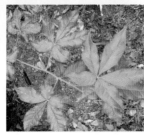
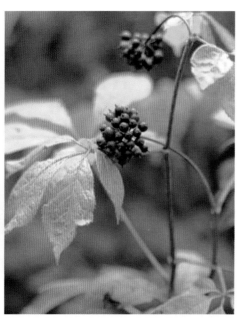

【鉴别要点】全株具针刺，掌状复叶、小叶常 5，伞形花序、小花多数，核果近球形、浆果状、具 5 棱、熟时紫黑色。

【生境分布】生于山坡林中及路旁灌木丛中。分布于东北、河北和山西等地；常有栽培。

【药用部位】根、根茎或茎（刺五加）、叶（五加叶）。

【采收加工】刺五加：春、秋二季采收，洗净，干燥。五加叶：6～10 月采摘，鲜用或晒干。

【性味归经】刺五加：辛、微苦，温；归脾、肾、心经。五加叶：辛，平。

【功能主治】刺五加：益气健脾，补肾安神；用于脾肺气虚，体虚乏力，食欲不振，肺肾两虚，久咳虚喘，肾虚腰膝酸痛，心脾不足，失眠多梦。五加叶：散风除湿，活血止痛，清热解毒；用于皮肤风湿，跌打肿痛，疝痛，丹毒。

【药材标准】见书末中药材质量标准 1、3、15、17、28、29、44、45、68、86、94。

【附　　注】按《中华人民共和国药典》（2015 年版），中药材"五加皮"仅为五加科五加属植物细柱五加 *Acanthopanar gracilistylus* W.W.Smith 的干燥根皮，刺五加的根皮不是"五加皮"的基原；两者的性味归经和功能主治也有所不同。中药材"五加叶"和"五加果"来源于五加科植物细柱五加和无梗五加，但也有资料记载"五加叶"的基原还包括刺五加。因刺五加全株具刺，掌状 5 小叶，故名刺五加。

酢浆草

【基　　原】酢浆草科酢浆草属植物酢浆草 *Oxalis corniculata* L.。

【别　　名】酸浆草，酸酸草，斑鸠酸，三叶酸，酸咪咪。

【形态特征】多年生草本，高 10 ～ 35cm，全株被柔毛。茎：茎细长，柔弱，多分枝，褐色或淡紫色，匍匐或斜生，匍匐茎节上生根。叶：叶基生或茎上互生，掌状 3 出复叶，叶柄长 2.5 ～ 4cm，红紫色；托叶小，长圆形或卵形，边缘密被长柔毛，基部与叶柄合生；小叶倒心形，长 4 ～ 15mm，宽 4 ～ 10mm，先端凹，基部宽楔形，两面被柔毛或表面无毛，沿脉被毛较密，边缘具贴伏缘毛，近无柄；叶片昼开夜合。花：花单生或数朵集为伞形花序，腋生，总花梗紫红色，与叶柄近等长；萼片 5，披针形或长圆状披针形，长 3 ～ 5mm，背面和边缘被柔毛，宿存；花瓣 5，黄色，长圆状倒卵形，先端圆，基部微合生，长 6 ～ 8mm，宽 4 ～ 5mm；雄蕊 10，花丝白色半透明，有时被疏短柔毛，基部合生成筒；柱头 5 裂，头状；子房长圆形，5 室，被短伏毛。果：蒴果长圆柱形，长 1 ～ 2.5cm，具 5 棱，疏具柔毛，成熟时果皮开裂，弹出种子。种子：扁平，长卵形，长 1 ～ 1.5mm，黑褐色或红棕色，具横向网纹。花期 6 ～ 8 月，果期 7 ～ 9 月。

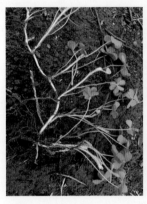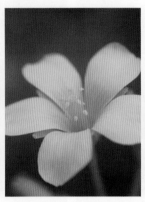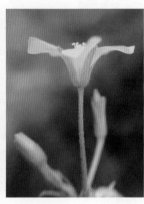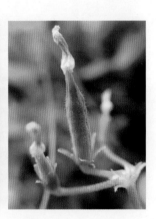

【鉴别要点】掌状 3 出复叶，小叶倒心形、先端凹、叶柄细长，花黄色，蒴果长圆柱形、具 5 棱。

【生境分布】生于山坡林下、山沟、路边、草池、河谷沿岸、田边、荒地或林下阴湿处。分布于我国南北各地。

【药用部位】全草（酢浆草）。

【采收加工】7 ～ 9 月采收，鲜用或晒干。

【性味归经】酸，寒。归肝、肺、膀胱经。

【功能主治】清热利湿，凉血散瘀，解毒消肿；用于湿热泄泻，痢疾，黄疸，淋证，赤白带下，麻疹，吐血，衄血，月经不调，咽喉肿痛，疔疮痈肿，疥癣，痔疾，跌打损伤，烫火伤，蛇虫咬伤。

【药材标准】见书末中药材质量标准 2、4、13、23、39、43、51、52、54。

【附　　注】酢浆草具酸味，故名称中多带"酸"字，如酸浆草、酸酸草、斑鸠酸、酸咪咪。其为掌状三出复叶，故名三叶酸。

◆附：直立酢浆草

酢浆草科酢浆草属植物直立酢浆草 *Oxalis stricta* L.，酢浆草与直立酢浆草的区别是：酢浆草的茎匍匐，分枝多，托叶小但明显；直立酢浆草的茎直立，茎单一或分枝少，无托叶或托叶不明显。

【基　　原】菊科大丁草属植物大丁草 *Leibnitzia anandria* (L.) Nakai。

【别　　名】豹子药、苦马菜、米汤菜、鸡毛蒿、白小米菜（《贵州民间药物》），踏地香（《贵州省中医民间验方秘方》），丁萝卜（《江西草药》），龙根草、翻白叶（《贵州草药》），小火草、臁草（《全国中草药汇编》）。

【形态特征】多年生草本，具春、秋两型形态。春型植株矮小，高6～19cm。根：根簇生，粗而略带肉质。茎：根状茎短。叶：叶基生，莲座状，常为倒披针形或倒卵状长圆形，长2～6cm，宽1～3cm，顶端钝圆，常具短尖头，基部渐狭、截平或有时为浅心形，边缘具齿状、深波状或琴状羽裂，裂片疏离；上面被蛛丝状毛或脱落近无毛，下面密被蛛丝状棉毛；侧脉4～6对，纤细；叶柄长2～4cm或更长，被白色棉毛。花：花葶单生或数个丛生，直立或弯垂，纤细，长5～20cm，被蛛丝状毛；苞叶疏生，线形或线状钻形；头状花序单生于花葶之顶，倒锥形，直径10～15mm；总苞略短于冠毛，总苞片约3层，线形或线状披针形，顶端钝，带紫红色；花托平，无毛；雌花花冠舌状，舌片长圆形，长6～8mm，顶端具不整齐的3齿，淡紫红色；两性花花冠管状二唇形，长6～8cm，外唇阔，顶端具3齿；花药顶端圆，基部具尖尾；花柱内侧扁，顶端钝圆。果：瘦果纺锤形，具纵棱，被白色粗毛。秋型者植株较高，花葶长可达30cm，叶片大，长8～15cm，宽4～6.5cm，头状花序外层雌花管状二唇形，无舌片。春花期4～5月，秋花期8～11月。

【鉴别要点】基生叶呈莲座状，花葶细长且被毛、头状花序单生茎顶、淡紫红色，瘦果。

【生境分布】生于山坡、路旁、林边、草地、沟边等阴湿处。分布于我国南北各地。

【药用部位】全草（大丁草）。

【采收加工】7～9月采收，鲜用或晒干。

【性味归经】苦，寒。

【功能主治】清热利湿，解毒消肿；用于肺热咳嗽，湿热泻痢，热淋，风湿关节痛，痈疖肿毒，臁疮，虫蛇咬伤，烧烫伤，外伤出血。

【药材标准】见书末中药材质量标准54。

【附　　注】"丁"即"钉"也，古代的铁钉为手工锻打而成，钉帽较大，钉杆细长；概因大丁草的叶基生贴地，类似于钉帽，花葶细长高举，类似于钉杆，故名大丁草。其根粗而略带肉质，犹如萝卜，故名丁萝卜。大丁草叶的上面疏被毛或近无毛，下面密被蛛丝状棉毛，因此叶上面为绿色、叶下面颜色偏白，故名翻白叶。其他别称，则无从考证。

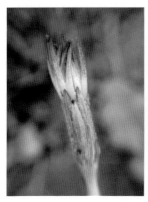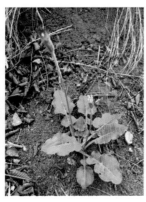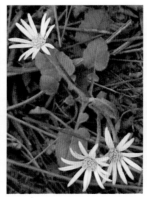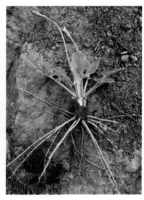

大豆

【基　　原】豆科大豆属植物大豆 *Glycine max* (L.) Merr.。

【别　　名】黑豆，黑大豆，马料豆。

【形态特征】一年生草本，高 30 ～ 100cm。茎：粗壮，直立，或上部近缠绕状，茎上部稍具纵棱，密被褐色长硬毛。叶：3 出复叶；托叶披针形或线状披针形，被黄色柔毛；叶柄长 2 ～ 20cm，幼嫩时散生疏柔毛或具棱并被长硬毛；小叶卵形或菱状卵形，全缘，顶生一枚较大，长 5 ～ 15cm，宽 2.5 ～ 8cm，先端渐尖或近圆形，稀有钝形，基部宽楔形或圆形，侧生小叶较小，斜卵形，通常两面散生糙毛或下面无毛；侧脉每边 5 条。花：总状花序腋生，花紫色、淡紫色或白色，长 4.5 ～ 10mm，总花梗长 10 ～ 35mm；花萼密被长硬毛或糙伏毛，常深裂成二唇形，裂片 5，披针形；旗瓣倒卵状近圆形，先端微凹并常外反，基部具短爪；翼瓣倒卵形，基部具爪和耳；龙骨瓣斜倒卵形，具短爪。果：荚果稍扁，长圆形，稍弯，黄绿色，长 3 ～ 7.5cm，宽 8 ～ 15mm，密被褐黄色硬毛。种子：种子 2 ～ 5 颗，椭圆形、近球形或卵圆形，长约 1cm，宽 5 ～ 8mm；种皮光滑，黑色；种脐明显，椭圆形。花期 6 ～ 7 月，果期 7 ～ 9 月。

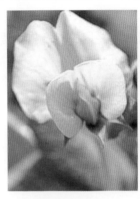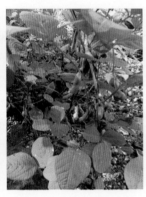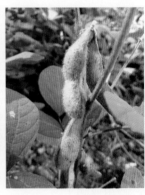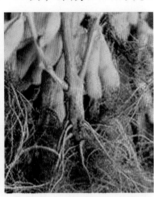

【鉴别要点】茎直立且粗壮，3 出复叶、小叶菱状卵形，总状花序腋生，荚果扁长圆形、弧形内弯，种子卵圆形、种皮黑色。

【生境分布】原产我国，并已有千年栽培历史。我国各地均有种植。

【药用部位】种子（黑豆），叶（黑大豆叶），花（黑大豆花），种皮（黑豆衣）。

【采收加工】黑豆：秋季果实成熟时采收，晒干，打下种子，除去杂质。黑大豆叶：5 ～ 6 月采摘，鲜用或晒干。黑大豆花：6 ～ 7 月花开时采摘，晒干。黑豆衣：将黑豆用清水浸泡，待发胀后，搓下种皮，晒干；或取做豆腐时剥下的黑豆种皮，晒干。

【性味归经】黑豆：甘，平；归脾、肾经。黑大豆叶：甘，凉。黑大豆花：未见记载。黑豆衣：甘，凉；归肝、肾经。

【功能主治】黑豆：益精明目，养血祛风，利水，解毒；用于阴虚烦渴，头晕目昏，体虚多汗，肾虚腰痛，水肿尿少，痹痛拘挛，手足麻木，药食中毒。黑大豆叶：利尿通淋，凉血解毒；用于热淋，血淋，蛇咬伤。黑大豆花：用于目盲翳膜。黑豆衣：养阴平肝，祛风解毒；用于眩晕，头痛，阴虚烦热，盗汗，风痹，湿毒，痈疮。

【药材标准】见书末中药材质量标准 1、9、10、17、26、31、37、43、45、48、52、55、67、70、71、80、88、90。

【附　　注】豆科大豆属植物大豆 *Glycine max*(L.)Merr. 种子的种皮颜色因品种而多样，有绿色、黄色、褐色和黑色等；黑豆和黄豆均为大豆的一种。"大豆黄卷"和"淡豆豉"为临床常用中药材，基原都是黑大豆。

◆附：野大豆

　　豆科大豆属一年生草本植物野大豆 *Glycine soja* Sieb. et Zucc.，野大豆的全草、种子可入药。与黑大豆比较，野大豆的茎纤细，缠绕，具伏毛，荚果偏短（1.5 ～ 2.5cm）；野生。

丹参

【基　　原】唇形科鼠尾草属植物丹参 *Salvia miltiorrhiza* Bge.。

【别　　名】紫丹参（《现代实用中药》），红根（《中国药用植物志》），山红萝卜（《浙江中药手册》），活血根、靠山红、红参（《江苏植物药材志》），烧酒壶根、野苏子根、山苏子根（《东北药用植物志》），大红袍（《河北药材》），蜜罐头、血参根、朵朵花根（《山东中药》），蜂蜜罐（《陕西中药志》）。

【形态特征】多年生草本，高 30 ～ 80cm。根：根肥厚，外皮朱红色，内面白色；疏生支根。茎：茎直立，高 40 ～ 90cm，四棱形，被长柔毛，上部多分枝。叶：对生，奇数羽状复叶，叶柄长 2 ～ 7cm，密生长柔毛；小叶 3 ～ 7 枚，长 1.5 ～ 8cm，宽 1 ～ 4cm，顶端小叶片较侧生叶片大，小叶片卵圆形、椭圆状卵形或披针形，先端锐尖或渐尖，基部圆形或偏斜，边缘具圆齿，两面具柔毛，小叶柄长 2 ～ 14mm。花：轮伞花序 6 至多花，组成顶生或腋生的总状花序；苞片披针形；花萼钟形，带紫色，长约 1cm，具 11 脉，两唇形，上唇阔三角形，下唇长于上唇，深裂成两齿；花冠大，蓝紫色，长 2 ～ 2.7cm，外被黏毛，冠檐二唇形，上唇镰刀形，向上竖立，下唇较上唇短，3 裂，中裂片最大，能育雄蕊 2，伸出上唇片，退化雄蕊线形；花柱远外伸，长达 40mm，先端不等 2 裂；花盘前方稍膨大。果：小坚果长圆形，熟时暗棕色或黑色。花期 5 ～ 7 月，果期 6 ～ 10 月。

【鉴别要点】根肥厚、外皮红色，奇数羽状复叶、小叶常 3 ～ 5、叶上面有白色柔毛，花冠大、蓝紫色。

【生境分布】生于山坡向阳处。分布于辽宁、河北、河南、山东、安徽、江苏、浙江、江西、湖北、四川、贵州、山西、陕西、甘肃、广西等地。

【药用部位】根和根茎（丹参）。

【采收加工】春、秋二季采挖，除去泥沙，干燥。

【性味归经】苦，微寒。归心、肝经。

【功能主治】活血祛瘀，通经止痛，清心除烦，凉血消痈；用于胸痹心痛，脘腹胁痛，癥瘕积聚，热痹疼痛，心烦不眠，月经不调，痛经，经闭，疮疡肿痛。

【药材标准】见书末中药材质量标准 1、3、15、17、20、24、29、45、68、83、86、90、94、99。

【附　　注】因丹参根肥厚，外皮朱红色，故名红根、山红萝卜。因其花多数、花大、色常紫红，故名紫丹参、靠山红、大红袍、朵朵花根。因其根肥厚似参，故名红参、血参根。其根功可活血祛瘀，故名活血根。丹参地上部分类似于野苏，故名野苏子根、山苏子根。丹参同时也是重要的蜜源植物，丹参蜜具有生新血、去恶血的功效，故名蜜罐头、蜂蜜罐。

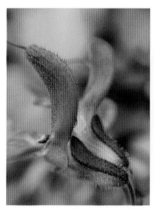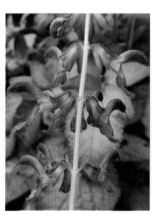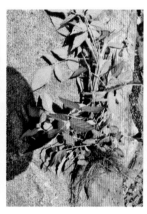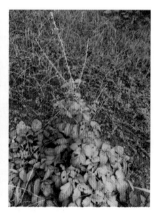

单花鸢尾

【基　　原】鸢尾科鸢尾属植物单花鸢尾 *Iris uniflora* Pall.ex Link。

【别　　名】无。

【形态特征】多年生草本，高 15～40cm。根：须根，细长，生于根茎节结处，棕褐色。茎：根茎细长，横走或斜生，两叉分枝，具节结，节处略膨大，棕褐色，根茎基部残留黄褐色的叶鞘纤维及膜质鞘状叶。叶：窄条形或长披针形，先端渐尖，基部鞘状，花期长 5～20cm，宽 0.4～1cm，果期长 30～40cm。花：花葶纤细，中下部有 1 枚茎生叶；苞片 2，内含 1 花；花冠蓝紫色，直径 4～4.5cm，外花狭倒披针形，近先端具白色斑块或斑纹，内花条形或狭披针形；雄蕊 3，长约 1.5cm；花柱分枝扁平，与内花被裂片等长；子房长约 5mm。果：蒴果圆球形，直径 0.8～1cm，有 6 条明显的棱。花期 5～6 月，果期 7～8 月。

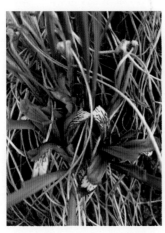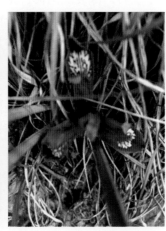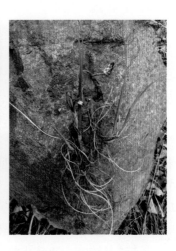

【鉴别要点】须根细长，根茎两叉分枝、具节结、基部残留叶鞘纤维及鞘状叶，叶窄条形，花蓝紫色、直径 4～4.5cm、外花先端具白色斑纹。

【生境分布】生于山坡、林缘、林中旷地。分布于黑龙江、辽宁、内蒙古、河北等地。

【药用部位】种子（单花鸢尾子）、根及根茎（单花鸢尾）。

【采收加工】单花鸢尾子：秋季采收种子，晒干。单花鸢尾：夏、秋二季采挖，切片，晒干。

【性味归经】单花鸢尾子：甘，平。单花鸢尾：甘，苦，微寒；有小毒。

【功能主治】单花鸢尾子：清热解毒，利尿，止血；用于咽喉肿痛，黄疸，肝炎，小便不利，吐血，衄血，月经过多，带下。单花鸢尾：泻下行水；用于水肿，肝硬化腹水，小便不利，大便秘结。

【药材标准】未见各级药材标准收载。

【附　　注】单花鸢尾 *Iris uniflora* Pall.ex Link 未被《河北植物志》（河北科学技术出版社）收载，为河北省首次发现物种，见于河北省赞皇县嶂石岩风景区。单花鸢尾的种子、根及根茎入药，药材名称为单花鸢尾子、单花鸢尾，药用记载见于《全国中草药汇编》和《中华本草》。

◆附：野鸢尾

鸢尾科鸢尾属植物野鸢尾 *Iris dichotoma* Pall.，别名：白射干、射干鸢尾、二歧鸢尾。其根茎入药，味苦，性寒；有小毒；功效：清热解毒，活血消肿；用于咽喉肿痛，乳蛾，肝炎，肝大，胃痛，乳痈，牙龈肿痛。其主要特征是花葶常二歧分枝。

党参

【基　　原】桔梗科党参属植物党参 *Codonopsis pilosula* (Franch.) Nannf.。

【别　　名】中灵草(《青海药材》)。

【形态特征】多年生草本，有气味，含乳汁。根：长圆柱形或纺锤状圆柱形，较少分枝或中部以下略有分枝，长 15～30cm，直径 1～3cm，表面黄褐色，根上端部分有细密环纹。茎：茎基具多数瘤状茎痕；茎缠绕，长达 2m，有多数分枝。叶：叶互生或近对生；叶柄长 0.5～2.5cm，有疏短刺毛；叶片卵形或狭卵形，长 1～6.5cm，宽 0.8～5cm，先端钝或微尖，基部近于心形，边缘具波状疏锯齿；分枝上叶片渐趋狭窄，叶基圆形或楔形；叶上面绿色，下面灰绿色，两面被毛。花：花单生于枝端，与叶柄互生或近于对生，有梗；花萼贴生至子房中部，筒部半球状，5 裂，裂片宽披针形或狭矩圆形，长 1～2cm，宽 6～8mm，全缘；花冠阔钟状，长 1.8～2.3cm，直径 1.8～2.5cm，淡黄绿色，内面有紫斑，5 浅裂，裂片正三角形，先端尖，全缘；花丝基部宽，花药长形，柱头短，柱头 3，有白色刺毛。果：蒴果圆锥状，萼宿存。种子：种子多数，长卵形，细小，棕黄色，光滑。花果期 7～10 月。

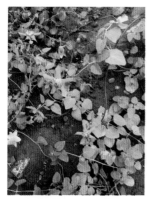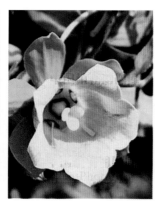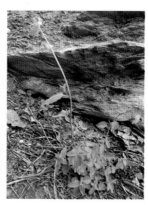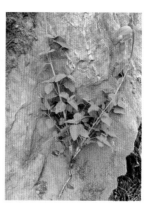

【鉴别要点】全株具乳汁，叶两面被毛、下面颜色稍浅，花单生于枝端、花冠阔钟状、淡黄绿色，花萼大、5 深裂，蒴果圆锥状。

【生境分布】生于山地阴坡、林边及灌木丛中。分布于华北、东北地区及河南、四川、云南、西藏、陕西、甘肃、青海、宁夏等地。

【药用部位】根(党参)。

【采收加工】秋季采挖，洗净，晒干。

【性味归经】甘，平。归脾、肺经。

【功能主治】健脾益肺，养血生津；用于脾肺气虚，食少倦怠，咳嗽虚喘，气血不足，面色萎黄，心悸气短，津伤口渴，内热消渴。

【药材标准】见书末中药材质量标准 1、3、15、17、29、45、68、83、86、90、94、97。

【附　　注】中药材"党参"的来源曾有多种，在各级药材标准中收载的基原包括：党参 *Codonopsis pilosula* (Franch.) Nannf.、素花党参 *Codonopsis pilosula* Nannf. var. *modesta* (Franch.)L.T.Shen、球花党参 *Codonopsis subglobosa* W.W.Smith.、川党参 *Codonopsis tangshen* Oliv.、管花党参 *Codonopsis tubulosa* Kom.。《中华人民共和国药典》(2015 年版)规定的来源只有党参、素花党参和川党参三种；另有"明党参"，为伞形科植物明党参 *Changium smyrnioides* Wolff 的干燥根。

灯心草

【基　　原】灯心草科灯心草属植物灯心草 *Juncus effuses* L.。

【别　　名】虎酒草、曲屎草（《福建中草药》），秧草（《长白山植物药志》），老虎须（《北方常用中草药手册》），水灯心，灯草，野席草，龙须草，水葱。

【形态特征】多年生草本。根：须根，多数。茎：根状茎横走，密生须根；地上茎丛生，直立或斜上，圆柱形或扁，具纵沟棱，高 25～60cm，有时可高达 100cm。叶：叶基生或茎生，仅在下部成鳞片状，具叶鞘。花：花多数，密集或疏散，或由数朵小花集成头状花序，头状花序单生茎顶，或由多个小头状花序组成聚伞、圆锥状等聚伞花序；总苞片圆柱状，似茎的延伸，直立，绿色，长 15～20cm；花被片 6 枚，2 轮，颖状，常淡绿色，披针形，顶端尖或钝，边缘常膜质，外轮常有明显背脊；雄蕊 6 枚，稀 3 枚；花药长圆形或线形，花丝丝状；雌蕊先熟，花下具小苞片；子房 3 室；花柱圆柱状，柱头 3。果：蒴果卵形或长圆形，顶端常有小尖头，3 室，室背开裂，褐色，每室具多个种子。种子：种子多数，倒卵形。花期 5～6 月，果期 7～8 月。

【鉴别要点】须根，地上茎丛生且直立、近圆柱形，叶无、仅具叶鞘，聚伞花序单生茎顶、总苞片似茎的延伸。

【生境分布】生于湿地或沼泽边缘。分布于全国各地。

【药用部位】茎髓（灯心草）、根及根茎（灯心草根）。

【采收加工】灯心草：夏末至秋季割取茎，晒干，取出茎髓，理直，扎成小把。灯芯草根：夏、秋二季采挖，除去茎部，洗净，晒干。

【性味归经】灯心草：甘、淡，微寒；归心、肺、小肠经。灯心草根：甘，寒；归心、膀胱经。

【功能主治】灯心草：清心火，利小便；用于心烦失眠，尿少涩痛，口舌生疮。灯心草根：利水通淋，清心安神；用于淋病，小便不利，湿热黄疸，心悸不安。

【药材标准】见书末中药材质量标准 1、3、15、17、29、45、52、68、86、94。

【附　　注】据多个资料记载，中药材"灯心草"为灯心草科植物灯心草的茎髓或全草；但根据《中华人民共和国药典》（2015 年版），"灯心草"仅为灯心草的茎髓，全草不作为"灯心草"使用。据传灯心草可以作灯捻点灯，又因为其细长洁白如油灯的灯捻，故名灯心草、灯草；编者认为，灯心草归心经，可清心安神，有清烦澄浊、澄心如镜之功，似乎应称作"澄心草"，"灯心草"恐为其谐音也。灯心草的茎柔韧性较好，可以作编织材料，可编制草席之类，故名野席草。因其常生于潮湿和水泽之处，故名水灯心、水葱。其须根多数，且细长，犹如胡须，故名老虎须、龙须草。"芯"与"心"谐音，"灯芯草"是不规范的名称，是"灯心草"的误传也。

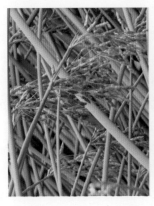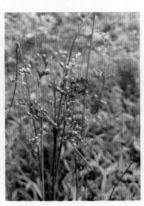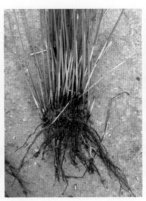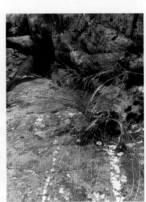

【基　　原】大戟科地构叶属植物地构叶 *Speranskia tuberculata* (Bunge) Baill。

【别　　名】珍珠透骨草（江苏），瘤果地构叶（山东、甘肃），透骨草、地沟菜（《中药大辞典》）。

【形态特征】多年生草本。根：根直伸，淡黄褐色。茎：根茎横走；地上茎直立，高 15～50cm，分枝多，被灰白色柔毛。叶：互生或在茎基部近对生，叶片厚纸质，披针形或卵状披针形，长 1.5～7cm，宽 0.5～2.5cm；顶端渐尖或钝尖，稀急尖；基部阔楔形或圆形，边缘具疏离圆齿或有时深裂；叶上面疏被短柔毛，下面被柔毛或仅叶脉被毛；叶具短柄或近无柄；托叶卵状披针形，长约 1.5mm。花：总状花序顶生，花序轴长 6～15cm；花单性同序，雄花位于花序上部，具叶状苞片 2 枚，苞片内有花 1～3 朵；萼片 5，花瓣 5，雄蕊 10～15；花序下部的花略大，中间一朵为雌花，两侧为雄花，苞片 2；子房上位，花柱 3，均 2 裂。果：蒴果三棱状扁球形，被柔毛和瘤状凸起，长约 4mm，直径约 6mm。种子：果实成熟时先端开裂，种子三角状倒卵形，顶端急尖，绿褐色。花果期 4～6 月，果期 5～9 月。

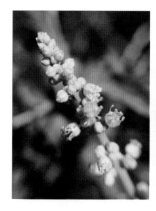 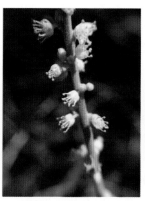 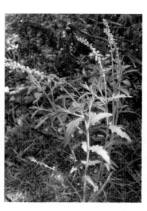 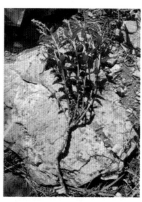

【鉴别要点】叶互生、叶缘具粗齿，总状花序、花稀疏，蒴果三棱状扁球形、被瘤状凸起。

【生境分布】生于山坡草地或灌木丛。分布于华北、东北地区及江苏、安徽、山东、河南、山西、陕西、甘肃等地。

【药用部位】全草（珍珠透骨草、透骨草）。

【采收加工】5～6 月开花或结果时采收，鲜用或晒干。

【性味归经】辛，温。归肝、肾经。

【功能主治】祛风除湿，舒筋活血，散瘀消肿，解毒止痛；用于风湿痹痛，筋骨痉挛，寒湿脚气，腰部扭伤，瘫痪，闭经，阴囊湿疹，疮疖肿毒。

【药材标准】见书末中药材质量标准 4、7、10、26、48、55、57、66、78、79。

【附　　注】地构叶的全草可用于风湿痹痛、筋骨痉挛等疾病，其药效可透达筋骨，其蒴果具瘤状凸起，故名珍珠透骨草、瘤果地构叶、透骨草。概因其常见于山沟、地沟之中，故名地沟菜。中药材"透骨草"的来源和使用情况较为复杂，应注意区分，其基原包含多种，如大戟科地构叶属植物地构叶 *Speranskia tuberculata* (Bunge) Baill，药材名称为"（珍珠）透骨草"；凤仙花科植物凤仙花 *Impatiens balsamina* L.，药材名称为"凤仙透骨草"；紫葳科角蒿属植物角蒿 *Incarvillea sinensis* Lam，药材名称为"羊角透骨草"；毛茛科植物黄花铁线莲 *Clematis intricata* Bunge，药材名称为"铁线透骨草"；东北地区尚用豆科植物山野豌豆 *Vicia amoena* Fisch.、广布野豌豆 *Vicia cracca* L.、假香（大叶）野豌豆 *Vicia pseudo-orobus* Fisch.et.mey 的全草作透骨草；云南、贵州地区则用杜鹃花科白珠树属植物刺毛白珠 *Gaultheria trichophylla* Royle. 的枝叶、同科属植物滇白珠 *Gaultheria yunnanensis* (Franch.) Rehd. 的全株作透骨草等。

地黄

【基　　原】玄参科地黄属植物地黄 *Rehmannia glutinosa* Libosch.。

【别　　名】生地，怀庆地黄，小鸡喝酒。

【形态特征】多年生草本，全株密被灰白色长柔毛和腺毛。根：块根肉质肥厚，鲜时黄色；在栽培条件下，直径可达5.5cm。茎：地上茎单一或基部分生成数枝，高10～80cm，茎带紫红色，茎上少有叶片着生。叶：叶通常基生，集成莲座状，向上则小成苞片，或逐渐缩小而在茎上互生；叶片卵形至长椭圆形，叶面有皱纹，上面绿色，下面略带紫色或紫红色，长2～13cm，宽1～6cm，边缘具不规则圆齿或钝齿，基部渐狭成柄；叶脉在上面凹陷，下面隆起。花：总状花序顶生或单生于叶腋，花梗长0.5～3cm，梗细弱，弯曲而后上升；花萼钟状，具10条隆起的脉，萼齿5裂，裂片三角状，长3～6mm；花冠长3～4.5cm，花冠筒状而弯曲，外面紫红色，内面黄色而有紫色斑纹；花冠下部渐狭，上部二唇形，上唇2裂片反折，下唇3裂片直伸，裂片先端钝或微凹；雄蕊4，着生于花冠筒近基部；子房卵形，花柱细长，柱头2裂，裂片扇形。果：蒴果卵球形，长1～2cm，先端具喙，室背开裂。种子：种子多数，卵形，黑褐色，表面有蜂窝状网眼。花果期4～7月。

【鉴别要点】全株密被长柔毛和腺毛、块根肉质肥厚、鲜时黄色、叶基生、叶面有皱纹、边缘具钝齿，总状花序，花萼钟状、具10条隆起的脉，萼齿5裂，花冠筒状、外面紫红色，内面黄色且有紫色斑纹，花冠上唇2裂片反折、下唇3裂片直伸。

【生境分布】生于荒地、山脚、墙边、路旁等处。分布于辽宁、河北、河南、山东、山西、陕西、甘肃、内蒙古、江苏、湖北等省区；全国各地均有栽培。

【药用部位】块根（地黄）、叶（地黄叶）、花蕾（地黄花）、种子（地黄实）。

【采收加工】地黄：秋季采挖，除去根茎非药用部位、须根及泥沙，鲜用或焙干，前者习称"鲜地黄"，后者习称"生地黄"。地黄叶：未见记载。地黄花：花未开时采摘，阴干或暴干。地黄实：果实成熟时采收，打下种子，阴干。

【性味归经】鲜地黄：甘、苦，寒；生地黄：甘，寒；归心、肝、肾经。地黄叶、地黄花、地黄实：未见记载。

【功能主治】鲜地黄：清热生津，凉血，止血；用于热病伤阴，舌绛烦渴，温毒发斑，吐血，衄血，咽喉肿痛。生地黄：清热凉血，养阴生津；用于热入营血，温毒发斑，吐血，衄血，热病伤阴，舌绛烦渴，津伤便秘，阴虚发热，骨蒸劳热，内热消渴。地黄叶：用于恶疮，手、足癣。地黄花：用于消渴，肾虚腰痛。地黄实：功效同地黄。

【药材标准】见书末中药材质量标准1、3、15、20、29、37、45、68、86、90、94、98、99。

【附　　注】地黄的块根肥厚而色黄，故名地黄；此名由来已久矣。

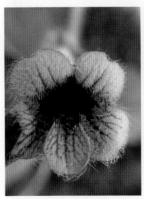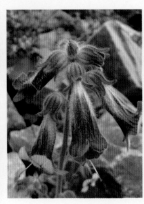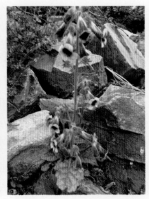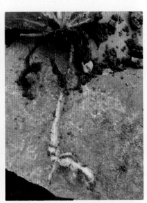

【基　　原】大戟科大戟属植物地锦 *Euphorbia humifusa* Willd.。

【别　　名】地锦草（《中药大辞典》），奶花草（《植物名实图考》），奶草、奶汁草、铺地锦、铺地红、红莲草（《福建民间草药》），斑鸠窝、三月黄花（《民间常用草药汇编》），地蓬草、铁线马齿苋、蜈蚣草（《江西民间草药》），奶疳草、红茎草（《浙江民间草药》），红斑鸠窝、地马桑、红沙草、凉帽草、小苍蝇翅草（《四川中药志》），红丝草、小红筋草（《杭州药用植物志》），仙桃草（《湖南药物志》），莲子草、软骨莲子草、九龙吐珠草（《闽东本草》），地瓣草（《贵州草药》），粪脚草、粪触脚、花被单（《上海常用中草药》），铺地草（《福建药物志》），被单草（《秦岭植物志》），星星草、斑雀草、多叶果（《东北本草植物志》），凤凰窝、九头狮子草（《陕西中草药》）。

【形态特征】一年生草本。茎：茎纤细，匍匐，近基部叉状分枝，被稀疏柔毛或无毛，带浅红色，秋后变为紫红色。叶：叶对生；叶片长圆形或长圆状倒卵形，长 4～12mm，宽 3～7mm，先端钝圆，基部偏狭不对称，近顶端和一侧边缘有细齿，两面无毛或疏生柔毛，绿色或淡红色，叶柄短；托叶小、细锥形。花：杯状聚伞花序单生于叶腋；总苞倒圆锥形，浅红色，顶端 4 裂，裂片长三角形；腺体 4，长圆形，有白色花瓣状附属物；子房具 3 条纵棱，花柱 3，2 裂。果：蒴果三棱状球形，光滑无毛。种子：种子卵形，黑褐色，外被白色蜡粉，长约 1.2mm，宽约 0.7mm。花期 6～9 月，果期 7～10 月。

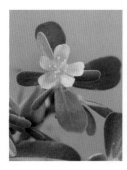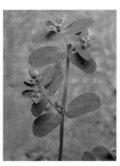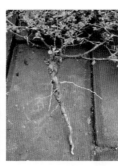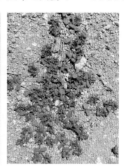

【鉴别要点】匍匐草本，茎带红色、叉状分枝，叶对生、基部不对称，花序腋生。

【生境分布】生于山坡、海滩、平原、荒地、路旁及田间等处。分布于全国各地。

【药用部位】全草（地锦草）。

【采收加工】夏、秋二季采收，除去杂质，晒干。

【性味归经】辛，平。归肝、大肠经。

【功能主治】清热解毒，凉血止血，利湿退黄；用于痢疾，泄泻，咯血，尿血，便血，崩漏，疮疖痈肿，湿热黄疸。

【药材标准】见书末中药材质量标准 1、3、8、15、29、45、56、64、68、73、74、78、79、83、86、94。

【附　　注】地锦草匍匐地面，茎带紫色，叶形如豆瓣，故名铺地锦、铺地红、地蓬草、铺地草、地瓣草、地锦草。其枝叶形态平展如垫状，故名斑鸠窝、红斑鸠窝、凤凰窝、凉帽草。其叶小花繁杂如星星点点，犹如被单图案，故名花被单、被单草、星星草。其茎具乳汁，故名奶花草、奶草、奶汁草、奶疳草。其形态如某些动物和植物，故名铁线马齿苋、蜈蚣草、小苍蝇翅草、斑雀草、红莲草、莲子草、软骨莲子草、三月黄花、九头狮子草、九龙吐珠草。其茎红色，故名红茎草、红丝草、小红筋草、红沙草。其常见于牲口粪堆旁边，故名粪脚草、粪触脚。其叶数多，故名多叶果。

◆附：斑地锦

　　大戟科植物斑地锦 *Euphorbia maculata* L.，斑地锦与地锦极相似，主要区别在于：斑地锦叶片上表面的中央有一紫斑，背面有柔毛；蒴果表面密生白色细柔毛；种子卵形，有棱角。斑地锦与地锦均为《中华人民共和国药典》（2015 年版）地锦草的正品基原。

地钱

【基　　原】地钱科地钱属孢子植物地钱 *Marchantia polymorpha* L.。

【别　　名】地浮萍、一团云（《贵州民间药物》），巴骨龙，脓痂草，米海苔，地梭罗，龙眼草。

【形态特征】叶状体较大，绿色阔带状，扁平，多回叉状分枝，长 5 ～ 10cm，宽 1 ～ 2cm，边缘呈波状。叶状体上面具六边形、整齐排列的气室分割，每室中央具一气孔，孔口烟囱状，孔边细胞四列，呈十字形排列。叶状体下面具紫红色的鳞片，以及平滑和带有花纹的假根。雌雄异株，长大后各生伞状的雌托和雄托；雌托伞状，边缘裂成细条，下面生许多雌器，器内各生一个卵；雄托上面着生雄器，内生有纤毛的精子；孢子体基部着生于雌托，一端长成蒴，内生孢子。叶状体近中肋处能发生杯状体，内生胚芽，无性生殖。

【鉴别要点】叶状体扁平、叉状分枝、上面具烟囱状气孔，雌雄异株，雌雄托有柄、雄托圆盘状、雌托边缘深裂呈伞状。

【生境分布】生于阴湿的山坡、墙下、岩石或沼泽的湿土上。分布于我国各省区。

【药用部位】全株（地梭罗）。

【采收加工】四季可采，洗净，鲜用或晒干。

【性味归经】凉，淡。

【功能主治】解毒，祛瘀，生肌；外用治烧烫伤，骨折，毒蛇咬伤，疮痈肿毒，臁疮。

【药材标准】未见各级药材标准收载。

【附　　注】地钱叶状体扁平，形态犹如浮萍、海苔和梭罗，故名地浮萍、米海苔、地梭罗。地钱祛瘀生肌，治脓痂，故名脓痂草。地钱铺地生长，层层叠叠，犹如一片云团，故名一团云。其叶状体气孔呈烟囱状，圆如眼睛，故名龙眼草、巴骨龙。地钱铺地生长，具有较好的保持水土的作用。

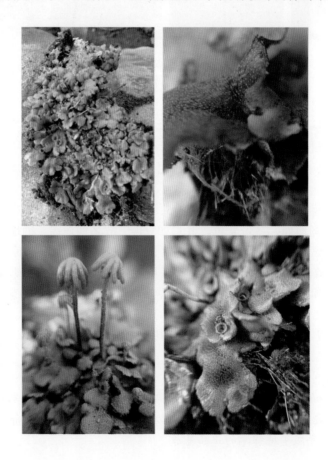

【基　　原】萝藦科鹅绒藤属植物地梢瓜 *Cynanchum thesioides* (Freyn) K. Schum.。

【别　　名】地梢花（《江苏南部种子植物手册》），砂奶奶、列骨瓢（《指示植物》），细叶白前（《中药大辞典》），女青（《河北植物志》），羊不奶棵、小丝瓜、浮瓢棵（《河南中草药手册》），老瓜瓢、沙奶奶、马奶奶（《内蒙古中草药》），沙奶草、细叶牛皮消、雀瓜、罗汉草（《沙漠地区药用植物》），地瓜瓢，驴奶头、羊角、奶瓜。

【形态特征】多年生半灌木，高 10 ～ 30cm。茎：地下茎横走；地上茎多自基部分枝，铺散或倾斜，密被白色细柔毛；分枝多，细圆柱状。叶：叶对生或近对生，长 3 ～ 5cm，宽 2 ～ 5mm，线形，先端尖，基部楔形，全缘，叶缘向背面反卷，两面被短柔毛，中脉在背面明显隆起，近无柄。花：聚伞花序顶生或腋生，总花梗短；花萼外面被短柔毛，5 深裂，裂片披针形，先端尖；花冠绿白色，5 深裂，裂片椭圆状披针形，先端钝或微凹，外面疏被短柔毛；副花冠杯状，5 深裂，裂片三角状披针形，渐尖，高过药隔的膜片；柱头扁平。果：蓇葖果单生，狭纺锤形，中部膨大，先端渐尖，被短硬毛，长 5 ～ 6cm，直径约 2cm。种子：种子卵圆形，扁平，暗褐色，长 8mm；顶端具白色绢质种毛，长 2cm。花期 5 ～ 8 月，果期 8 ～ 10 月。

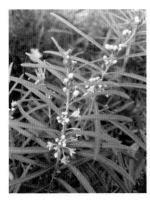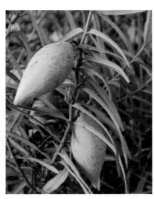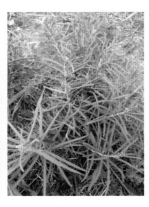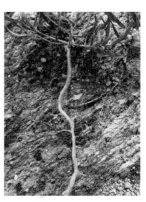

【鉴别要点】全株具乳汁，茎铺散、半木质，叶长条形，花绿白色，蓇葖果纺锤形。

【生境分布】生于山坡、沙丘、干旱山谷、荒地、田边等处。分布于华北、东北地区及陕西、甘肃、河北和新疆等地。

【药用部位】全草或果实（地梢瓜）。

【采收加工】夏、秋二季采收全草及果实，洗净，晒干。

【性味归经】甘，平。

【功能主治】清虚火，益气，生津，下乳；用于虚火上炎，咽喉肿痛，气阴不足，神疲健忘，虚烦口渴，头昏失眠，产后体虚，乳汁不足。

【药材标准】见书末中药材质量标准 35、83。

【附　　注】地梢瓜为萝藦科鹅绒藤属植物，全株富含白色乳汁，其又多生于干旱沙土土壤，故名砂奶奶、沙奶奶、沙奶草、羊不奶棵、马奶奶、罗汉草、驴奶头。其蓇葖果形态似瓜，成熟开裂后似水瓢，又似羊犄角和丝瓜，故名列骨瓢、浮瓢棵、老瓜瓢、地瓜瓢、雀瓜、小丝瓜、奶瓜、羊角。其叶的形态似白前和牛皮消，但叶细长，故名细叶白前、细叶牛皮消。

◆附：雀瓢

　　萝藦科鹅绒藤属植物雀瓢 *Cynanchum thesioides* (Freyn) K. Schum. var . *australe* (Maxim.) Tsiang et P.T. Li，也称"南地梢瓜"，是地梢瓜的变种。本变种与原种（地梢瓜）的区别是：茎柔弱，分枝较少，茎端通常伸长而缠绕；叶线形或线状长圆形；花较小、较多；花期 3 ～ 8 月。其全草或果实也可作为"地梢瓜"使用。

地榆

【基　　原】蔷薇科地榆属植物地榆 *Sanguisorba officinalis* L.。

【别　　名】白地榆、鼠尾地榆（《滇南本草》），西地榆（《四川中药志》），地芽、野升麻（《中国经济植物志》），马连鞍（《广西中草药》），水橄榄根、花椒地榆、线形地榆、水槟榔、山枣参、黄根子、蕨苗参（《云南中草药》），岩地芨、红地榆、血箭草（《湖南药物志》），黄瓜香（《中草药手册》），涩地榆（《贵州民间方药集》），山红枣根（《河北药材》），赤地榆、紫地榆（《中药志》），枣儿红（《贵阳民间药草》）。

【形态特征】多年生草本，高 50～150cm。茎：根茎粗壮，着生多数暗棕色肥厚的纺锤形根，有纵皱及横裂纹，横切面黄白或紫红色；地上茎直立，有棱，无毛或基部有稀疏腺毛，上部分枝。叶：基生叶为奇数羽状复叶，具长柄，小叶 9～13 片，具短柄，卵形或长圆状卵形，先端尖或钝圆，基部心形至浅心形，边缘有多数粗齿，上面绿色，下面浅绿色，无毛，小叶柄具小托叶，基生叶托叶抱茎，镰刀状，有齿；茎生叶较少，小叶片有短柄或近无柄，长圆形至长圆披针形，基部微心形或歪楔形，顶端急尖，长 1～7cm，宽 0.5～3cm。花：穗状花序数个疏生于茎顶，花小，密集成近球形或短圆柱形，长 1～4cm，花暗紫色、紫红色或红色，花序自顶端向下开放；花序梗光滑或偶有稀疏腺毛；每小花有 2 膜质苞片，披针形，顶端渐尖至尾尖；萼片 4 枚，紫红色，花瓣状；花瓣缺；雄蕊 4，花丝丝状，与萼片近等长；子房上位，柱头顶端扩大，盘形，边缘具流苏状乳头。果：瘦果暗棕色，包藏在宿存萼筒内，有 4 纵棱，呈狭翅状。种子：种子 1 枚。花果期 6～10 月。

【鉴别要点】根茎粗壮、表皮暗棕色、断面黄白或紫红色，茎直立且有棱，叶形似榆树叶，穗状花序疏生茎顶、花球形或圆柱形、花色紫或红。

【生境分布】生于山坡草地、灌木丛、草原或田边等处。分布于全国大部分地区。

【药用部位】根（地榆）、叶（地榆叶）。

【采收加工】地榆：春季将发芽时或秋季地上部分枯萎后采挖，除去须根，洗净，干燥，或趁鲜切片，干燥。地榆叶：6～8 月采收，鲜用或晒干。

【性味归经】地榆：苦、酸、涩，微寒；归肝、大肠经。地榆叶：苦，微寒；归胃经。

【功能主治】地榆：凉血止血，解毒敛疮；用于便血，痔血，血痢，崩漏，水火烫伤，痈肿疮毒。地榆叶：清热解毒；用于热病发热，疮疡肿毒。

【药材标准】见书末中药材质量标准 1、3、15、20、24、29、45、57、68、86、90、94、98、99。

【附　　注】地榆根茎味苦、酸、涩，故名涩地榆、花椒地榆。其花色或红或紫，故名赤地愉、紫地榆、红地榆。其花椭圆球形似红枣，故名山红枣根、枣儿红、山枣参。其凉血止血，功效犹如白及，故名岩地芨、血箭草。其根纺锤形，故名水橄榄根、水槟榔。其根茎颜色棕黄，故名黄根子。地榆有些品种的花色为白色，故名白地榆。地榆多产于我国西部地区，故名西地榆。

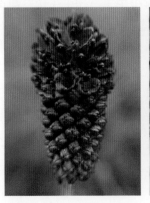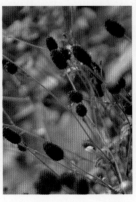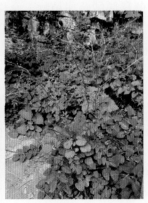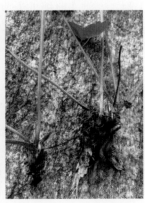

【基　　原】报春花科点地梅属植物点地梅 *Androsace umbellate* (Lour.) Merr.。

【别　　名】佛顶珠、白花草、清明花（贵州），天星花（云南），喉咙草、白花珍珠草、天星草（《全国中草药汇编》），噶蒂慕布（藏名），铜钱草（《西藏常用中草药》），五岳朝天，小虎耳草，五朵云，喉癣草，喉蛾草，五角星草，顶珠草。

【形态特征】一年生或两年生草本，全株被柔毛。根：主根细圆柱状，黄白色，具长支根。叶：叶全部基生，叶片近圆形或卵圆形，长宽各 5 ～ 15mm，先端钝圆，基部微凹或呈不明显的截形，边缘具多数三角状钝齿，叶柄长 1 ～ 4cm。花：花葶通常数条自叶基部抽出，高 4 ～ 15cm；伞形花序，有花 4 ～ 15朵；苞片卵形至披针形，长 2 ～ 7mm，先端渐尖；花梗纤细，近等长，长 1 ～ 3.5cm，果期伸长可达6cm；花萼杯状，长 2 ～ 4mm，5 深裂几达基部，裂片菱状卵圆形，锐尖，具 3 ～ 6 纵脉，果期增大，呈星状展开；花冠白色，直径 4 ～ 8mm，5 深裂，裂片倒卵状长圆形，长 2.5 ～ 3mm，宽 1.5 ～ 2mm；筒部长约 2mm，短于花萼；花冠喉部黄色。果：蒴果近扁球形，直径 2.5 ～ 4mm，成熟后 5 瓣裂，白色膜质。种子：种子小，多数，棕褐色，长圆状多面体形，径约 0.3mm，种皮有网纹。花期 3 ～ 5 月，果期5 ～ 6 月。

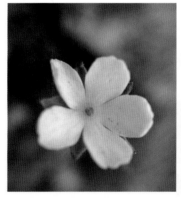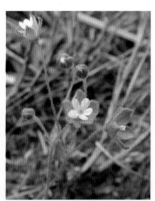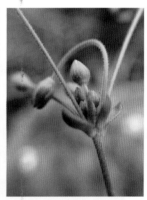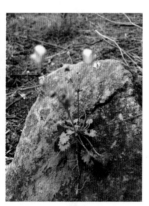

【鉴别要点】叶基生、卵圆形、具长柄，花葶数条、伞形花序、花梗细长，花冠白色、5 深裂、喉部黄色。

【生境分布】生于山野、草地、路旁、河谷滩地、林缘和疏林下。分布于东北、华北、华中和秦岭以南各省区。

【药用部位】全草（点地梅、喉咙草）。

【采收加工】清明前后采收全草，晒干。

【性味归经】苦、辛，微寒。归肺、肝、脾经。

【功能主治】清热解毒，消肿止痛；用于咽喉肿痛，口疮，牙痛，头痛，赤眼，风湿痹痛，哮喘，淋浊，疔疮肿毒，烫火伤，蛇咬伤，跌打损伤。

【药材标准】见书末中药材质量标准 52。

【附　　注】点地梅可治疗咽喉肿痛，故名喉咙草、喉癣草、喉蛾草。点地梅的蒴果球形，且生于花梗顶部，故名佛顶珠、顶珠草。其花冠白色、其形态小巧，故名白花草、白花珍珠草。其花开于清明前后，故名清明花。其花萼 5 瓣在果期展开，呈五角星状，故名天星花、天星草、五角星草、五岳朝天、五朵云。其叶的形态类似于铜钱草和虎耳草，故名铜钱草、小虎耳草。另外，报春花科点地梅属植物石莲叶点地梅 *Androsace integra* (Maxim.) Hand.Mazz. 的干燥花入药使用，药材名称也为"点地梅"；药材名称虽同为"点地梅"，但植物品种和入药部位不同，应注意区分。

豆瓣菜

【基　　　原】十字花科豆瓣菜属水生植物豆瓣菜 *Nasturtium officinale* R. Br.。

【别　　　名】水芥菜，水薄菜，水田芥，无心菜，西洋菜，水排菜，水生菜。

【形态特征】多年生水生草本，高 20 ～ 40cm，全株光滑无毛。茎：茎匍匐或浮水生，多分枝，节上生不定根。叶：奇数羽状复叶；小叶片 3 ～ 9 枚，宽卵形、长圆形或近圆形；顶生叶较大，长 2 ～ 3cm，宽 1.5 ～ 2.5cm，先端钝或微凹，近全缘或呈波状浅裂，基部截平，小叶柄细而扁；侧生小叶与顶生叶形态相似，基部不对称，叶柄基部成耳状，略抱茎。花：总状花序顶生，花多数；萼片 4，边缘膜质，基部略成囊状；花瓣白色，倒卵形或宽匙形，具脉纹，长 3 ～ 4mm，先端圆，基部渐狭成细爪；雄蕊 6，4 长 2 短，长雄蕊长约 3.5mm，短雄蕊长约 3mm；雌蕊 1，子房近圆柱形，长 4 ～ 4.5mm。果：长角果扁圆柱形，长 1.5 ～ 2cm，果梗在果轴上开展或向上微弯。种子：每室 2 行种子，种子扁圆形或近椭圆形，红褐色，表面具稀疏而大的凹陷网纹。花期 4 ～ 5 月，果期 5 ～ 7 月。

【鉴别要点】须根，奇数羽状复叶、小叶卵圆形，花白色，长角果、果梗略弯曲，全株鲜嫩多汁。

【生境分布】生于水中、水沟边、山涧河边、沼泽地或水田中。分布于黑龙江、河北、山西、陕西、山东、江苏、安徽、河南、广东、广西、四川、贵州、云南和西藏等地；亦有栽培。

【药用部位】全草（西洋菜干）。

【采收加工】春、冬二季采收，晒干。

【性味归经】甘、淡，凉。归肺经。

【功能主治】清肺，凉血，利尿，解毒；用于肺热燥咳，坏血病，泌尿系炎症，疗毒肿痛，皮肤瘙痒。

【药材标准】未见各级药材标准收载。

【附　　　注】豆瓣菜原产欧洲，后传入我国，故名西洋菜。豆瓣菜为十字花科植物，其形态与同科植物芥菜、薄菜、田芥等形似，且为水生植物；在广东及广西部分地区，又常栽培作为蔬菜食用；故名水芥菜、水薄菜、水田芥、无心菜、水排菜、水生菜。

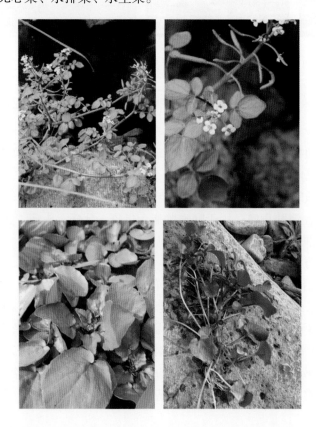

【基　　原】豆科决明属植物豆茶决明 *Cassia nomame* (Sieb.) Honda.。

【别　　名】山扁豆（《河北植物志》）。

【形态特征】一年生草本。茎：直立或铺散，高 10～60cm，稍有柔毛，分枝或不分枝。叶：偶数羽状复叶，近对生，叶长 4～8cm；小叶 16～56，条状披针形，长 5～10mm，宽 1.5～2mm，先端圆或急尖，具短尖，基部圆形，偏斜，边缘近于平行，两面光滑。花：花生于叶腋，有柄，单生，或 2 朵至数朵组成短的总状花序；萼片 5，分离，外面疏被柔毛；花冠黄色，花瓣 5；雄蕊 4 枚，有时 5 枚；子房密被短柔毛。果：荚果条形，扁平，有毛，长 3～8cm，宽约 5mm，果实成熟时开裂，有种子 6～12 粒。种子：种子扁，近菱形，光滑，深褐色。花期 7～8 月，果期 8～9 月。

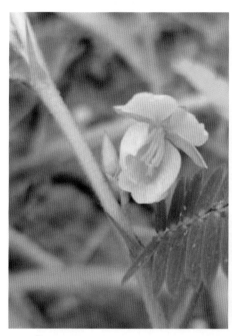
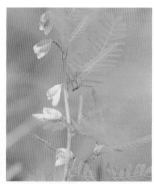
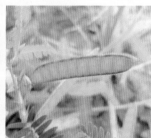
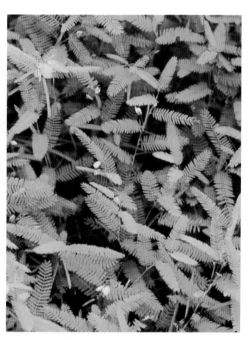

【鉴别要点】偶数羽状复叶、小叶 16～56，花黄色、花瓣 5，荚果条形且扁平，种子扁、近菱形、光滑、深褐色。

【生境分布】生于山坡、林缘草地、路边等处。分布于东北、河北、山东、浙江、江西、四川、贵州等地。

【药用部位】带果地上部分（豆茶决明）、叶（豆茶决明叶）、全草（水皂角）。

【采收加工】豆茶决明：7～9 月采收，晒干。豆茶决明叶：春、夏二季采收，晒干。水皂角：夏季采收，晒干。

【性味归经】豆茶决明：甘、微苦，无毒。豆茶决明叶：未见记载。水皂角：甘、微苦，平。

【功能主治】豆茶决明：健脾利湿，止咳化痰；用于慢性肾炎，咳嗽痰多，慢性便秘。豆茶决明叶：叶可代茶饮。水皂角：清肝明目，和脾利水；用于目花，夜盲，偏头痛，水肿，脚气，黄疸。

【药材标准】未见各级药材标准收载。

【附　　注】本植物的叶可代茶饮，故名豆茶决明。其荚果条形、扁平、有毛，形似扁豆，故名山扁豆。按《中华人民共和国药典》（2015 年版），中药材"决明子"为豆科植物决明 *Cassia obtusifolia* L. 或小决明 *Cassia tora* L. 的干燥成熟种子，豆茶决明的种子并不作为"决明子"使用。

独行菜

【基　　原】十字花科独行菜属植物独行菜 *Lepidium apetalum* Willd.。

【别　　名】腺茎独行菜，辣辣根，羊辣罐，拉拉罐，白花草。

【形态特征】一年或两年生草本。茎：茎直立，上部多分枝，有多数微小的头状腺毛或无毛；高 10～30cm。叶：叶互生；基生叶窄匙形，边缘羽状浅裂或深裂，长 3～5cm，宽 1～1.5cm，叶柄长 1～2cm；茎生叶线形，长 1.5～3.5cm，宽 1～4mm，全缘或前端有疏齿；全部叶基部均有耳，上面疏生微小短毛，下面无毛。花：总状花序顶生，花序果期延长，花小，直径约 1mm；花萼 4，椭圆形，长 0.8mm；花瓣无或退化成丝状，比萼片短；雄蕊 2 或 4，蜜腺 4，短小，三角状广椭圆形；子房扁圆形，2 室，柱头头状。果：短角果卵状椭圆形，扁平，长 2～3mm，顶端微凹，上部有不明显的短翅；果柄长约 3mm，弧形弯曲。种子：种子倒卵状椭圆形，长约 1mm，淡红棕色。花期 5～6 月，果期 6～7 月。

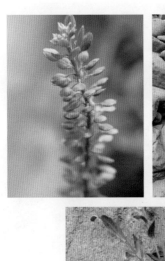
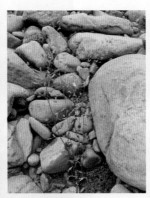
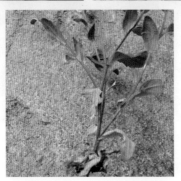
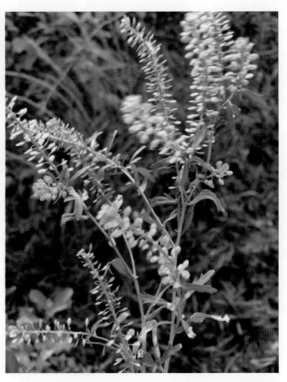

【鉴别要点】花瓣无或退化、比萼片短、雄蕊 2 或 4，短角果卵圆形、扁平、顶端微凹、上部有翅。

【生境分布】生于田野、荒地、路旁等处。分布于东北地区及河北、内蒙古、山东、山西、甘肃、青海、云南、四川等地。

【药用部位】种子（北葶苈子）。

【采收加工】夏季果实成熟时采割植株，晒干，搓出种子，除去杂质。

【性味归经】辛、苦，大寒。归肺、膀胱经。

【功能主治】泻肺平喘，行水消肿；用于痰涎壅肺，喘咳痰多，胸胁胀满，不得平卧，胸腹水肿，小便不利。

【药材标准】见书末中药材质量标准 1、3、15、29、45、68、83、86、90、94、99。

【附　　注】据《全国中草药汇编》，中药材"葶苈"为十字花科植物葶苈 *Draba nemorosa* L. 的干燥成熟种子；按《中华人民共和国药典》（2015 年版），中药材"葶苈子"为十字花科植物播娘蒿 *Descurainia Sophia* (L.)Webb. ex Prantl. 或独行菜 *Lepidium apetalum* Willd. 的干燥成熟种子；中药材"葶苈"和"葶苈子"为不同品种的药材，要引起注意。

【基　　原】石竹科鹅肠菜属植物鹅肠菜 *Myosoton aquaticum* (L.) Moench.。

【别　　名】牛繁缕(《中国植物图鉴》)，鹅肠草、石灰菜（甘肃），大鹅儿肠（陕西），鹅儿肠（湖北）。

【形态特征】两年或多年生草本，高 25～50cm。根：须根。茎：茎二叉状分枝；下部无毛，伏卧；上部直立，被腺毛。叶：叶对生，卵形或长圆状卵形，长 2.5～5.5cm，宽 1～3cm，先端急尖，基部稍心形，全缘，有时边缘具毛；下部叶有短柄，长 5～20mm，具狭翅，两侧疏生睫毛；中上部叶无柄。花：二歧聚伞花序顶生；花梗长 1～2cm，花后伸长并下弯，密被腺毛或一侧毛较密；苞片小，叶状，边缘具腺毛；萼片 5，离生，卵状披针形或长卵形，长 4～5mm，先端钝，边缘狭膜质，背部被腺毛，脉不明显；花瓣 5，白色，短于萼片，先端 2 深裂几达基部，裂片长圆形；雄蕊 10，稍短于花瓣；子房长圆形，花柱短线形，先端弯曲。果：蒴果卵圆形，稍长于宿存萼，先端 5 瓣裂，每瓣顶端再 2 裂，具多数种子。种子：种子肾圆形，暗棕色，具刺状凸起。花期 5～8 月，果期 6～9 月。

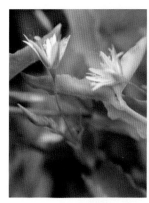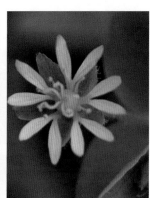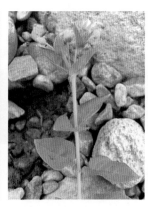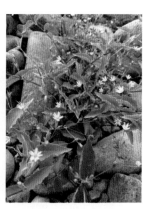

【鉴别要点】茎二叉分枝、被腺毛，叶对生，二歧聚伞花序、5 萼片分离、花瓣短于萼片、花瓣先端 2 深裂几达基部，蒴果卵圆形、稍长于宿存萼、先端 5 瓣裂、每瓣顶端再 2 裂，肾圆形种子具刺突。

【生境分布】生于荒地、路旁、湿地、灌木丛林缘及水沟旁。分布于全国各地。

【药用部位】全草（鹅肠菜）。

【采收加工】春、冬二季采收，晒干。

【性味归经】咸，寒。归肝、肺经。

【功能主治】清热通淋，凉血活血，消肿止痛，消积通乳；用于小儿疳积，牙痛，痢疾，痔疮肿痛，小便不利，尿路感染，急、慢性阑尾炎，乳腺炎，乳汁不通等症。

【药材标准】未见各级药材标准收载。

【附　　注】名称为"鹅肠草"和"鹅肠菜"的中药材是否为同种药材，以及两者的基原是否为同种植物，存在争议和混乱，多种资料记载不一致；《全国中草药汇编》《中药大辞典》和《中华本草》记载"鹅肠草"即"鹅肠菜"，来源于石竹科牛繁缕属植物牛繁缕 *Malachium aquaticum* (L.) Fries，但其记载的牛繁缕拉丁名称即为鹅肠菜 *Malachium aquaticum* (L.) Fries；从植物分类学角度分析，"牛繁缕"和"鹅肠菜"为同科不同属的两种植物。另有记载，中药材"鹅肠菜"为萱藻科植物鹅肠菜 *Endarachne binghamiae* J.Ag. 的藻体，多生于我国东南沿海；另有，《滇南本草》记载石竹科繁缕属植物繁缕 *Stellaria media* (L.) Cyr. 的全草作为"鹅肠菜"使用等。以上问题，有待进一步探讨。

鹅绒藤

【基　　原】萝藦科鹅绒藤属植物鹅绒藤 *Cynanchum chinense* R. Br.。

【别　　名】牛皮消（《中药大辞典》），软毛牛皮消、老牛肿（《中华本草》），羊奶角角。

【形态特征】多年生草本，全株被短柔毛。根：主根圆柱形，长约20cm，直径约5mm，干后灰黄色。茎：茎缠绕，多分枝。叶：叶对生，宽三角状心形，长4～9cm，宽4～7cm，顶端锐尖或渐尖，基部心形；叶面深绿色，叶背苍白色，两面均被短柔毛，脉上较密；侧脉约10对，在叶背略为隆起；叶柄长2～5cm。花：伞形聚伞花序腋生，二歧，总花梗长3～5cm，具多花；花萼5深裂，裂片披针形，外面被柔毛；花冠白色，辐状，5深裂，裂片长圆状披针形；副花冠二型，杯状，上端裂成10个丝状体，分为两轮，外轮约与花冠裂片等长，内轮略短；花粉块每室1个，下垂；花柱头略为凸起，顶端2裂，近五角形。果：蓇葖果双生或仅有1个发育，细圆锥形，两端渐尖，长约11cm，直径约5mm。种子：种子长圆形，种毛白色绢质。花期6～8月，果期8～10月。

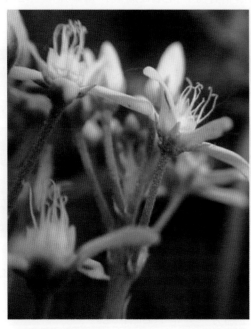
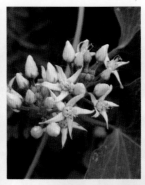
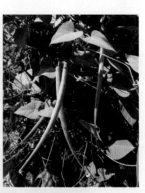
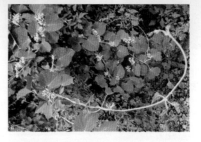

【鉴别要点】全株具白色乳汁，茎缠绕，叶宽心形、上面深绿色、下面苍白色，花梗有毛、副花冠膜质、二轮异型、顶端有细长丝状体，蓇葖果细圆锥形。

【生境分布】生于山坡、路旁、河畔、田埂边。分布于辽宁、内蒙古、河北、山西、陕西、宁夏、甘肃、河南及华东等地。

【药用部位】地上部分（活络草）、根（鹅绒藤根）、乳汁（藤茎浆）。

【采收加工】活络草：秋季采收全草，除去杂质，洗净泥土，晒干。鹅绒藤根：秋季采挖，除去残茎，洗净泥土，晒干。藤茎浆：夏、秋间随采乳汁随用。

【性味归经】活络草：苦，凉。鹅绒藤根：苦，寒。藤茎浆：甘，凉；归肝经。

【功能主治】活络草：活络，止泻。鹅绒藤根：祛风解毒，健胃止痛；用于小儿食积。藤茎浆：化瘀解毒；用于寻常疣赘，用茎内乳汁涂抹数次，疣赘层层自行脱落。

【药材标准】见书末中药材质量标准61。

【附　　注】鹅绒藤全株被短柔毛，手感毛茸茸的，犹如鹅绒；其茎缠绕；故名鹅绒藤。其全株富含白色浆汁，蓇葖果细长如角，故名羊奶角角。其藤茎浆能治寻常疣赘，可使厚硬如牛皮的疣赘肿块消退，或因为与同科植物牛皮消 *Cynanchum auriculatum* Royle ex Wight. 形态类似，故名牛皮消、软毛牛皮消、老牛肿。

【基　　原】石竹科繁缕属植物繁缕 *Stellaria media* (L.) Cyr.。

【别　　名】鹅肠菜（《滇南本草》），五爪龙（《湖南药物志》），狗蚤菜（《广西药用植物目录》），鹅馄饨（苏州医学院《中草药手册》）。

【形态特征】一年或两年生草本，高 10～30cm。茎：纤细，基部平卧或匍匐，节上生出多数直立茎，茎上部上升，茎圆柱形，肉质多汁而脆，中空，茎表面一侧被 1～2 列短柔毛，常带淡紫红色。叶：叶片宽卵形或卵形，长 1.5～2.5cm，宽 1～1.5cm，顶端短尖或急尖，基部近截形或近心形，全缘或呈波状；基生叶具长柄，上部叶常无柄或具短柄。花：花单生于枝腋，或成疏聚伞花序顶生，花梗细长，具 1 列短毛，花后伸长，下垂，长 7～14mm；萼片 5，卵状披针形，长约 4mm，边缘宽膜质，外面被短腺毛；花瓣白色，长椭圆形，比萼片短，2 深裂达基部；雄蕊 10，花药紫红色，后变为蓝色；花柱 3～4，子房卵形。果：蒴果卵形，顶端 6 裂，种子多数。种子：种子卵圆形至近圆形，稍扁，黑褐色，直径 1～1.2mm，表面具疣状小凸点。花期 6～8 月，果期 8～9 月。

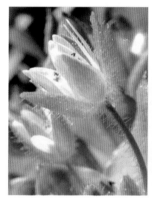 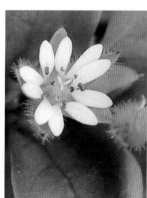 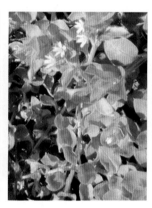 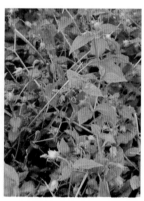

【鉴别要点】茎基部匍匐、上部直立、肉质多汁而脆、中空，花梗细长，花瓣白色、2 深裂达基部、花药紫红色后变为蓝色，小蒴果、扁且具疣状小凸点。

【生境分布】生于田间、路边、溪旁、草地。分布于全国各地。

【药用部位】全草（繁缕）。

【采收加工】花开时采收，晒干。

【性味归经】微苦、甘、酸，凉。归肝、大肠经。

【功能主治】清热解毒，凉血消痈，活血止痛，下乳。用于肠痈，痢疾，肺痈，乳痈，疔疮肿毒，痔疮肿痛，跌打伤痛，产后瘀滞腹痛，乳汁不下。

【药材标准】见书末中药材质量标准 77。

【附　　注】繁缕矮小，茎纤细；但繁缕生命力较强，生命力极为旺盛；种子较多，易于繁衍；故名繁缕。繁缕花瓣 5，萼片 5，基部匍匐生长，故名五爪龙。概因其种子小扁，黑褐色，与跳蚤形态类似，故名狗蚤菜。繁缕为鹅、鸭、鸡等家禽所爱采食，故名鹅肠菜、鹅馄饨。

◆附：叉歧繁缕

　　石竹科繁缕属多年生草本植物叉歧繁缕 *Stellaria dichotoma* L.，又名歧枝繁缕、双歧繁缕、叉繁缕。与繁缕的区别是：茎具有多次二歧分枝，枝多。

反枝苋

【基　　原】苋科苋属植物反枝苋 Amaranthus retroflexus. L.。

【别　　名】野苋菜，苋菜，西风谷（《内蒙古中草药》），红苋菜（《贵州草药》）。

【形态特征】一年生草本，高 20～100cm。茎：茎粗壮，直立，单一或分枝，淡绿色，有时带紫色条纹，稍具钝棱，密生短柔毛。叶：叶柄长 1.5～5.5cm，有柔毛；叶片菱状卵形或椭圆状卵形，长 5～12cm，宽 2～5cm，先端尖或微凹，具小芒尖，叶基部楔形，全缘或略成波状，两面和边缘有柔毛，下面叶脉隆起。花：花单性，雌雄同株，集成多毛刺的花簇，再集成稠密的绿色圆锥花序，顶生和腋生，直立，直径 2～4cm，顶生花序较侧生者长；苞片披针状锥形，具针芒，远长于花被片，边缘无色透明，背部具绿色隆起的中肋；花被片 5，白色，具一淡绿色中脉，顶端具凸尖；柱头 3，具长刺锥状，内侧具微细的小锯齿状毛。果：胞果倒卵状扁球形，个小，淡绿色，包裹在宿存花被片内，盖环状开裂。种子：种子倒卵圆形，成熟时黑色或黑褐色。花期 7～8 月，果期 8～9 月。

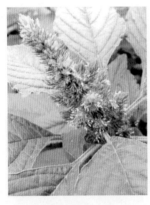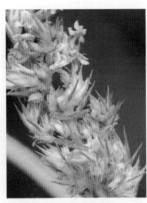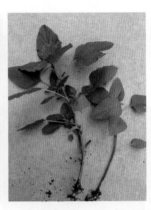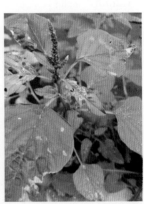

【鉴别要点】茎叶具短毛，圆锥花序稠密、花被片 5，倒卵圆形种子黑色。

【生境分布】生于旷野、田间、道旁或村舍附近。分布于东北、华北、西北地区及山东、台湾、河南等地。

【药用部位】全草或根（野苋菜）、种子（野苋子）。

【采收加工】野苋菜：春、夏、秋三季采收，洗净，鲜用或晒干。野苋子：9～10 月采收果穗，搓下种子，晒干。

【性味归经】野苋菜：甘，微寒；归大肠、小肠经。野苋子：甘，微寒；归肝、膀胱经。

【功能主治】野苋菜：清热解毒，利尿；用于痢疾，腹泻，疔疮肿毒，毒蛇咬伤，蜂螫伤，小便不利，水肿。野苋子：清肝明目，利尿；用于肝热目赤，翳障，小便不利。

【药材标准】未见各级药材标准收载。

【附　　注】反枝苋含有丰富的铁、钙、胡萝卜素、维生素 C 和多种氨基酸，反枝苋的嫩茎叶在民间常作为野菜食用，也可做家畜饲料。反枝苋在 19 世纪中叶发现于河北和山东，属于田间杂草。有文献报道苋属植物在不同的生长时期和环境条件下，都具有积累硝酸盐的能力；反枝苋积累的硝酸盐量足以将家畜致死，其茎和枝是贮存硝酸盐的主要组织；随着反枝苋的生长，硝酸盐的吸收率不断增加，在开花前达到最大，叶子中硝酸盐的含量可达 30%；因此，作为野菜食用的安全性有待进一步研究。在有些地区，有将反枝苋的种子作"青箱子"入药；"青箱子"是苋科青葙属植物青葙 Celosia argentea L. 的干燥种子，反枝苋的种子是"青箱子"的伪品。

【基　　原】伞形科防风属植物防风 *Saposhnikovia divaricata* (Turcz.) Schischk.。

【别　　名】风肉（《药材资料汇编》），北防风、关防风（东北），哲里根呢（内蒙古）。

【形态特征】多年生草本，高 30～100cm，全株无毛。根：根粗壮，长圆柱形，外皮灰棕色，根茎处有纤维状叶残基及明显的环纹。茎：直立，单生，自基部二叉分枝，斜上升，与主茎近于等长，有细棱。叶：基生叶丛生，有长柄，叶柄基部成叶鞘；叶片轮廓披针形或卵状披针形，2～3 回羽状深裂，长10～20cm，宽 3～6cm；末回裂片狭楔形，长 1.5～3cm，宽 2～6mm，先端常具 2～3 缺刻状齿，齿端尖锐，两面均呈淡灰蓝绿色，稍厚，无毛；茎生叶与基生叶相似，但较小，极简化，具扩展叶鞘。花：复伞形花序，生于茎和分枝顶端，花序梗长 2～5cm，伞辐 5～10，无毛，无总苞片；小伞形花序有花4～10 朵，小总苞片 4～6，线形或披针形；萼齿短三角形；花瓣倒卵形，白色，长约 1.5mm，无毛，先端微凹，具内折小舌片。果：双悬果狭圆形或椭圆形，长 4～5mm，宽 2～3mm，幼时有疣状凸起，成熟时渐平滑；每棱槽内通常有油管 1，合生面油管 2；胚乳腹面平坦。花期 7～9 月，果期 8～10 月。

【鉴别要点】根粗壮、根茎处有纤维状叶残基及明显的环纹，茎自基部二叉分枝、有细棱，基生叶有长柄、具叶鞘、2～3 羽状深裂，复伞形花序，双悬果。

【生境分布】生于草原、丘陵和多石砾山坡上。分布于华北、东北地区及山东、陕西、甘肃、宁夏等地。

【药用部位】根（防风）、叶（防风叶）、花（防风花）。

【采收加工】防风：春、秋二季采挖未抽花茎植株的根，除去须根和泥沙，晒干。防风叶：夏季采收，晒干。防风花：8～9 月花开时采收，阴干。

【性味归经】防风：辛、甘，微温；归膀胱、肝、脾经。防风叶：未见记载。防风花：辛，微温；归脾、胃、肝经。

【功能主治】防风：祛风解表，胜湿止痛，止痉；用于感冒头痛，风湿痹痛，风疹瘙痒，破伤风。防风叶：用于中风发热、汗出。防风花：理气通络止痛；用于脘腹痛，四肢拘挛，骨节疼痛。

【药材标准】见书末中药材质量标准 1、3、15、20、29、45、68、90、94。

【附　　注】防风可祛风解表，祛除外感风邪；亦可以平息内风，解痉。防风既祛外风，又息内风，古人谓："诸风通用，故有防风之名。"

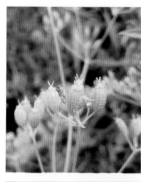
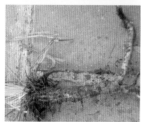
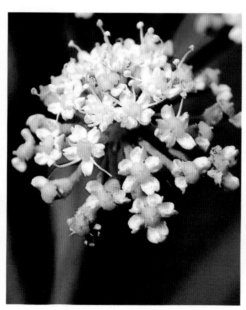
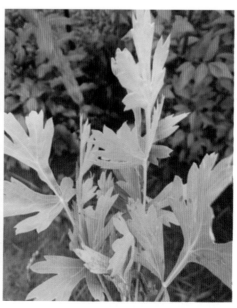

飞廉

【基　　原】菊科飞廉属植物飞廉 *Carduus crispus* L.。

【别　　名】老牛错（《黑龙江中药》），红花草、刺打草、雷公菜（《湖南药物志》），飞帘（苏医《中草药手册》），红马刺（《曲靖中草药手册》），刺盖（《全国中草药汇编》），飞廉蒿、刺萝卜、大蓟、老牛锉（《中华本草》），大力王、枫头棵。

【形态特征】两年或多年生草本，高 30～100cm。根：主根长圆锥形，肥厚。茎：茎单生或少数茎成簇生，常多分枝；茎枝有条棱，茎上有数行纵列的绿色翅，翅上具齿刺，疏被蛛丝毛和长节毛；茎上部或头状花序下部常呈灰白色，密被蛛丝状毛。叶：叶互生；中下部叶轮廓为椭圆状披针形，羽状深裂，边缘具缺刻状齿，齿端及叶缘具不等长的细刺；叶上面绿色，疏被柔毛，下面浅绿色，被皱缩长柔毛；向上茎叶渐小，羽状深裂或浅裂，顶端及边缘具同样针刺，但通常稍短；全部茎叶两面沿脉被多细胞长节毛，基部无柄，两侧沿茎下延成茎翼，但基茎叶的基部渐狭成短柄；茎翼连续，边缘有大小不等的三角形刺齿，齿顶和齿缘具针刺，头状花序下部的茎翼常呈针刺状。花：头状花序常单生于茎顶或长分枝的顶端，直径 1.5～2.5cm；总苞钟状，总苞片多层，覆瓦状排列，总苞不等长，由外向内层渐长，最外层长三角形，中层线状披针形，内层线形；管状花紫红色，偶白色，长约 1.5cm，狭管部与檐部近等长；花冠裂片线形。果：瘦果长椭圆形，褐色，顶端平截，基部狭，稍扁；冠毛白色，多层，刚毛锯齿状，向顶端渐细，基部联合成环。花果期 6～10 月。

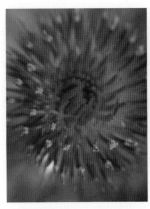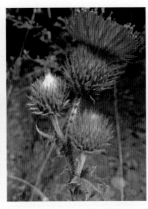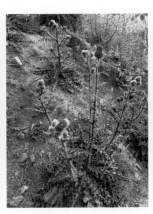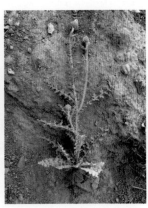

【鉴别要点】茎枝具纵棱、具数行连续翼翅、翼上具针刺，叶羽状深裂，边缘具齿，齿端及叶缘具细刺；头状花序、总苞具刺尖、小花全为管状。

【生境分布】生于荒野、田边、道旁、林缘及草地。分布于全国各地。

【药用部位】全草或根（飞廉）。

【采收加工】夏、秋二季花盛开时采收地上部分；春、秋二季挖根，鲜用或晒干。

【性味归经】苦，凉。归肝经。

【功能主治】清热，利湿，凉血，散瘀；用于感冒咳嗽，淋证，白浊，白带，风湿痹痛，尿血，吐血，月经过多，跌打损伤，疔疮肿毒，痔疮。

【药材标准】见书末中药材质量标准 47、52、62。

【附　　注】在古代，飞廉，一指神禽，二指风神，三指纣王名臣飞廉。也许因为飞廉 *Carduus crispus* L. 茎上有翼翅而若随风飞翔，全株具刺尖而致万物不敢侵犯，其功效显著犹如纣王之名臣，故以"飞廉"命名。飞廉全株具刺尖，其头状花序为紫红色，故别名中多带有"刺""红"字，如刺打草、红马刺、刺盖、刺萝卜、红花草。老牛错、老牛锉，概因老牛不敢以其为食也。飞帘为飞廉谐音。飞廉形态似大蓟，故名大蓟。

【基　　原】景天科景天属植物费菜 Sedum aizoon L.。

【别　　名】养心草、倒山黑豆（《福建民间草药》），马三七、白三七、胡椒七（《湖南药物志》），七叶草（《闽东本草》），回生草（《福建中草药》），血草（福建晋江《中草药手册》），土三七，四季还阳，景天三七，长生景天，金不换，田三七。

【形态特征】多年生草本。茎：根茎短；地上茎高 20 ～ 50cm，常 3 ～ 5 条簇生，直立，圆柱形，无毛，不分枝或仅上部分枝。叶：叶互生，狭披针形、椭圆状披针形至卵状倒披针形，长 3.5 ～ 8cm，宽 1.2 ～ 2cm，先端钝，基部楔形，全缘或叶缘前端有不整齐的锯齿，几无柄；叶片厚，近肉质。花：聚伞花序顶生，疏散，多花，水平分枝，平展，下托以苞叶；萼片 5，线形，肉质，不等长，长 3 ～ 5mm，先端钝；花瓣 5，黄色，长圆形至椭圆状披针形，长 6 ～ 10mm，有短尖；雄蕊 10，几与花瓣等长；雌蕊 5，离生，较雄蕊稍长。果：蓇葖果星芒状排列，长约 7mm，带红色或棕色。种子：种子倒卵形，长约 1mm，褐色。花期 6 ～ 7 月，果期 8 ～ 9 月。

【鉴别要点】叶厚且近肉质，聚伞花序、小花多且疏松、花黄色、雄蕊 10、雌蕊 5，蓇葖果呈星芒状排列。

【生境分布】生于山地岩石上或沟坡。分布于我国中北部地区。

【药用部位】全草或根（费菜）。

【采收加工】夏、秋二季采收，鲜用或晒干。

【性味归经】酸，平。归心、肝、脾经。

【功能主治】活血，止血，宁心，利湿，消肿，解毒；用于跌打损伤，咯血，吐血，便血，心悸，痈肿。

【药材标准】见书末中药材质量标准 10、13、26、48、52、76、79、94。

【附　　注】费菜的嫩茎叶可以食用，凉拌、素炒或荤炒均可，往往味道极佳，可使食欲大增，食量明显增大，也许因为此种原因，故名费菜。费菜归心经，功可宁心，可用于癫证或心悸，故名养心草、回生草。其功效既可活血，又可止血，其效似三七，故名血草、马三七、白三七、土三七、田三七；其又属景天科，生命力强不易枯亡，故名景天三七、长生景天。费菜的生命力极强，即使采挖出来多天，依旧可以种植成活，故名四季还阳。费菜的种子倒卵形，犹如倒过来的山黑豆，故名倒山黑豆。

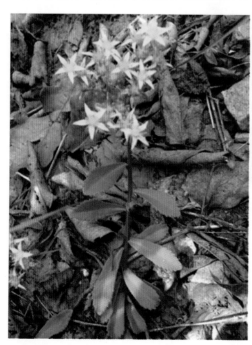
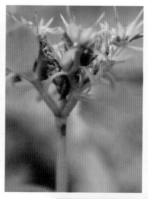
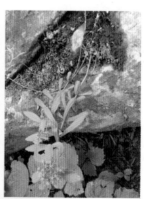
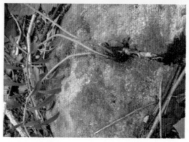

风花菜

【基　　原】十字花科蒡菜属植物风花菜 *Rorippa globosa* (Turcz.) Hayek。

【别　　名】蒡菜（《黑龙江省主要野生药用植物的鉴别及中草药新制剂》），叶香（藏名），球果蒡菜，圆果蒡菜，银条菜，塘葛菜。

【形态特征】一年或多年生草本，高 15 ～ 90cm，植株被白色硬毛或近无毛。根：主根细长圆柱形，多支根。茎：茎单一，直立，粗壮，基部半木质化，下部被白色长毛，上部近无毛；茎稍斜上，分枝或不分枝。叶：基生叶簇生，长达 12cm，卵形，羽状深裂，顶生裂片较大，侧生裂片较小，边缘有钝齿；茎生叶互生，不分裂，披针形，叶片长圆形至倒卵状披针形，长 5 ～ 15cm，宽 1 ～ 2.5cm，基部渐狭，下延成短耳状半抱茎，边缘具不整齐粗齿，两面疏被毛；茎下部叶具柄，上部叶无柄。花：总状花序多数，顶生或腋生，呈圆锥花序排列，果期伸长；花小，"十"字形，黄色，具细梗；萼片 4，长卵形；花瓣 4，倒卵形，与萼片等长成稍短，基部渐狭成短爪；雄蕊 6，4 强或近于等长，雌蕊 1。果：短角果，长椭圆形或近球形，长 4 ～ 6mm，宽约 2mm，稍弯曲；果瓣隆起，平滑无毛，有不明显网纹，顶端具宿存短花柱；果梗纤细，长 2 ～ 6mm。种子：种子多数，淡褐色，细小，卵形，稍扁，一端微凹，红黄色。花期 4 ～ 6 月，果期 7 ～ 9 月。

【鉴别要点】茎粗壮、基部质硬，基生叶羽状深裂、茎生叶无裂，总状花序，"十"字形小花黄色，果实短圆柱状。

【生境分布】生于山坡、石缝、路旁、田边、水沟湿地及杂草丛中，也生于干旱处。分布于东北地区及河北、山西、山东、江苏、山东、四川、内蒙古等地。

【药用部位】全草（风花菜）。

【采收加工】7 ～ 8 月采收，切段，晒干。

【性味归经】苦、辛，凉。归心、肝、肺经。

【功能主治】清热利尿，解毒，消肿。用于黄疸，水肿，淋病，咽痛，痈肿，烧烫伤。

【药材标准】未见各级药材标准收载。

【附　　注】风花菜为十字花科蒡菜属植物，与蒡菜相似，不同点是风花菜果实近球形，故别名有蒡菜、球果蒡菜、圆果蒡菜。风花菜喜潮湿，常见于水塘湿地，故名塘葛菜。

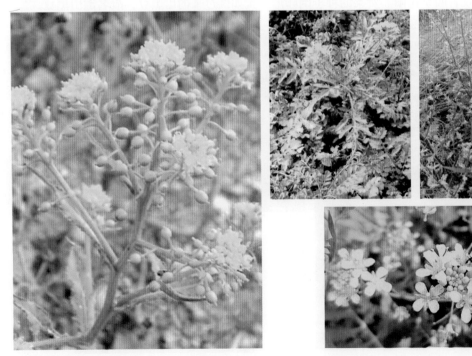

【基　　　原】紫草科附地菜属植物附地菜 *Trigonotis peduncularis* (Trev.) Benth.。

【别　　　名】搓不死、豆瓣子棵（《山东经济作物》），地胡椒（《贵州草药》），伏地菜（《全国中草药汇编》），伏地草、山苦菜（《福建药物志》），地瓜香（《长白山植物药志》）。

【形态特征】一年生草本。茎：茎细弱，常单一或有多茎，高 5 ～ 30cm，被短糙伏毛，铺散，基部多分枝。叶：基生叶呈莲座状铺地，具长叶柄，叶片匙形，长 2 ～ 5cm，先端圆钝，基部楔形或渐狭，两面被糙伏毛；茎生叶长圆形或椭圆形，上部叶无柄，茎下部叶具短柄。花：总状花序生于茎顶，不断伸长，花少数，常无叶状苞片或下部有 2 ～ 3 叶状苞片；花梗细短，花后伸长；花萼 5 深裂，裂片卵形，先端急尖，有疏毛；花冠淡蓝色，筒部甚短，檐部直径 1.5 ～ 2.5mm，5 裂，花冠裂片先端圆钝，倒卵形，平展，喉部白色或带黄色，有 5 附属物；雄蕊 5，花药卵形，花丝短，内藏，子房 4 裂，花柱短。果：小坚果 4，呈四面体形，顶面有光泽，有疏毛或平滑无毛，背面三角状卵形，具 3 锐棱，下部具短柄。花期 4 ～ 6 月，果期 7 ～ 9 月。

【鉴别要点】茎细且被糙毛、铺散，基生叶具长柄、叶片匙形，花小、直径约 2mm、花淡蓝色，小坚果四面体形。

【生境分布】生于田野、路旁、荒地、丘陵、灌木林下。分布于我国东北、华北、西南地区及福建、江西、西藏等地。

【药用部位】全草（附地菜）。

【采收加工】6 月采收，鲜用或晒干。

【性味归经】苦、辛，平。归心、肝、脾、肾经。

【功能主治】健胃止痛，解毒消肿，摄小便；用于胃痛吐酸，手脚麻木，遗尿，热毒痈肿，湿疮。

【药材标准】未见各级药材标准收载。

【附　　　注】附地菜的茎铺散，故名附地菜、伏地菜、伏地草。全草味苦、辛，故名山苦菜、地胡椒。揉搓附地菜的叶子或花，会有地瓜或黄瓜的清香，故名地瓜香，有些地区也叫黄瓜草（黄瓜香）。附地菜被叫作搓不死，大概是因为用脚搓揉它，它仍会萌发新芽继续生长。附地菜被叫作豆瓣子棵，大概是因为其叶片形态像豆瓣。

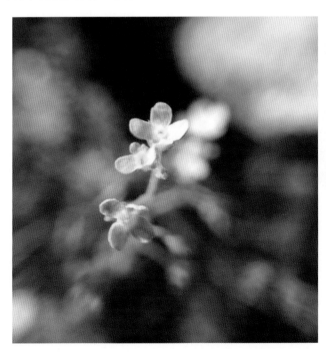
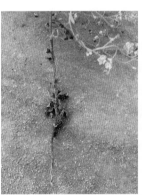
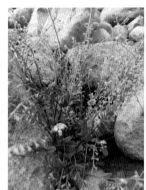
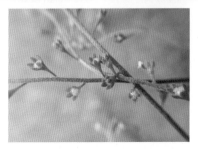

甘葛藤

【基　　原】豆科葛属植物甘葛藤 *Pueraria thomsonii* Benth.。

【别　　名】葛麻藤（广西、云南），葛条（《陕西中药志》）。

【形态特征】多年生藤本，长可达 8m，全体被黄褐色短毛或杂有长硬毛。根：块根肥厚。茎：茎基部木质，粗壮，上部多分枝。叶：3 出复叶；中间小叶菱状宽卵形或斜卵形，常三浅裂，偶尔全缘，长 7～19cm，宽 5～18cm，先端长渐尖；侧生小叶菱状斜卵形，稍小，上面被淡黄色平伏的疏柔毛，背面较密；小叶柄被黄褐色绒毛。花：总状花序腋生，长 15～30cm，中部以上花密集；苞片线状披针形至线形，早落；小苞片卵形，长不及 2mm；花 2～3 朵聚生于花序轴的节上；花萼钟状，长 8～10mm；花冠紫色，旗瓣倒卵形，翼瓣镰状，龙骨瓣镰状长圆形；子房线形，被毛。果：荚果长椭圆形，长 5～9cm，宽 8～11mm，扁平，被褐色长硬毛。花期 6～9 月，果期 8～11 月。

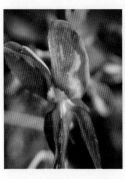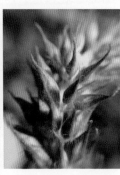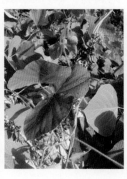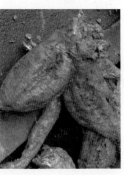

【鉴别要点】藤本，全株被黄褐色短毛，块根肥大，茎基部木质，3 出复叶、小叶菱状卵形或斜卵形，总状花序腋生、花紫色。

【生境分布】生于山野灌木丛和疏林中。分布于全国各地；现多有栽培。

【药用部位】根（粉葛），花（葛花），藤茎（葛蔓），叶（葛叶）。

【采收加工】粉葛：秋、冬二季采挖，除去外皮，稍干，截段或再纵切两半或斜切成厚片，干燥。葛花：立秋后当花未全开放时采收，去除枝叶，晒干。葛蔓：全年均可采，鲜用或晒干。葛叶：全年均可采，鲜用或晒干。

【性味归经】粉葛：甘、辛，凉；归脾、胃经。葛花：甘，凉；归脾、胃经。葛蔓：甘，寒。葛叶：甘、微涩，凉。

【功能主治】粉葛：解肌退热，生津止渴，透疹，升阳止泻，通经活络，解酒毒；用于外感发热头痛，项背强痛，口渴，消渴，麻疹不透，热痢，泄泻，眩晕头痛，中风偏瘫，胸痹心痛，酒毒伤中。葛花：解酒醒脾，止血；用于烦热口渴，头痛头晕，脘腹胀满，呕逆吐酸，伤酒吐血，肠风下血。葛蔓：清热解毒，消肿；用于喉痹，疮痈疖肿。葛叶：止血；用于外伤出血。

【药材标准】见书末中药材质量标准 1、20、21、23、29、45、58、59、68、82、86、89、90、94。

【附　　注】甘葛藤茎的纤维可织布，因此古代百姓以"葛麻"作为衣服的织物；其茎纤维性强，有较好的韧性，可编篮、编筐、做绳，故有葛麻藤、葛条之称。按《中华人民共和国药典》（2015 年版），中药材"粉葛"为豆科植物甘葛藤 *Pueraria thomsonii* Benth. 的干燥根，甘葛藤为"粉葛"的唯一正品基原。

◆ 附：野葛

豆科葛属植物野葛 *Pueraria lobate* (Willd.) Ohwi.，按《中华人民共和国药典》（2015 年版），中药材"葛根"为豆科植物野葛的干燥根。野葛的形态特征与甘葛藤相似，两者的主要区别为：野葛的顶生小叶为倒卵形，花冠淡红色，野葛的根看上去有老树根的感觉，根含淀粉少、纤维多、柴性足，入药称为野葛、柴葛、药葛。甘葛藤的顶生小叶为菱状卵形或宽卵形，花冠紫色；甘葛藤的根，色质相对白嫩、含淀粉多、口味清甜，入药称为粉葛、甘葛。其余两者相似。

【基　　原】菊科菊属植物甘菊 *Dendranthema lavandulifolium* (Fisch. ex Trautv.) Ling & Shih。

【别　　名】岩香菊，野菊花、北野菊（《河北植物志》）。

【形态特征】多年生草本，高 40 ～ 150cm。根：主根细。茎：茎下部匍匐，上部直立，茎枝有稀疏的柔毛，茎自中部以上多分枝或仅上部伞房状花序有分枝。叶：基部和下部叶花期脱落；中部茎叶卵形、宽卵形或椭圆状卵形，长 2 ～ 5cm，宽 1.5 ～ 4.5cm，二回羽状分裂，一回裂片全裂或几全裂，二回裂片为半裂或浅裂；最上部的叶或花序下部的叶羽裂、3 裂或不裂；全部叶两面同色或近同色，疏被柔毛或上面几无毛；中部茎叶的叶柄长 0.5 ～ 1cm，柄基有分裂的叶耳或无耳。花：头状花序，直径 1 ～ 2.5cm，通常多数，在茎枝顶端排成复伞房花序；总苞碟形，直径 5 ～ 7mm，总苞片约 5 层，外层线形或线状长圆形，长 2.5mm，无毛或有稀柔毛，中内层卵形、长椭圆形至倒披针形，全部苞片顶端圆形，边缘白色或浅褐色膜质；舌状花黄色，舌片椭圆形，长 5 ～ 7mm，顶端全缘或有 2 ～ 3 个不明显的齿裂。果：瘦果长 1.2 ～ 1.5mm。花期 9 ～ 10 月，果期 10 ～ 11 月。

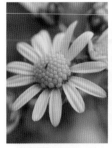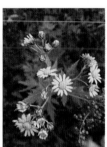

【鉴别要点】叶 2 回羽状分裂，头状花序、花直径 1 ～ 2.5cm、舌状花黄色、味甘带苦。

【生境分布】生于河谷、岩石、荒地、山坡及丘陵地。分布于东北、华北、西北、西南等地区。

【药用部位】头状花序（甘菊）。

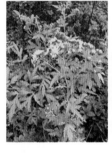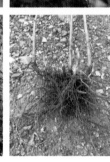

【采收加工】9 ～ 10 月花开时采收，鲜用或晒干。

【性味归经】甘，微苦，微寒。归肝经。

【功能主治】平肝火，息内风；用于头目风热。

【药材标准】未见各级药材标准收载。

【附　　注】

（1）"甘菊"寻源　关于"甘菊"基原，历代名家多有论证。《本草纲目》曰："菊之品九百种，宿根自生，茎叶花色，品品不同，宋人刘蒙泉、范至能、史正志皆有《菊谱》亦不能尽收也。其茎有株蔓、紫赤、青绿之殊；其叶有大小、厚薄、尖秃之异；其花有于叶、单叶、有心、无心、有子、无子、黄、白、红、紫、间色、深浅、大小之别；其味有甘、苦、辛之辨；又有夏菊、秋菊、冬菊之分。大抵唯以单叶味甘者入药。""甘菊"基原复杂，李时珍也只能"大抵"如此。各家描述的甘菊基原千差万别，但"甘菊味甘"是共同认可的。

（2）编者体会　编者认为"甘"入脾胃，"甘"能补阴、益血、解毒；而味苦或味辛者，其性味不同，故归经不同，功效有异。编者猜测，味甘的"甘菊"，最初不一定限定于某一具体品种的"菊"，从"甘菊"字面上讲，可能包含菊科多种植物，但它们的共同点是头状花序的味"甘"，故而称为"甘菊"。也许某位医家手中有某个品种的味甘的"菊"，在他著书立说时，也兼描述了该植物的其他形态特征，如叶、花色等；但后人按图索骥时，却忽略了"味甘"这个最主要的特征，不是按"味甘"寻求基原，而是片面或舍本逐末地按他描述的其他形态特征，结果是其他形态特征符合，但味已不甘，基原已经不对了；另一种情况是，某位医家又发现了某种菊花，该菊花味"甘"，当为"甘菊"，但其他部位的特征与前人的描述不符，故而又对前人的记载表示质疑。

（3）留待考证　本图谱描述的"甘菊"，是植物分类学中的"甘菊"，基于以上复杂情况，是否属于入药使用的"甘菊"有待考证。另有《中华本草》记载，菊科植物小甘菊 *Cancrinia discoidea* (Ledeb.) Poljak. 的全草也作为"甘菊"入药。

◆附：野菊

菊科菊属植物野菊 *Dendranthema indicum* L.，中药材"野菊花"为野菊的干燥头状花序，被《中华人民共和国药典》（2015 年版）和多级药材标准收载。野菊花味苦，归肝、心经，此点也不同于"甘菊"。野菊与甘菊比较，两者的区别还包括：甘菊叶二回羽状分裂，轮廓卵形，头状花序腋生，舌片长 5 ～ 7mm；野菊叶一回羽状分裂，轮廓菱状三角形，头状花序顶生，舌片长 10 ～ 13mm。《证类本草》记载："菊有两种：花大气香，茎紫者为甘菊；花小气烈，茎青小者名野菊，味苦。"

杠板归

【基　　原】蓼科蓼属植物杠板归 *Polygonum perfoliatum* L.。

【别　　名】扛板归（《中药大辞典》），刺酸浆（《贵州民间方药集》），拦蛇风（《民间常用草药汇编》），有刺粪箕笃（《南宁市药物志》），犁头藤、三角藤（《江西民间草药》），蛇倒退（《贵州民间药草》），猫爪刺、蛇牙草、南蛇风（《四川中药志》），老虎刺、猫公刺（《湖南药物志》），豆干草、酸藤（《江西草药》），降龙草、蛇见退（《陕西中草药》），穿叶蓼（《云南中草药》），有刺犁头藤（《福建药物志》）。

【形态特征】一年生草本。根：棕褐色，细圆柱形。茎：蔓性，攀附于其他植物或物体上，多分枝，茎略呈方柱形，有棱，棱上具倒生钩刺；茎表面绿色、浅紫色至紫红色，节略膨大，节间长 2～6cm。叶：叶互生；叶片呈近等边三角形，全缘，长 2～6cm，底边宽 3～8cm，灰绿色至红棕色，叶质薄，下表面叶脉有倒生钩刺，先端尖或钝，基部近心形或截形；叶柄长，盾状着生，有倒生钩刺；托叶鞘呈叶片状，近圆形，绿色，抱茎。花：短穗状花序顶生或腋生，有花多数，花白色或淡红色，花小，苞片圆形；花被 5 深裂，果期增大，肉质，变为淡紫色至深蓝色，雄蕊 8，花柱 3。果：瘦果球形，黑色，有光泽，包于宿存花被内。花期 6～8 月，果期 9～10 月。

【鉴别要点】茎蔓性、略方且具棱、棱上具倒刺，叶片三角形、叶柄盾状着生、叶脉和叶柄具倒刺、托叶鞘圆形抱茎、短穗状花序紧密、花被果期肉质、淡紫色至深蓝色。

【生境分布】生于山谷、灌木丛中或水沟旁。分布于东北、华北、华东、华南、西南等地区。

【药用部位】地上部分（杠板归）、根（杠板归根）。

【采收加工】杠板归：夏季花开时采收，晒干。杠板归根：6～7 月采挖，鲜用或晒干。

【性味归经】杠板归：酸，微寒；归肺、膀胱经。杠板归根：酸、苦，平。

【功能主治】杠板归：清热解毒，利水消肿，止咳；用于咽喉肿痛，肺热咳嗽，小儿顿咳，水肿尿少，湿热泻痢，湿疹，疖肿，蛇虫咬伤。杠板归根：解毒消肿；用于口疮，痔疮，肛瘘。

【药材标准】见书末中药材质量标准 1、3、8、10、23、26、37、48、58、74、76、84、94。

【附　　注】杠板归可治蛇虫咬伤，据传说有神奇疗效，因毒蛇咬伤致死已经入棺即将入土之人，仍可起死回生，棺材自然用不着了，可以扛着棺材板而回家了，故名扛板归（杠板归）。杠板归的茎、叶具刺，叶片三角形，味酸，故别名中多带有"刺""三角""酸"字，如刺酸浆、有刺粪箕笃、三角藤、酸藤。其叶形又犹如犁地的犁头，故名犁头藤、有刺犁头藤。其叶状托叶抱茎，故名穿叶蓼。其茎叶具倒刺，爬虫类动物难以通过，故名拦蛇风、南蛇风（谐音）、蛇倒退、降龙草、蛇见退。其刺的形态具有弧度，带弯，犹如蛇牙、虎爪和猫爪形状，故名蛇牙草、猫爪刺、老虎刺、猫公刺。

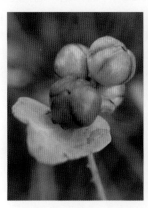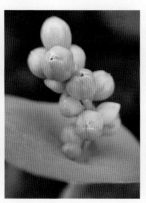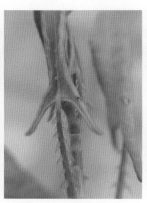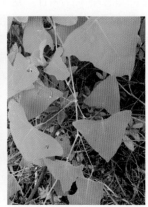

【基　　原】萝藦科杠柳属植物杠柳 *Periploca sepium* Bge.。

【别　　名】狭叶萝藦，羊奶条，臭槐，羊角槐，羊交叶。

【形态特征】木质藤本，长可达 1.5m，除花外全株无毛。根：主根圆柱状，外皮灰棕色，内皮浅黄色。茎：小枝灰褐色，有光泽，具乳汁，小枝常对生，有细条纹，皮孔明显。叶：叶对生；叶披针形或卵状披针形，长 5～10cm，宽 1.5～2.5cm，顶端渐尖，基部楔形，全缘；叶面深绿色，叶背淡绿色，有光泽；叶柄短，长约 3mm；中脉在叶背微凸起。花：聚伞花序腋生，有花数朵，花序梗和花梗细弱；花萼裂片卵圆形，长约 3mm，宽约 2mm，顶端钝，边缘膜质，花萼内面基部有 10 个小腺体；花冠辐状，5裂，裂片长圆形，长约 1cm，先端钝且外折，淡紫红色，中间加厚呈纺锤形，内面被长柔毛，背面紫红色；副花冠环状，10 裂，其中 5 裂伸长成丝状，被短柔毛，顶端向内弯；雄蕊与副花冠合生，花丝短，花药卵圆形，彼此粘连并包围柱头；柱头盘状凸起；花粉器匙形，四合花粉藏在载粉器内，粘盘粘连在柱头上。果：蓇葖果 2，细长圆柱状，微弯，长 7～12cm，直径 4～5mm，无毛，具细纵条纹。种子：种子长圆形，黑褐色，顶端具白色绢毛。花期 5～6 月，果期 7～9 月。

【鉴别要点】藤本，全株具白色乳汁，花冠辐状 5 裂、先端向外反卷、淡紫红色，副花冠环状、10 裂、其中 5 裂伸长成丝状、顶端向内弯、柱头盘状凸起，蓇葖果 2、细长圆柱状。

【生境分布】生于干燥山坡、砂质地、砾石山坡上。分布于东北、西北、华北等地区，主产于山西、河南、河北、山东。

【药用部位】根皮（香加皮）。

【采收加工】春、秋二季采挖，剥取根皮，晒干。

【性味归经】辛、苦，温；有毒。归肝、肾、心经。

【功能主治】利水消肿，祛风湿，强筋骨；用于下肢水肿，心悸气短，风寒湿痹，腰膝酸软。

【药材标准】见书末中药材质量标准 1、3、15、29、45、68、86、90、94、99。

【附　　注】杠柳的根皮具有特异气味，并且其根皮的用药部位和功能主治又与"五加皮"类似，故其药材名称中多带有"臭""香""五加"等字眼，如香加皮、臭五加、香五加皮、五加皮。杠柳多见于我国北部地区，且山区多见，故其药材名称为北五加皮、山五加皮。其为萝藦科植物，叶形窄小，故名狭叶萝藦。其全株具白色乳汁，故名羊奶条。其叶对生排列，犹如槐树叶；其蓇葖果 2，长圆而微弯，犹如羊的犄角；故名臭槐，羊角槐、羊交叶（恐为羊角叶的谐音）。

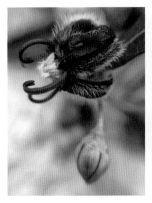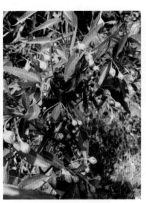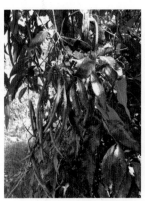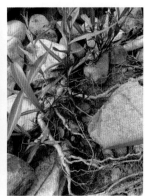

狗尾草

【基　　原】禾本科狗尾草属植物狗尾草 *Setaria viridis* (L.) Beauv.。

【别　　名】犬尾草、犬尾曲（《福建民间草药》），毛娃娃、毛嘟嘟、毛毛草（《新华本草纲要》），谷莠子（《植物名汇》），洗草（《贵州民间方药集》）。

【形态特征】一年生草本，高 10 ～ 100cm。根：须根，多数。茎：茎秆直立或基部膝曲，通常较细弱。叶：叶具叶鞘，较松弛，无毛或具柔毛；叶舌极短，具长 1 ～ 2mm 的纤毛；叶片扁平，长三角状狭披针形或线状披针形，先端长渐尖或渐尖，基部略呈圆形或渐窄，长 4 ～ 30cm，宽 2 ～ 18mm，通常无毛或疏被疣毛，边缘粗糙。花：圆锥花序紧密，呈圆柱形，长 2 ～ 15cm，宽 4 ～ 13mm（除刚毛外），微弯垂或直立，每簇刚毛约 9 条，长 4 ～ 12mm，绿色、黄色至紫色；小穗 2 ～ 5 个簇生于主轴上或更多的小穗着生在短小枝上，椭圆形，先端钝，长 2 ～ 2.5mm，深绿色；第一颖卵形或宽卵形，先端钝或稍尖，具 3 脉；第二颖几与小穗等长，椭圆形，具 5 ～ 7 脉；第一外稃与小穗第长，具 5 ～ 7 脉，先端钝；第二外稃椭圆形，顶端钝，具细点状皱纹，边缘内卷，狭窄；鳞被楔形，顶端微凹；花柱基分离。果：颖果，灰白色。花果期 5 ～ 10 月。

【鉴别要点】须根，叶具叶鞘、狭披针形，圆锥花序紧密、圆柱形、每簇具刚毛多条，颖果、成熟时颖和谷粒一起脱落。

【生境分布】生于荒野、道旁。分布于全国各地。

【药用部位】全草（狗尾草）、种子（狗尾草子）。

【采收加工】狗尾草：夏、秋二季采收，鲜用或晒干。狗尾草子：8 ～ 10 月采收成熟果穗，搓下种子，晒干。

【性味归经】狗尾草：甘、淡，凉；归心、肝经。狗尾草子：未见记载。

【功能主治】狗尾草：除热，去湿，消肿；用于痈肿，疮癣，赤眼。狗尾草子：用于疟疾，腰缠火丹。

【药材标准】见书末中药材质量标准 52。

【附　　注】狗尾草的圆锥花序（穗）呈圆柱形，具密集刚毛，毛茸茸，形如狗尾巴，故名狗尾草、犬尾草、犬尾曲、毛娃娃、毛嘟嘟、毛毛草。狗尾草的穗虽似谷穗，但秀而不实，故名谷莠子。

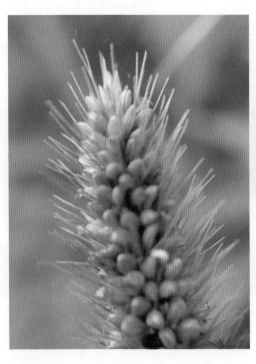
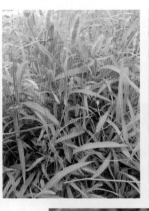
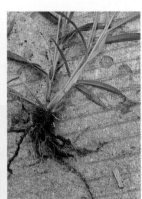
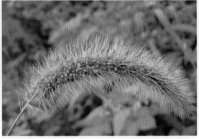

枸杞

【基　　　原】茄科枸杞属植物枸杞 *Lycium chinense* Mill.。

【别　　　名】中华枸杞，狗棘，苟起子，红耳坠，红铃坠（河北）。

【形态特征】落叶灌木，高 0.5～1.5m，栽培时可达 2m 或更高。茎：枝干多分枝，枝条具纵条纹，纤长，常呈弓状弯曲或俯垂，淡灰色；刺长 0.5～2cm，叶和花的刺较长，小枝顶端锐尖成刺状。叶：叶纸质或稍厚，单叶互生或 2～4 枚簇生，卵形、卵状菱形、长椭圆形或卵状披针形，顶端渐尖，基部楔形，长 1.5～5cm，宽 0.5～2.5cm；叶柄长 0.4～1cm。花：花在长枝上单生或双生于叶腋，在短枝上则同叶簇生；花梗长 1～2cm，向顶端渐增粗；花萼长 3～4mm，通常 3 中裂或 4～5 齿裂，裂片多少有缘毛；花冠漏斗状，长 9～12mm，淡紫色，筒部向上骤然扩大，5 深裂，裂片卵形，顶端圆钝，平展或稍向外反曲，裂片边缘有缘毛；雄蕊较花冠稍短或伸出花冠，花丝丝状，多数；花柱稍伸出雄蕊，柱头淡绿色。果：浆果红色，卵状、长矩圆状或长椭圆状，长 7～15mm 或更大，果肉甜而后带苦。种子：种子扁肾形，黄色。花果期 6～11 月。

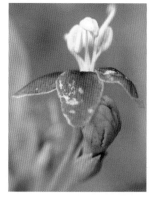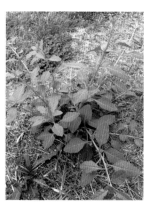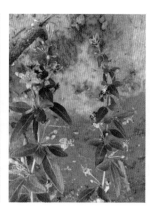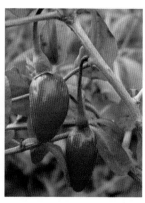

【鉴别要点】灌木，枝条具刺，花萼常 3 中裂或 4～5 齿裂、花冠裂片边缘有缘毛、花冠筒呈圆柱状，浆果卵状、红色、果肉甜带苦。

【生境分布】生于山坡、荒地、丘陵地、盐碱地、路旁及村边宅旁。分布于我国各地；现多有栽培。

【药用部位】果实（枸杞）、根皮（地骨皮）、叶（枸杞叶）。

【采收加工】枸杞：夏、秋二季果实呈红色时采收，热风烘干，除去果梗；或晾至皮皱后，晒干，除去果梗。地骨皮：早春、晚秋采挖，剥取皮部，晒干。枸杞叶：3～6 月采摘，鲜用或晒干。

【性味归经】枸杞：甘、平；归肝、肾经。地骨皮：甘，寒；归肺、肝、肾经。枸杞叶：苦、甘，凉；归肝、脾、肾经。

【功能主治】枸杞：滋补肝肾，益精明目；用于虚劳精亏，腰膝酸痛，眩晕耳鸣，阳痿遗精，内热消渴，血虚萎黄，目昏不明。地骨皮：凉血除蒸，清肺降火；用于阴虚潮热，骨蒸盗汗，肺热咳嗽，咯血，衄血，内热消渴。枸杞叶：补虚益精，清热明目；用于虚劳发热，烦渴，目赤昏痛，障翳夜盲，崩漏带下，热毒疮肿。

【药材标准】见书末中药材质量标准 1、3、15、20、29、45、52、68、86、90、94、99。

【附　　　注】按《中华人民共和国药典》（2015 年版），中药材"枸杞子"为同科同属植物宁夏枸杞 *Lycium barbarum* L. 的干燥成熟果实，正品"枸杞子"的基原仅此一种；枸杞 *Lycium chinense* Mill. 的干燥成熟果实不作为正品"枸杞子"使用。《中华人民共和国药典》（2015 年版）中的"地骨皮"的基原植物包括枸杞 *Lycium chinense* Mill.，其根皮为正品"地骨皮"的基原之一。

构树

【基　　原】桑科构树属植物构树 *Broussonetia papyrifera* (L.) Vent.。

【别　　名】楮树，构桃树，构乳树，沙纸树，谷木，谷浆树，假杨梅。

【形态特征】落叶乔木，高 10～16m。茎：树皮淡灰色，平滑或浅裂；小枝粗壮，密生绒毛。叶：叶互生；宽卵形至长圆状卵形，不裂或 3～5 裂，幼枝和小树的叶常有明显分裂，长 6～20cm，宽 6～15cm，先端长尖，基部圆形或稍心形，偏斜，边缘有锯齿；上面深绿色，具粗糙伏毛，下面灰绿色，密被柔毛；基生叶脉 3 出，侧脉 6～7 对；叶柄长 3～5cm，具柔毛。花：花雌雄异株；雄花序为柔荑花序，腋生，长 3～8cm，下垂，花被 4，裂片三角状卵形，基部合生，雄蕊 4，花药近球形；雌花序球形头状，直径 1.2～1.8cm，花苞片棍棒状，先端被毛，花被管状，花柱侧生，丝状，子房卵圆形。果：聚花果球形，直径 2～3cm，肉质，成熟时红色。花期 4～6 月，果期 6～10 月。

【鉴别要点】乔木，含乳汁，叶互生、两面被毛，雌雄异株、雄花序为柔荑花序、雌花序球形，聚花果球形、成熟时红色、肉质多汁、味甜。

【生境分布】生于山坡灌木丛、荒地或村寨附近。分布于华东、华南、西南地区及河北、山西、湖北、湖南、陕西、甘肃等地。

【药用部位】果实（楮实子）、嫩根或根皮（楮树根）、树皮（楮树白皮）、枝条（楮茎）、叶（楮叶）、种子、树汁液（楮皮间白汁）。

【采收加工】楮实子：秋季果实成熟时采收，洗净，晒干，除去灰白色膜状宿萼和杂质。楮树根：春季采挖嫩根或秋季挖根，剥取根皮，鲜用或晒干。楮树白皮：春、秋二季剥取树皮，除去外皮，晒干。楮茎：4～5 月采收枝条，晒干。楮叶：全年均可采收，鲜用或晒干。种子：秋季果实成熟时采收，打下种子，晒干。楮皮间白汁：春、秋二季割开树皮，流出乳汁，干后取下。

【性味归经】楮实子：甘，寒；归肝、肾经。楮树根：甘，微寒。楮树白皮：甘，平。楮茎：未见记载。楮叶：甘，凉。种子：甘，寒。楮皮间白汁：甘，平。

【功能主治】楮实子：补肾清肝，明目，利尿；用于肝肾不足，腰膝酸软，虚劳骨蒸，头晕目昏，目生翳膜，水肿胀满。楮树根：凉血散瘀，清热利湿；用于咳嗽吐血，崩漏，水肿，跌打损伤。楮树白皮：利水，止血；用于小便不利，水肿胀满，便血，崩漏，瘾疹。楮茎：祛风，明目，利尿；用于风疹，目赤肿痛，小便不利。楮叶：凉血止血，利尿解毒；用于吐血，衄血，崩漏，金创出血，水肿，疝气，痢疾，毒疮。种子：补肾，强筋骨，明目，利尿；用于腰膝酸软，肾虚目昏，阳痿，水肿。楮皮间白汁：利尿，杀虫解毒；用于水肿，疮癣，虫蛇咬伤。

【药材标准】见书末中药材质量标准 1、3、15、29、45、68、86、90、94、98、99。

【附　　注】据传，古时楚地的百姓称乳汁为"穀"；构树的枝条折断后，就会流出白色汁液，如同乳汁；因构树有此特点，所以楚地百姓将此树称作"穀"，而在古代，"穀"同"构""楮"，故而也叫"构树""楮树"，其果实入药则称为"楮实子"。编者以为其名称由来也许如此，不足全信。

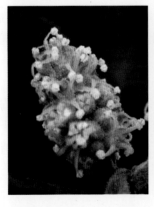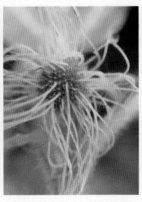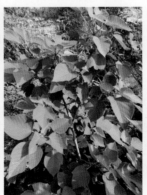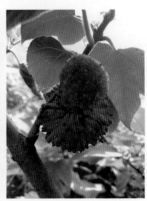

鬼针草

【基　　　原】菊科鬼针草属植物鬼针草 *Bidens bipinnata* L.。

【别　　　名】鬼黄花（《福建民间草药》），盲肠草、跳虱草（《福建中医杂志》），引线包、针包草、一把针（《浙江民间草药》），黏花衣、鬼菊、黏身草（《闽东本草》），小鬼针（《江苏药材志》），刺针草（《全国中草药汇编》），鬼骨针（《江苏植药志》），婆婆针（《中国植物志》），刺儿鬼、鬼蒺藜（《中国药用植物图鉴》），乌藤菜、清胃草、跟人走（《泉州本草》），索人衣、一包针（《江西草药》）。

【形态特征】一年生草本。茎：茎直立，高 30～100cm，钝四棱形，无毛或上部被稀疏的柔毛。叶：茎中下部叶对生，叶柄长 2～6cm，叶长 5～19cm，二回羽状深裂，第一裂深达中肋，裂片再次羽状分裂，小裂片披针形或卵状披针形，先端尖或渐尖，边缘具不规则的细尖齿或钝齿，两面略具短毛；上部叶互生，较小，羽状分裂。花：头状花序，直径 6～10mm，花序梗长 1～5cm；总苞杯状，基部有柔毛，外层苞片线形，内层苞片椭圆形；花托托片狭披针形，长约 5mm；舌状花黄色，通常有 1～3 朵不发育，椭圆形或倒卵状披针形，先端具 2～3 齿；中央管状花黄色，顶端 5 齿裂；雄蕊 5，聚药，雌蕊 1，柱头 2 裂。果：瘦果长线形，长 12～18mm，宽约 1mm，具 3～4 棱，具瘤状凸起和小刚毛；顶端芒刺 3～4，极少 2，长 2～5mm；具倒刺毛。花期 8～9 月，果期 9～11 月。

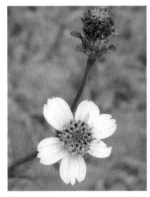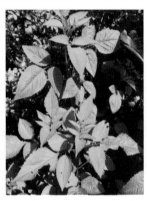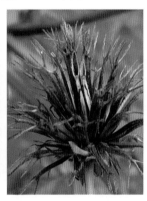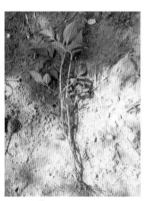

【鉴别要点】茎钝四棱形，叶羽状深裂、顶生裂片狭长，花黄色，瘦果线形、顶端芒刺 3～4。

【生境分布】生于村旁、路边及荒野。分布于全国各地。

【药用部位】全草（鬼针草）。

【采收加工】8～9 月花盛开时采收地上部分，鲜用或晒干。

【性味归经】苦，微寒。归肝、肺、大肠经。

【功能主治】清热解毒，祛风，活血；用于咽喉肿痛，泄泻，痢疾，黄疸，肠痈，疔疮肿毒，蛇虫咬伤，风湿痹痛，跌打损伤，烫火伤，金创出血。

【药材标准】见书末中药材质量标准 7、10、26、37、50、51、74。

【附　　　注】鬼针草的特点是：多生长于荒郊野外；花色黄；瘦果长线形，犹如衣针；瘦果具倒刺，能在人不知不觉中黏人衣服，且不易脱落，如鬼附身；故而别名中常带有"鬼""针""黄""刺"等字眼，如鬼黄花、鬼菊、引线包、针包草、一把针、小鬼针、刺针草、鬼骨针、婆婆针、刺儿鬼、鬼蒺藜、索人衣、一包针、黏花衣、黏身草、跟人走。盲肠草和清胃草，则是从其功用的角度来命名的。

◆附：小花鬼针草

菊科鬼针草属植物小花鬼针草 *Bidens parviflora* Willd.，全草入药，药材名称有"小鬼钗""细叶刺针草"等，有清热解毒、活血散瘀之效；用于感冒发热，咽喉肿痛，肠炎，阑尾炎，痔疮，跌打损伤，冻疮，毒蛇咬伤。与鬼针草的区别是：小花鬼针草瘦果顶端芒刺 2 枚，无舌状花，盘花花冠 4 裂，叶 2～3 回羽状分裂，裂片宽约 2mm。

孩儿参

【基　　原】石竹科孩儿参属植物孩儿参 *Pseudostellaria heterophylla* (Miq.)Pax ex Pax et Hoffm.。

【别　　名】太子参（《中药大辞典》），童参（《上海常用中草药》），四叶参、米参（《中药志》），双批七（《全国中草药汇编》），异叶假繁缕（《中国高等植物图鉴》）。

【形态特征】多年生草本，高15～20cm。根：块根长纺锤形，肥厚，直径2～4mm，表皮淡黄褐色。茎：茎直立，纤细，单一，被2列白色短柔毛。叶：茎下部叶常1～2对，叶片匙形或倒披针形，顶端钝尖，基部渐狭呈长柄状；茎顶端两对叶大，密集成"十"字形，宽卵形或菱状卵形，长3～6cm，宽1～2cm，顶端渐尖，基部渐狭，上面无毛，下面沿脉疏生柔毛。花：普通花1～3朵，顶生，花梗长1～2cm，有时长达4cm，被短柔毛，萼片5，狭披针形，顶端渐尖，外面及边缘疏生柔毛，花瓣5，白色，倒卵形，顶端2浅裂，雄蕊10，短于花瓣，子房卵形，花柱3，微长于雄蕊，柱头头状；闭锁花小型，生于茎下部叶腋，花梗纤细，短梗，萼片4，疏生柔毛，无花瓣。果：蒴果，卵形。种子：种子少数，顶端不裂或3瓣裂，褐色，扁圆形，具疣状凸起。花期4～5月，果期6～8月。

【鉴别要点】块根纺锤状，茎直立、常单一，茎顶端两对叶大、接近轮生状、呈"十"字形，种子具疣凸。

【生境分布】生于山坡林下、岩石缝中。分布于华东、华中、华北、东北和西北等地区，主产于江苏、山东、安徽。

【药用部位】块根（太子参）。

【采收加工】夏季茎叶大部分枯萎时采挖，洗净，除去须根，置沸水中略烫后晒干或直接晒干。

【性味归经】甘、微苦，平。归脾、肺经。

【功能主治】益气健脾，生津润肺；用于脾虚体倦，食欲不振，病后虚弱，气阴不足，自汗口渴，肺燥干咳。

【药材标准】见书末中药材质量标准1、3、15、29、45、68、86、90、94、99。

【附　　注】据《本草从新》《纲目拾遗》《饮片新参》等典籍，"太子参"原指五加科植物人参之个头小者。按《中华人民共和国药典》（2015年版），"太子参"为石竹科植物孩儿参的块根。因其个小，故名童参、米参。其顶端具叶片4枚，故名四叶参。

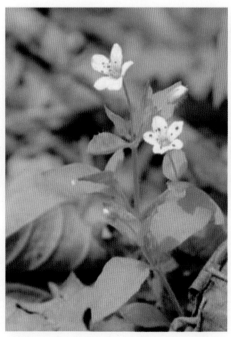
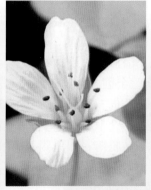
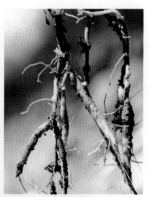
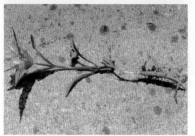

蔊菜

【基　　原】十字花科蔊菜属植物蔊菜 *Rorippa indica* (L.) Hiern。

【别　　名】干油菜（《民间常用草药汇编》），石豇豆（《贵阳民间药草》），鸡肉菜、田葛菜（广州部队《常用中草药手册》），江剪刀草、野雪里蕻、野芥草、野菜花（《上海常用中草药》），山芥菜、独根菜、山萝卜、金丝荬（《福建中草药》），印度蔊菜（《江苏南部种子植物手册》），天菜子（四川），香荠菜（江苏），水辣辣（甘肃），青蓝菜（海南岛），野油菜、塘葛菜、辣米菜、野菜子。

【形态特征】一年或两年生草本，无毛或具疏毛。根：主根短，圆锥形，黄白色，具支根。茎：茎直立，粗壮，高 15～50cm，单一或分枝，表面具纵沟。叶：叶互生；基生叶及茎下部叶具长柄，长 4～15cm，宽 1～2.5cm，叶形多变化，通常大头羽状分裂，顶端裂片大，卵形或长圆形，边缘具不整齐锯齿，侧裂片 2～5 对，向下渐小，两面无毛；茎上部叶片长圆形或匙形，边缘具疏齿，具短柄或基部耳状抱茎。花：总状花序顶生或侧生，花小，直径约 2.5mm，多数，花梗细；萼片 4，卵状长圆形，长 2～2.5mm；花瓣 4，黄色，匙形，基部渐狭成短爪，与萼片近等长；雄蕊 6，2 枚稍短。果：长角果圆柱形，长 1～2cm，宽 1～1.5mm，直或稍内弯，成熟时果瓣隆起；果梗纤细，长 2～4mm，斜升或近水平展开。种子：种子每室 2 行，种子多数，细小，卵圆形而扁，一端微凹，表面棕褐色，具细网纹。花果期 4～9 月，边开花，边结果。

【鉴别要点】茎具纵沟，基生叶及茎下部叶大头羽状分裂，总状花序、花小、黄色、雄蕊 6，长角果圆柱形。

【生境分布】生于荒地、路旁及田园。分布于我国南北各地。

【药用部位】全草或花（蔊菜、野油菜）。

【采收加工】5～7 月采收全草或花，鲜用或晒干。

【性味归经】辛、苦，微温。归肺、肝经。

【功能主治】祛痰止咳，解表散寒，解毒利湿；用于咳嗽痰喘，感冒发热，麻疹透发不畅，风湿痹痛，咽喉肿痛，疔疮痈肿，漆疮，经闭，跌打损伤，黄疸，水肿。

【药材标准】见书末中药材质量标准 23、52、94。

【附　　注】蔊菜地上部分的形态类似于同科植物油菜、萝卜、雪里蕻、芥菜和荠菜，故名干油菜、野油菜、山萝卜、野雪里蕻、山芥菜、野芥草、香荠菜。其果实为长角果，形似豆荚，类似于豇豆，故名石豇豆、金丝荬。其味辛辣，故名水辣辣、辣米菜。其多野生于田地、塘边，故名塘葛菜、田葛菜、野菜花、野菜子。其主根少分枝，故名独根菜。

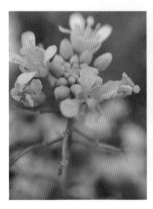 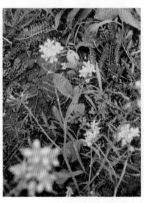 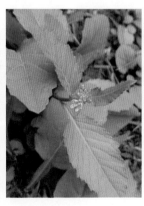 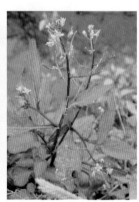

何首乌

【基　　原】蓼科何首乌属植物何首乌 *Polygonum multijiorum* Thunb.。

【别　　名】多花蓼（《中国北部植物图志》），首乌，紫乌藤，夜交藤。

【形态特征】多年生草本。根：块根肥厚，长椭圆形，表皮黑褐色。茎：茎缠绕，无毛，长 2～4m，中空，多分枝，具纵棱，微粗糙，基部木质化。叶：卵形或长卵形，长 3～9cm，宽 2～5cm，顶端渐尖，基部心形或近心形，两面粗糙，边缘全缘或稍有波状起伏；叶柄长 1.5～4cm；托叶鞘筒状，膜质，偏斜，无毛，常破落。花：花序圆锥状，顶生或腋生，长 10～30cm，大而分枝开展，花序轴具细纵棱，沿棱密被小凸起；苞片三角状卵形，具小凸起，顶端尖，每苞内具 2～4 花；花小，白色，花被 5 深裂，不等大，果期外面 3 片增大，肥厚，背部生宽翅，花梗细弱，长 2～3mm，下部具关节，果成熟时延长；雄蕊 8，花丝下部较宽；花柱 3，极短，柱头头状。果：瘦果三棱形，长 2.5～3mm，黑褐色，有光泽，包于宿存花被内。花期 6～9 月，果期 9～11 月。

【鉴别要点】块根肥厚、长椭圆形、表皮黑褐色，茎缠绕、基部木质化，圆锥花序、花小、多且密。

【生境分布】生于草坡、路边、山坡石隙及灌木丛中。分布于华东、中南地区及河北、山西、陕西、甘肃、台湾、四川、贵州、云南等地。

【药用部位】块根（何首乌）、叶（何首乌叶）、藤茎或带叶藤茎（夜交藤）。

【采收加工】何首乌：秋、冬二季叶枯萎时采挖，削去两端，洗净，个大的切成块，干燥。何首乌叶：夏、秋二季采收，鲜用或晒干。夜交藤：藤茎于秋季叶落后采收，除去细枝、残叶，切段，捆把，晒干；带叶的藤茎，于夏、秋采收。

【性味归经】何首乌：苦、甘、涩，微温；归肝、心、肾经。何首乌叶：微苦，平。夜交藤：甘、微苦，平。

【功能主治】何首乌：解毒，消痈，截疟，润肠通便；用于疮痈，瘰疬，风疹瘙痒，久疟体虚，肠燥便秘。何首乌叶：治疮肿，疥癣，瘰疬。夜交藤：养心，安神，通络，祛风；用于失眠，劳伤，多汗，血虚身痛，痈疽，瘰疬，风疮疥癣。

【药材标准】见书末中药材质量标准 1、3、15、20、24、29、45、68、86、90、98、99。

【附　　注】关于何首乌名称的由来，有多个民间传说，多传与何姓老翁有关。编者以为民间传说不可全信。

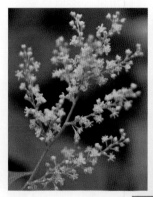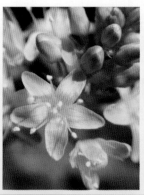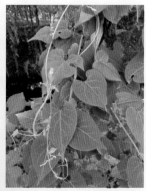
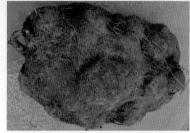

【基　　原】瑞香科荛花属植物河朔荛花 *Wikstroemia chamaedaphne* Meisn.。

【别　　名】黄芫花（《全国中草药汇编》），矮雁皮、羊厌厌、拐拐花、岳彦花（陕西），羊燕花（河南），老虎麻（《中国经济植物志》），野瑞香（《河北植物志》），芫蒿、不芽草、羊尾子朴（山西），羊眼子、黄雁雁（河北）。

【形态特征】落叶灌木。茎：茎直立，高 50～100cm；茎分枝多而纤细，有棱，深褐色，光滑无毛；幼枝近四棱形，绿色。叶：单叶对生，无毛，长圆状披针形至披针形，长 2～6cm，宽 0.2～1cm，先端尖，基部楔形；上面深绿色，下面灰绿色，无毛；侧脉每边 7～8 条，不明显；叶柄极短。花：穗状花序或由穗状花序组成的圆锥花序，顶生或腋生，被灰色短柔毛；花小，黄色；花梗极短，具关节，花后残留；花萼长 8～10mm，裂片 4，先端圆，约等于花萼长的 1/3；雄蕊 8，2 轮，着生于花萼筒的中部以上，花药长圆形，花丝短，近无；子房椭圆形，花柱短，柱头球形，花盘鳞片状。果：核果，球形。花期 5～8 月，果期 9～10 月。

【鉴别要点】小灌木，叶对生、长圆状、叶柄极短，圆锥花序、小花黄色、雄蕊 2 轮着生于花萼筒中部以上，核果球形。

【生境分布】生于山坡、沟边、灌木丛及路旁。分布于河北、山西、陕西、河南、甘肃、四川、湖北等地。

【药用部位】花蕾（黄芫花）。

【采收加工】初秋采花蕾及叶，阴干或烘干。

【性味归经】辛，温；有小毒。归肺、肾、大肠经。

【功能主治】泻下逐水，通便，涤痰；用于水肿胀满，肚腹胀满，痰饮积聚，咳逆喘满，急、慢性传染性肝炎，精神分裂症，癫痫。

【药材标准】见书末中药材质量标准 79、94。

【附　　注】芫花 *Daphne genkwa* Sieb. et Zucc. 为瑞香科瑞香属植物，花紫色或淡蓝紫色；河朔荛花与其同科不同属，虽植物形态类似，但花色黄，故名黄芫花。河朔荛花的茎皮纤维性强，其纤维可造纸、做人造棉，故名老虎麻、矮雁皮。其属于瑞香科，地上部分类似瑞香，故名野瑞香。也许因为河朔荛花有毒，牛羊误食可引起中毒，导致行走困难，牛羊厌恶之，故名羊厌厌、拐拐花、岳彦花、羊燕花、羊眼子、黄雁雁，"厌""彦""燕""眼""雁"，字不同而音同，谐音也。

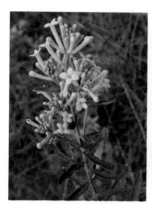 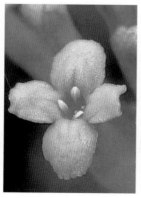 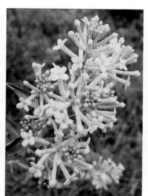 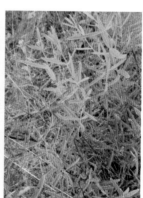

红丁香

【基　　原】木犀科丁香属植物红丁香 *Syringa villosa* Vahl。

【别　　名】无。

【形态特征】多年生灌木，高可达 4m。茎：主干直立，粗壮，灰褐色，具皮孔；小枝淡灰棕色，无毛或被微柔毛，具皮孔。叶：叶阔椭圆至长卵形，长 4 ～ 18cm，宽 1.5 ～ 11cm，先端尖，基部楔形、宽楔形至近圆形，全缘；上面深绿色，下面粉绿色，下面有白粉，疏生柔毛或仅沿叶脉被柔毛；叶柄长 0.8 ～ 2.5cm，无毛或略被柔毛。花：圆锥花序直立，顶生，较密集，长 5 ～ 20cm，常有柔毛；花序轴具皮孔；花梗短，长 0.5 ～ 1.5mm；花萼长 2 ～ 4mm，萼齿锐尖或钝；花冠淡紫红色、粉红色至白色，花冠筒细弱，近圆柱形，长 0.7 ～ 1.5cm，裂片成熟时呈直角向外平展，卵形或长圆状椭圆形，长 3 ～ 5mm，先端内弯呈兜状；花药黄色，长约 3mm，位于近筒口部。果：蒴果长圆形，长 1 ～ 1.5cm，宽约 6mm，先端凸尖。花期 5 ～ 6 月，果期 9 月。

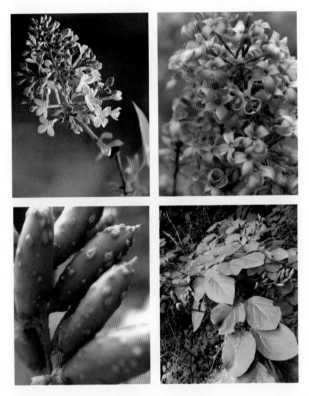

【鉴别要点】灌木，枝干具皮孔，叶下面有白粉，圆锥花序顶生、花冠筒远长于花萼、花冠裂片成熟时向外平展、花药位于花冠筒近口部，蒴果长圆形，先端凸尖。

【生境分布】生于山坡灌木丛、沟边或河旁。分布于河北、山西、内蒙古、陕西、甘肃及东北地区等。

【药用部位】根或茎（藏药"沉香"）。

【采收加工】秋冬二季采收，切段，晒干。

【性味归经】未见记载。

【功能主治】清心解热，镇咳化痰，顺气平喘；用于头痛，健忘，失眠，慢性支气管炎。

【药材标准】未见各级药材标准收载。

【附　　注】丁香属植物的花蕾呈细长筒状，花冠未开展时呈摄合状，整体形态类似铁钉；花味芳香；故名"丁香"。红丁香 *Syringa villosa* Vahl 花色艳丽，花香怡人，多作为观赏植物。药用"丁香"为桃金娘科蒲桃属植物丁香 *Eugenia caryophllata* Thunb. 的干燥花蕾；两者不同科不同属，此"丁香"非彼"丁香"也。

红蓼

【基　　原】蓼科蓼属植物红蓼 *Polygonum orientale* L.。

【别　　名】大毛蓼（《植物学大辞典》），东方蓼（《中国药植志》），水蓬稞（《东北药植志》），九节龙、大接骨、果麻、追风草（《湖南药物志》），八字蓼、捣花、辣蓼、丹药头（《闽东本草》），家蓼（《新疆中草药手册》），水红花草（《山西中草药》），荭草（《中药大辞典》）、红草，大红蓼，狗尾巴花。

【形态特征】一年生草本，高 1～3m。茎：茎直立，粗壮，中空，有节，上部多分枝，密被粗长柔毛。叶：叶互生，宽卵形、宽椭圆形或卵状披针形，长 10～20cm，宽 5～12cm，先端渐尖，基部圆形或近心形，全缘；叶柄长 2～10cm；托叶鞘圆筒状，膜质，长 1～2cm，被毛，顶端通常具平展的环翅。花：总状花序呈穗状，顶生或腋生，长 2～8cm，花紧密，下垂，通常数个再组成圆锥状；苞片鞘状，外面有长毛，广卵形，绿色，被短柔毛，每苞内具 3～5 花；花被 5 裂，白色或粉红色，椭圆形；雄蕊 7～8，稍伸出花外；花柱 2，中下部合生，比花被长，柱头头状，子房稍圆形扁平状，花柱 2 裂。果：瘦果扁平，近圆形，两面中部微凹，褐黑色，有光泽，包于宿存花被内。花期 4～9 月，果期 7～10 月。

【鉴别要点】植株高大，茎粗壮、中空且有节，叶大、托叶鞘圆筒状、顶端具环翅，穗状花序多红色。

【生境分布】生于沟边湿地、村边、路旁。除西藏外，分布于全国各地；亦有栽培。

【药用部位】果实（水红花子）、茎叶（荭草）、花序（荭草花）、根茎（荭草根）。

【采收加工】水红花子：秋季果实成熟时割取果穗，晒干，打下果实，除去杂质。荭草：晚秋霜后，采割茎叶，茎切成小段，晒干；叶置通风处阴干。荭草花：夏季开花时采收，鲜用或晒干。荭草根：夏、秋二季采挖，洗净，鲜用或晒干。

【性味归经】水红花子：咸，微寒；归肝、胃经。荭草：辛，平，有小毒；归肝、脾经。荭草花：辛，温。荭草根：辛，凉；有毒。

【功能主治】水红花子：散血消癥，消积止痛，利水消肿；用于癥瘕痞块，瘿瘤，食积不消，胃脘胀痛，水肿，腹水。荭草：祛风除湿，清热解毒，活血，截疟；用于风湿痹痛，痢疾，腹泻，吐泻转筋，水肿，脚气，痈疮疔疖，蛇虫咬伤，小儿疳积，疝气，跌打损伤，疟疾。荭草花：行气活血，消积，止痛；用于头痛，心胃气痛，腹中痞积，痢疾，小儿疳积，横痃。荭草根：清热解毒，除湿通络，生肌敛疮；用于痢疾，肠炎，水肿，脚气，风湿痹痛，跌打损伤，荨麻疹，疮痈肿痛或久溃不敛。

【药材标准】见书末中药材质量标准 1、3、15、23、29、45、68、74、78、86、90、94。

【附　　注】"*Polygonum orientale*"翻译成中文，就是"水边常见的野花。"红蓼多见于沟边湿地，故名水蓬稞、水红花草。其茎叶具长柔毛，故名大毛蓼。其茎多节；茎叶可祛风除湿通络，用于风湿痹痛和跌打损伤；故名九节龙、大接骨、追风草。其花形大，花色红，故名丹药头、荭草、红草、大红蓼。其花穗低垂，犹如狗尾，故名狗尾巴花。全国各地多有野生和栽培，又常见于村边、路旁和房前屋后，故名东方蓼、家蓼。

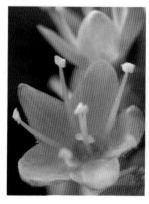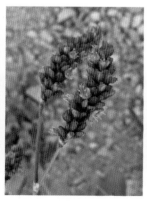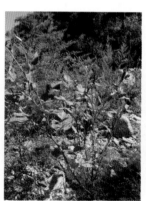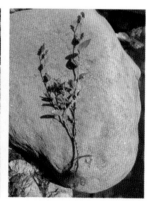

红纹马先蒿

【基　　原】列当科马先蒿属植物红纹马先蒿 *Pedicularis striata* Pall.。

【别　　名】细叶马先蒿（《内蒙古植物志》），黄花马先蒿（《河北植物志》）。

【形态特征】多年生草本。根：根粗壮，有分枝。茎：茎单一或在下部分枝，老时木质化，粗壮，密被短卷毛，老时近于无毛，高 20～100cm，直立。叶：叶互生；基生叶成丛，花期枯萎；茎生叶自下往上叶型渐小，至花序中变为苞片，叶片轮廓披针形，长 3～10cm，宽 1.5～4cm，羽状深裂至全裂，裂片线形，边缘具胼胝质浅齿，叶轴有翅；基生叶叶柄与叶片近等长，长达 8cm，基生叶叶柄较短。花：穗状花序稠密，花期逐渐伸长，长 6～22cm，花序轴被密毛；苞片三角形或披针形，下部者多少叶状而有齿，上部者全缘，短于花，无毛或被卷曲缘毛；萼钟形，长 10～13mm，被疏毛，萼齿 5；花冠黄色，具绛红色的脉纹，长 25～33mm，管在喉部以下向右扭旋，使花冠稍偏向右方，其长约等于盔，盔强大，先端作镰形弯曲；花丝有一对被毛。果：蒴果卵圆形，稍扁平，有短凸尖，长 9～16mm，宽 3～6mm，含种子多数。种子：种子极小，近扁平，长圆形或卵圆形，黑色。花期 6～7 月，果期 7～8 月。

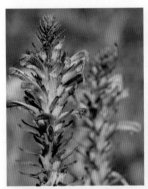
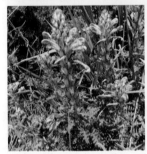
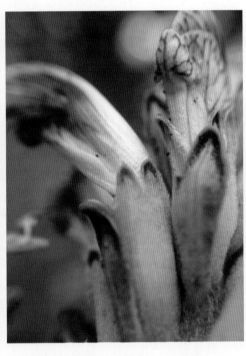
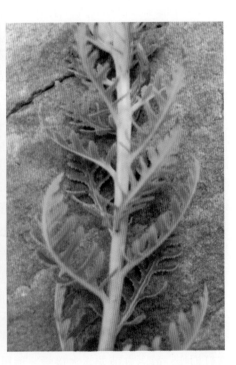

【鉴别要点】主茎粗壮，叶互生、羽状分裂、裂片线形，花冠黄色、具绛红色的脉纹。

【生境分布】生于山坡、林缘草甸及高山草原。分布于东北、华北、西北等地区。

【药用部位】全草（红纹马先蒿）。

【采收加工】秋季采收，洗净泥土，晒干，切段。

【性味归经】酸，温。归肝、肾经。

【功能主治】清热，解毒，利水，涩精；用于肾阳虚衰证，毒蛇咬伤，创伤，耳鸣，口干，痈肿。

【药材标准】未见各级药材标准收载。

【附　　注】红纹马先蒿的花冠具绛红色的脉纹，故名"红纹"。中药材"马先蒿"为冷备品种，临床使用量不大；其基原包括玄参科马先蒿属植物华马先蒿 *Pedicularis oederi* Vahl var. *sinensis* (Maxim.) Hurus.、返顾马先蒿 *Pedicularis resupinata* L. 和藏新马先蒿 *Pedicularis oederi* Vahl。红纹马先蒿入药称为"红纹马先蒿"，而不是"马先蒿"。

【基　　原】胡桃科胡桃属植物胡桃 *Juglans regia* L.。

【别　　名】核桃。

【形态特征】多年生落叶乔木，高达 20～25m。茎：树皮幼时灰绿色，老时灰白色而纵向浅裂；小枝无毛，具光泽，灰绿色，后带褐色；树冠广阔。叶：奇数羽状复叶，小叶 5～9，对生，上面深绿色，无毛，下面淡绿色。花：花单性同株，与叶同时开放；雄性荑黄花序下垂，花密生，长 5～10cm，苞片、小苞片及花被片均被腺毛，雄蕊 6～30，花药黄色，无毛；雌性穗状花序簇生，直立，生于幼枝的顶端，通常有花 1～3，子房下位，密被毛。果：果实近球形，直径 4～6cm，无毛，外果皮肉质，绿色；内果皮骨质，坚硬，有不规则的皱曲浅沟，常有 2 条纵棱，顶端具短尖头。花期 5 月，果期 10 月。

【鉴别要点】奇数羽状复叶，花单性、雄性为荑黄花序、雌性为穗状花序，果实近球形、外果皮肉质绿色、内果皮骨质坚硬。

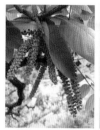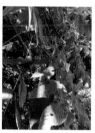
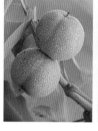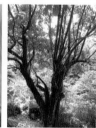

【生境分布】生于山坡、丘陵、平原。分布于华北、西北、西南、华中、华南和华东地区；现多为栽培。

【药用部位】种仁（核桃仁）、叶（核桃叶）、果核内的木质隔膜（分心木）、花（胡桃花）、嫩枝（胡桃枝）、根或根皮（胡桃根）、树皮（胡桃树皮）、成熟果实的内果皮（胡桃壳）、未成熟的果实（青胡桃果）、未成熟果实的外果皮（胡桃青皮）、种仁的脂肪油（胡桃油）、种仁返油而变黑色者（油胡桃）。

【采收加工】核桃仁：秋季果实成熟时采收，除去肉质果皮，晒干，再除去核壳和木质隔膜。核桃叶：5～10 月采收，鲜用或晒干。分心木：秋、冬季采收成熟核果，击开核壳，采取核仁时，收集果核内的木质隔膜，晒干。胡桃花：5～6 月花盛开时采收，除去杂质，鲜用或晒干。胡桃枝：春、夏季采摘嫩枝，洗净，鲜用。胡桃根：全年均可采挖，洗净，切片，晒干；或剥取根皮，切片，鲜用。胡桃树皮：全年均可采收，或结合栽培、砍伐、整枝，采剥茎皮和枝皮，鲜用或晒干。胡桃壳：采收胡桃仁时，收集核壳，晒干。青胡桃果：夏季采收未成熟的果实，洗净，鲜用或晒干。胡桃青皮：夏、秋季摘下未熟果实，削取绿色的外果皮鲜，鲜用或晒干。胡桃油：将净核桃仁压榨，收集榨出的脂肪油。油胡桃：种仁储存过程中，拣出返油而变黑色者。

【性味归经】核桃仁：甘，温；归肾、肺、大肠经。核桃叶：苦、涩，平，有毒。分心木：苦、涩，平，归脾、肾经。胡桃花：甘、微苦，温。胡桃枝：苦、涩，平。胡桃根：苦、涩，平。胡桃树皮：苦、涩，凉。胡桃壳：苦、涩，平。青胡桃果：苦、涩，平。胡桃青皮：苦、涩，平；归肝、脾、胃经。胡桃油：辛、甘，温。油胡桃：辛，热，有毒。

【功能主治】核桃仁：补肾，温肺，润肠；用于肾阳不足，腰膝酸软，阳痿遗精，虚寒喘嗽，肠燥便秘。核桃叶：解毒，消肿；用于象皮肿，白带过多，疥癣。分心木：固肾涩精；用于遗精滑泄，淋病，尿血，遗尿，崩中，带下，泻痢。胡桃花：软坚散结，除疣；用于赘疣。胡桃枝：杀虫止痒，解毒散结；用于疥疮，瘰疬，肿块。胡桃根：止泻，止痛，乌须发；用于腹泻，牙痛，须发早白。胡桃树皮：涩肠止泻，解毒，止痒；用于痢疾，麻风结节，肾囊风，皮肤瘙痒。胡桃壳：止血，止痢，散结消痈，杀虫止痒；用于妇女崩漏，通经，久痢，乳痈，疥癣，鹅掌风。青胡桃果：止痛，乌须发；用于胃脘疼痛，须发早白。胡桃青皮：止痛，止咳，止泻，解毒，杀虫；用于脘腹疼痛，痛经，久咳，泄泻久痢，痈肿疮毒，顽癣，秃疮，白癜风。胡桃油：温补肾阳，润肠，驱虫，止痒，敛疮；用于肾虚腰酸，肠燥便秘，虫积腹痛，聤耳出脓，疥癣，冻疮，狐臭。油胡桃：消痈肿，祛疬风，解毒，杀虫；用于痈肿，疬风，霉疮，疥癣，白秃疮，须发早白。

【药材标准】见书末中药材质量标准 1、3、10、14、15、24、27、29、36、38、45、49、52、56、59、68、74、79、83、86、90、93、94、99。

【附　　注】胡桃栽培历史悠久，培育品种很多，常见的有新 2 核桃、8518 核桃（薄皮核桃）等。胡桃的这些培育品种，事实上已经成为胡桃（*Juglans regia* L.）的中药材基原；类似情况也多见于其他品种的中药材，由于野生资源减少和环境保护等原因，多种中药材的基原已经由野生变为家种，其品种已经为原品种的变种、亚种或培育品种，已被广泛使用；但其在"种"上的差异，会不会导致药材性味的不同，仍存在学术上的争议。

胡枝子

【基　　原】豆科胡枝子属植物胡枝子 *Lespedeza bicolor* Turcz.。

【别　　名】扫皮、胡枝条（《青岛木本植物名录》），杭子梢（《中国树木分类学》），虾夷山蔌、胡枝花、鹿鸡花、扫条（《国产牧草植物》），野花生（《福建民间草药》），过山龙、羊角梢、豆叶柴（《江西民间草药》），夜合草、假花生（《闽东本草》），随军茶（《全国中草药汇编》）。

【形态特征】直立灌木，高 0.5～3m。茎：茎多分枝；小枝黄褐色或暗绿褐色，老枝灰褐色，有条棱，被疏短毛。叶：3 出复叶；托叶 2 枚，线状披针形；叶柄长 2～9cm；小叶狭卵形、倒卵形或椭圆形，先端钝圆或微凹，稀稍尖，具短刺尖，基部近圆形或宽楔形，全缘，上面绿色，无毛，下面色淡，被疏柔毛，老时渐无毛；顶端小叶大，侧生小叶相对较小。花：总状花序腋生，比叶长，常构成大型疏松的圆锥花序；总花梗长 4～15cm；小苞片 2，狭卵形，被短柔毛；小花梗短，长约 2mm，密被毛；花萼长约 5mm，4 浅裂，裂不及萼的 1/2，其上再 2 裂；花冠紫色，长约 10mm，旗瓣倒卵形，先端微凹或圆形，翼瓣较短，矩圆形，基部具耳和瓣柄，龙骨瓣与旗瓣近等长，先端钝，基部具较长的瓣柄；子房条形，被毛。果：荚果斜倒卵形，稍扁，表面具网纹，密被短柔毛。花期 6～8 月，果期 9～10 月。

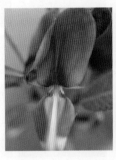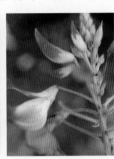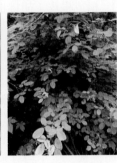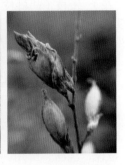

【鉴别要点】3 出复叶；花萼 4 裂、其上再 2 裂、裂不及萼的 1/2；旗瓣长且超过龙骨瓣、花冠紫色。

【生境分布】生于山地。分布于华北、东北地区及浙江、江西、福建、河南、湖北、四川等地。

【药用部位】根（胡枝子根）、枝叶（胡枝子）、花（胡枝子花）。

【采收加工】胡枝子根：7～10 月采挖，切片晒干。胡枝子：6～9 月采收，鲜用或切段晒干。胡枝子花：花开时采收，阴干。

【性味归经】胡枝子根：辛、微苦，凉。胡枝子：甘、微苦，平；归心、肝经。胡枝子花：甘，平。

【功能主治】胡枝子根：祛风除湿，活血止痛，止带止血，清热解毒；用于感冒发热，风湿痹痛，跌打损伤，鼻衄，赤白带下，流注肿毒。胡枝子：润肺清热，利水通淋，止血；用于肺热咳嗽，百日咳，鼻衄，淋病。胡枝子花：清热止血，润肺止咳；用于便血，肺热咳嗽。

【药材标准】未被各级药材标准收载。

【附　　注】胡人，古时常指我国北部及西域的游牧民族，包括匈奴人、鲜卑人、氐人、羌人、吐蕃人、突厥人、蒙古人、契丹人、女真人等民族。胡枝子多见于我国西北部地区，因这些地区古时属于胡人属地，故名称中有"胡"字；胡枝子多分枝，小枝条生长繁密，故名称中有"枝"字；故而名称为"胡枝子"。其他别名均是根据它的形态、民间用途、生长习性等特点来命名。

◆ 附：细梗胡枝子

豆科胡枝子属植物细梗胡枝子 *Lespedeza virgata* (Thunb.)，与胡枝子的主要区别是：细梗胡枝子的花具有无瓣花，花萼 5 裂，花黄白色，总花梗细长。细梗胡枝子的全草入药，功可清暑利尿，截疟；其药材标准见书末中药材质量标准 9、55。

嶂石岩地区另有以下胡枝子属植物：兴安胡枝子、阴山胡枝子、短梗胡枝子、多花胡枝子、美丽胡枝子、尖叶铁扫帚；均未被各级药材标准收载。在此不再一一赘述。

【基　　原】禾本科虎尾草属植物虎尾草 *Chloris virgata* Sw.。

【别　　名】棒锤草，刷子头，盘草。

【形态特征】一年生草本。茎：茎丛生，直立或基部膝曲，高 15～80cm，直径 1～4mm，光滑无毛。叶：叶狭披针形，基部具叶鞘，叶鞘背部具脊，包卷松弛，无毛；最上叶鞘常包有花序，肿胀成棒槌状；叶舌长约 1mm，无毛或具纤毛；叶片线形，长 3～25cm，宽 3～6mm，两面无毛，平滑或边缘及上面粗糙。花：穗状花序簇生于茎顶，呈指状排列，5～10 花，长 1.5～5cm；初期包藏于茎顶叶鞘中，中期常直立且并拢成毛刷状，成熟时披散；小穗无柄，长约 3mm，幼时绿色，成熟时常带紫色；颖膜质，1脉，第一颖长约 1.8mm，第二颖等长或略短于小穗，中脉延伸成长 0.5～1mm 的小尖头；第一小花两性，外稃纸质，两侧压扁，呈倒卵状披针形，长 2.8～3mm，3 脉，沿脉及边缘被疏柔毛或无毛，两侧边缘上部 1/3 处有长 2～3mm 的白色柔毛，顶端尖或有时具 2 微齿，芒自背部顶端稍下方伸出，长 5～15mm，内稃膜质，略短于外稃，具 2 脊，脊上被微毛，基盘具长约 0.5mm 的毛，第二小花不孕，长楔形，仅存外稃，长约 1.5mm，顶端截平或略凹，芒长 4～8mm，自背部边缘稍下方伸出。果：颖果纺锤形，淡黄色，光滑无毛而半透明。花期 6～7 月，果期 7～10 月。

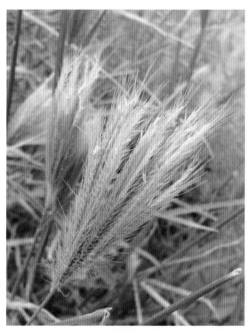
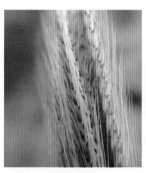
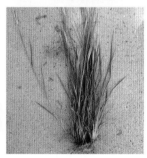
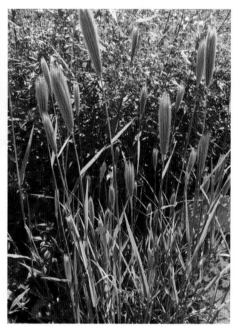

【鉴别要点】穗状花序呈指状排列、中期呈毛刷状。

【生境分布】生于路旁、荒野，河岸沙地。分布于全国各地。

【药用部位】全草（虎尾草）。

【采收加工】春、夏二季采收，晒干。

【性味归经】辛、苦，微温。

【功能主治】祛风除湿，解毒杀虫；用于感冒头痛，风湿痹痛，泻痢腹痛，疝气，脚气，痈疮肿毒，刀伤。

【药材标准】未见各级药材标准收载。

【附　　注】虎尾草的最上叶鞘常包有花序，肿胀成棒槌状，故名棒锤草。其穗状花序中期常直立，并拢成毛刷状，故名刷子头。其茎丛生，且基部膝曲，导致茎基部盘根错节，也许因此原因，故名盘草。唇形科植物毛萼香茶菜 *Rabdosia eriocalys*(Dunn)Hara 的叶或根入药，药材名称亦为"虎尾草"。应注意区分。

花椒

【基　　原】芸香科花椒属植物花椒 *Zanthoxylum bungeanum* Maxim.。

【别　　名】川椒、红椒、大红袍（《中药志》），秦椒，蜀椒。

【形态特征】多年生落叶灌木或小乔木，高 3 ～ 7m；全株具香气。**茎**：枝干通常有增大的略斜上的皮刺，皮刺基部宽扁，长 5 ～ 16mm；小枝有毛或光滑，当年生嫩枝具短柔毛。**叶**：奇数羽状复叶互生，叶轴边缘有狭翅和小皮刺，小叶无柄或近无柄，叶片 5 ～ 9，稀 3 或 11，对生，卵形或卵状长圆形，长 1 ～ 7cm，宽 1 ～ 3cm，先端急尖或短渐尖，常微凹，基部圆形或钝，有时两侧略不对称，边缘具钝锯齿，齿缝处有大而透明的腺点；叶上面无刺毛，下面中脉基部两侧被长柔毛，纸质。**花**：聚伞状圆锥花序顶生，长 2 ～ 6cm，花轴密被短毛，花枝扩展；苞片细小，早落；花单性，花被片 4 ～ 8，1 轮；雄花的雄蕊 4 ～ 8，通常 5 ～ 7，花丝线形，有退化子房；雌花心皮 4 ～ 6，通常 3 ～ 4，无子房柄，花柱外弯，柱头头状。**果**：蓇葖果球形，红色或紫红色，成熟心皮 2 ～ 3，或为 1，果瓣半球形，表面密生粗大而凸出的腺点。**种子**：种子卵圆形，直径 3 ～ 4mm，黑色，有光泽。花期 4 ～ 6 月，果期 5 ～ 9 月。

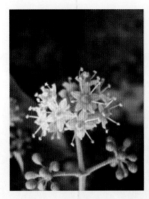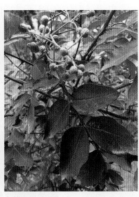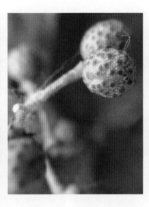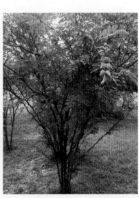

【鉴别要点】枝干有基部宽扁的皮刺，奇数羽状复叶、上面无针刺，花被片 4 ～ 8、1 轮，蓇葖果球形，成熟后红色或紫红色、果瓣半球形、表面密生粗大而凸出的腺点，全株气味特异且浓烈。

【生境分布】生于林缘、灌木丛或坡地。分布于辽宁、河北、陕西、甘肃、山东、江苏、安徽、浙江、江西等地；目前栽培广泛。

【药用部位】果皮（花椒）、根（花椒根）、叶（花椒叶）、种子（椒目）。

【采收加工】花椒：秋季采收成熟果实，晒干，除去种子和杂质。花椒根：全年均可采挖，洗净，切片晒干。花椒叶：全年均可采收，鲜用或晒干。椒目：9 ～ 10 月果实成熟时采摘，待果实开裂，果皮与种子分开时，拣出种子。

【性味归经】花椒：辛，温；归脾、胃、肾经。花椒根：辛，热；有小毒；归肾、膀胱经。花椒叶：辛，热；归心、脾、胃经。椒目：苦、辛，温；有小毒；归脾、膀胱经。

【功能主治】花椒：温中止痛，杀虫止痒；用于脘腹冷痛，呕吐泄泻，虫积腹痛；外治湿疹，阴痒。花椒根：散寒，除湿，止痛，杀虫；用于虚寒血淋，风湿痹痛，胃痛，牙痛，痔疮，湿疮，脚气，蛔虫病。花椒叶：温中散寒，燥湿健脾，杀虫解毒；用于奔豚，寒积，霍乱转筋，脱肛，脚气，风弦烂眼，漆疮，疥疮，毒蛇咬伤。椒目：利水消肿，祛痰平喘；用于水肿胀满，哮喘。

【药材标准】见书末中药材质量标准 1、3、15、20、29、45、52、68、83、86、90、93、94、98。

【附　　注】按《中华人民共和国药典》（2015 年版），中药材"花椒"的基原包括芸香科植物青椒 *Zanthoxylum schinifolium* Sieb.et Zucc. 和同科的花椒 *Zanthoxylum bungeanum* Maxim.。花椒因产地和品种不同，其果皮形态等特征也具差异，自古有"蜀椒出武都，秦椒出天水"之说。目前，生产中具有代表性的主要栽培品种有大红袍（大红椒、狮子头、疙瘩椒）、大红椒（油椒、二红袍、二性子）、小红椒（小红袍、小椒子、米椒、马尾椒）、白沙椒（白里椒、白沙旦）、豆椒（白椒）、秦安 1 号（大狮子头）等。

【基　　原】豆科槐属植物槐 *Sophora japonica* L.。

【别　　名】豆槐、白槐、细叶槐（《中国主要植物图说》），国槐，槐树，槐蕊，金药材，护房树，家槐。

【形态特征】多年生落叶乔木，高可达 25m。茎：主干树皮灰褐色，具不规则纵裂，内皮鲜黄色，具特异气味；当年生嫩枝暗绿色，光滑近无毛，皮孔明显。叶：奇数羽状复叶，互生或近对生；小叶 7～15，卵状披针形或卵状长圆形，先端渐尖，基部稍偏斜。花：圆锥花序顶生，长达 30cm；花萼浅钟状，长约 4mm，萼齿 5，近等大，圆形或钝三角形，被灰白色短柔毛；花梗比花萼短，小苞片 2 枚，形似小托叶；花冠蝶形，乳白色或淡黄绿色；旗瓣近圆形，先端微缺，基部浅心形，具短柄，有紫色脉纹；翼瓣和龙骨瓣卵状长圆形，先端浑圆，基部斜戟形，两者等长；雄蕊 10，近分离，不等长；子房筒状，花柱弯曲。果：荚果肉质，串珠状，长 2.5～5cm 或稍长，径约 10mm，黄绿色，种子间缢缩，种子 1～6 粒，排列较紧密，具肉质果皮。种子：种子卵球形，淡黄绿色，干后黑褐色。花期 6～8 月，果期 8～11 月。

【鉴别要点】茎内皮鲜黄色，奇数羽状复叶，大型圆锥花序、花冠乳白色或淡黄绿色，荚果肉质、串珠状。

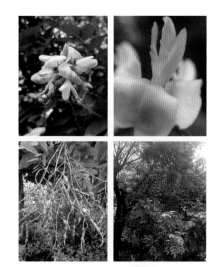

【生境分布】生于山坡、平原。分布于我国北方地区，广东、台湾、四川也有分布；全国各地有栽培。

【药用部位】花（槐花）、花蕾（槐米）、果实（槐角）、嫩枝（槐枝）、槐叶（槐叶）、根（槐根）、树皮和根皮（槐白皮）。

【采收加工】槐花、槐米：夏季花开放或花蕾形成时采收，及时干燥；前者习称"槐花"，后者习称"槐米"。槐角：冬季采收，干燥。槐枝：4～5 月采收，晒干或鲜用。槐叶：5～8 月采收，晒干或鲜用。槐根：全年均可采挖，切片晒干。槐白皮：全年均可采树皮，秋冬季挖根剥取根皮，均除去外层栓皮，切段，晒干或鲜用。

【性味归经】槐花、槐米：苦，微寒；归肝、大肠经。槐角：苦，寒；归肝、大肠经。槐枝：苦，平。槐叶：苦，平；归肝、胃经。槐根：苦，平。槐白皮：苦，无毒。

【功能主治】槐花、槐米：凉血止血，清肝泻火；用于便血，痔血，血痢，崩漏，吐血，衄血，肝热目赤，头痛眩晕。槐角：清热泻火，凉血止血；用于肠热便血，痔肿出血，肝热头痛，眩晕目赤。槐枝：止血，祛风，燥湿；用于崩漏，赤白带下，痔疮，心痛，皮肤瘙痒，疥癣。槐叶：清热泻火，燥湿杀虫；用于小儿惊痫，肠风，血淋，痔疮，湿疹，皮肤瘙痒，疥癣，痈疮疔肿。槐根：散瘀消肿，杀虫；用于痔疮，喉痹，蛔虫病。槐白皮：祛风除湿，消肿，生肌；用于中风，口疮，痔疮，阴疽湿疹，水火烫伤。

【药材标准】见书末中药材质量标准 1、3、5、10、15、17、20、23、29、31、38、45、46、61、68、70、80、86、88、90、94、99。

【附　　注】槐 *Sophora japonica* L. 自古至今是庭院栽培树种，其枝叶茂密，绿荫如盖，适作庭荫树和行道树，故名国槐、槐树、护房树、家槐。其花色乳白，故名白槐。其果实犹如豆荚，故名豆槐。槐的小叶窄小，故名细叶槐。

◆附 1：刺槐

豆科刺槐属植物刺槐 *Robinia pseudoacacia* L.，别称洋槐、刺儿槐。与槐比较，刺槐具托叶刺，荚果褐色、扁平；两者同科不同属。

◆附 2：山槐

豆科合欢属植物山槐 *Albizia kalkora*（Roxb.）Prain，与槐比较，山槐为头状花序；山槐花初白色，后变黄；花冠长，中部以下联合呈管状，裂片披针形；荚果带状；两者同科不同属。

黄海棠

【基　　原】藤黄科金丝桃属植物黄海棠 *Hypericum ascyron* L.。

【别　　名】湖南连翘、黄花刘寄奴（《植物名实图考》），大汗淋草（《南京民间药草》），大黄心草、房心草（《广西中兽医药用植物》），假连翘、箭花茶、一枝箭（《南宁市药物志》），金丝桃、鸡心茶、牛心茶（《辽宁经济植物志》），大金雀、大精血（《江苏药材志》），长柱金丝桃、牛心菜（《北方常用中草药手册》），土黄芩、小黄心草、大头草（《广西药用植物名录》），金丝蝴蝶、伞旦花（《中国树木分类学》），红旱莲（《河北植物志》），山辣椒，大叶金丝桃，救牛草，六安茶，元宝草。

【形态特征】多年生草本，高 0.5～1.3m。根：主根圆锥形，稍显木质，棕褐色，支根对数。茎：茎直立或在基部上升，单一或数茎丛生，不分枝或上部分枝，茎及枝条具 4 棱。叶：叶对生；叶片披针形、长圆状披针形、长圆状卵形至椭圆形或狭长圆形，长 2～10cm，宽 0.5～3.5cm，先端渐尖、锐尖或钝，基部楔形或心形而抱茎，全缘，坚纸质，上面绿色，下面通常淡绿色且散布淡色腺点。花：花数朵，顶生，排列成聚伞花序；萼片 5，不等长，卵形、披针形、椭圆形或长圆形，先端锐尖或钝，全缘，结果时直立；花瓣 5，金黄色，狭倒卵形，稍偏斜而弯曲；雄蕊多枚，基部合成 5 束，花药金黄色，具松脂状腺点；子房上位，5 室，具中央空腔，花柱 5。果：蒴果圆锥形，长 1～2cm，5 室，棕褐色，成熟后先端 5 瓣裂，柱头常折落，内含细小种子多数。种子：棕色或黄褐色，圆柱形，微弯曲，有龙骨状凸起或狭翅，具细蜂窝纹。花期 6～8 月，果期 7～9 月。

【鉴别要点】茎 4 棱，叶对生、狭长圆形、基部楔形或抱茎，花金黄色、雄蕊 5 束。

【生境分布】生于荒坡、山野、路边。除青海、新疆外，分布于我国大部分地区。

【药用部位】全草（刘寄奴、红旱莲、湖北刘寄奴）。

【采收加工】7～8 月果实成熟时，割取地上部分，用热水泡过，晒干。

【性味归经】微苦，寒，无毒。归肝经。

【功能主治】平肝，止血，败毒，消肿；用于头痛，吐血，跌打损伤，疮疖。

【药材标准】见书末中药材质量标准 8、9、10、43、52、55、58、76、81、84、91、96。

【附　　注】黄海棠的别名较多，各地习用名称不一致。其药用部位的中药材也存在多个名称，且易与其他中药材相混淆，如"刘寄奴"，此点应引起注意。

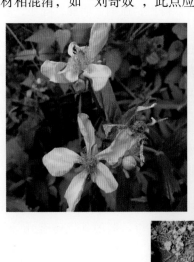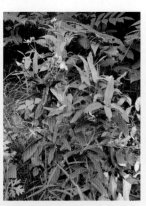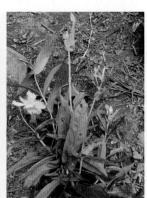

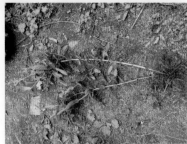

黄花败酱

【基　　原】败酱科败酱属植物败酱 *Patrinia scabioseafolia* Fisch.。

【别　　名】黄花龙牙（《植物名实图考》），黄花草、野黄花（南药《中草药学》），败酱草（《卫生易简方》），野苦菜（《植物名实图考》），苦菜、黄花苦菜、苦斋公（《四川中药志》），白苦爹、苦苴（《闽东本草》），苦叶菜、豆豉草、豆渣草（《重庆草药》），观音菜、萌菜（《浙江药用植物志》），女郎花（《新华本草纲要》）。

【形态特征】多年生高大草本，高 70 ～ 150cm。茎：根状茎粗壮，横走或斜生，有特殊气味；地上茎直立，上部多分枝。叶：基生叶长卵形、窄卵形或阔卵形，长 3 ～ 10cm，宽 1.5 ～ 5cm，先端急尖或钝，基部下延近楔形，边缘具锯齿，具长柄，柄长 3 ～ 9cm，基生叶在花期枯萎；茎生叶对生，通常窄卵形、披针形或线形，长 10 ～ 15cm，具 2 ～ 3 对羽状深裂至全裂，中间裂片最大，柄长 1 ～ 2cm，先端窄急尖，边缘具锯齿；茎从下往上叶片逐渐变小，叶柄渐短到无。花：聚伞圆锥花序顶生，常于枝端 5 ～ 9 序集成伞房状，总花梗方形；苞片小；花小，直径 2 ～ 4mm；花萼不明显；花冠黄色，先端 5 裂；雄蕊 4；子房下位。果：瘦果长方椭圆形，长 3 ～ 4mm，子房边缘向两侧延展成窄翅状。种子：种子 1 枚，椭圆形、扁平。花期 7 ～ 9 月，果期 9 ～ 10 月。

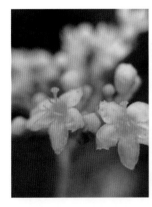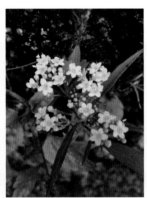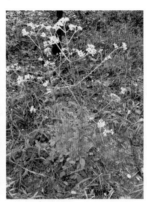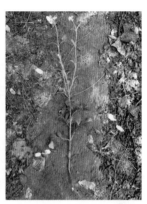

【鉴别要点】根有特殊气味（脚臭味），聚伞圆锥花序、花黄色。

【生境分布】生于山坡沟谷、灌木丛边、草地。分布于华北、东北、华东、华南地区及四川、贵州等地。

【药用部位】全草（败酱）。

【采收加工】7 ～ 9 月采收，切段，晒干。

【性味归经】苦、辛，微寒。归大肠、肺、肝经。

【功能主治】清热解毒，破瘀排脓；用于肠痈，肺痈，痢疾，带下，产后瘀滞腹痛，热毒痈肿。

【药材标准】见书末中药材质量标准 4、23、26、28、48、55、58、74、80、82、90、94。

【附　　注】黄花败酱，其花色黄；其气味特殊，似发酵的豆酱、豆豉、豆渣；其味又苦；所以其别称中多有"黄花""败酱""豆豉""豆渣""苦"等字眼以描述其特点。概因其形态有几分类似龙牙草，故别称为黄花龙牙。至于观音菜、萌菜、女郎花等名称，其由来则无从考证和推断。

◆附：白花败酱

败酱科败酱属植物白花败酱 *Patrinia villosa* Juss.，白花败酱与黄花败酱的形态类似，主要区别点是：白花败酱的花冠白色，茎枝被粗白毛。两者都是中药材"败酱"的正品基原。

黄花草木樨

【基　　原】豆科草木樨属植物黄花草木樨 Melilotus dentatus (Waldst. Et Kitag.)。

【别　　名】马层子（《内蒙古中草药》），臭苜蓿（《内蒙古植物志》），细齿草木樨（《中药大辞典》）。

【形态特征】两年生草本，高 20 ～ 50cm。茎：茎直立，有分枝，无毛。叶：羽状 3 出复叶，叶柄细长；小叶倒卵状椭圆形或长椭圆形，长 15 ～ 30mm，宽 4 ～ 10mm，先端钝圆，中脉突出成短尖，基部圆形或楔形，边缘有细密的锯齿，上面无毛，下面沿脉稍有毛或无毛，顶生小叶稍大，具较长的小叶柄，两侧小叶的叶柄短；托叶线形或线状披针形，基部两侧齿裂。花：总状花序腋生，长 6 ～ 20cm，具花多数而稠密，花序轴在花期中伸展，花渐疏松；花萼钟形，5 齿裂，萼齿窄三角状，与萼筒等长或稍短，稍有毛；花冠黄色，旗瓣倒卵形，比翼瓣长，子房线状长圆形。果：荚果椭圆形，长 3 ～ 5mm，宽约 2mm，先端具宿存花柱，表面具皱纹。种子：种子 1 ～ 2 粒，卵形，黄褐色。花期 5 ～ 8 月，果期 7 ～ 10 月。

【鉴别要点】羽状 3 出复叶、叶缘有细齿、托叶基部两侧齿裂，花黄色、旗瓣长于龙骨瓣，荚果无毛。

【生境分布】生于低湿草地、路旁、滩地。分布于东北、华北、西北、华东等地区。

【药用部位】全草（黄花草木樨）。

【采收加工】8 ～ 9 月果实大部分成熟时采收，晒干。

【性味归经】辛，平。

【功能主治】和中健胃，清热化湿，利尿；用于暑湿胸闷，口腻，口臭，赤白痢，淋病，疥疮。

【药材标准】未见各级药材标准收载。

【附　　注】黄花草木樨适宜半干燥、温湿地区，土壤不拘，抗碱性及抗旱性均较强。黄花草木樨为重要家畜饲料，也为水土保持的优良草种，并可作为绿肥和蜜源植物。花干燥后，也可拌入烟草内作芳香剂。

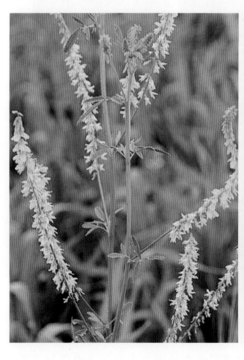
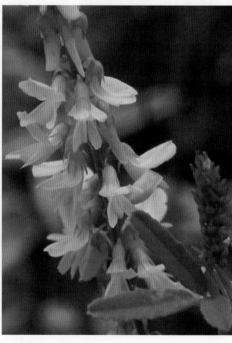
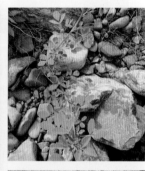
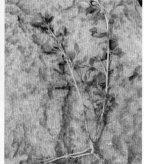

黄花蒿

【基　　原】菊科蒿属植物黄花蒿 *Artemisia annua* L.。

【别　　名】香丝草、酒饼草（《广州植物志》），马尿蒿、苦蒿（《贵州民间方药集》），黄香蒿、黄蒿、野筒蒿（《江苏植药志》），鸡虱草（《江西草药》），秋蒿、香苦草、野苦草（《上海常用中草药》），蒿子、草青蒿、草蒿子（《全国中草药汇编》），草蒿，青蒿，臭蒿。

【形态特征】一年生草本，全株被稀疏短柔毛，后脱落无毛。根：主根单一，直伸，狭纺锤形，具支根。茎：茎单一，高 50～200cm，多分枝，有纵棱；茎幼时绿色，后变褐色或红褐色。叶：纸质，绿色；基生叶和茎下部叶花期枯萎；茎中部叶卵形，长 3～7cm，宽 2～6cm，两面具细小白色腺点及细小凹点，2～3 回羽状深裂或全裂，呈栉齿状，每侧有裂片 5～10 枚，末回裂片长圆状线形或线形，先端锐尖，全缘或具 1～2 锯齿或缺刻，上面绿色，下面淡绿色，叶片两面无毛或被微毛，密布腺点；上部叶小，1～2 回羽状深裂或全裂，近无柄。花：头状花序多数，球形，直径 1.5～2.5mm，有短梗，下垂或倾斜，在分枝上排成总状或复总状花序，并在茎上排列成开展的圆锥花序；小苞叶线形；总苞片 2～3 层，内外层近等长，外层总苞片长圆形，中内层总苞片卵形；花序托凸起，半球形；边花雌性，深黄色，10～20朵，花冠管状，檐部具 2～3 裂齿，花柱线形，伸出花冠外，先端 2 叉；中央花两性，花 10～30 朵，花冠管状，花药线形，花序托凸起，花柱近与花冠等长，先端 2 叉。果：瘦果小，椭圆状卵形，略扁，红褐色，长约 0.7mm。花果期 8～11 月。

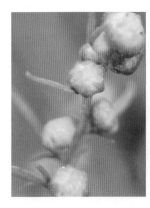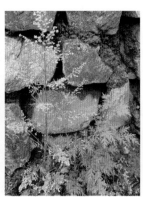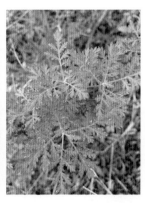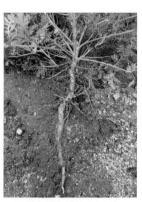

【鉴别要点】全株气味特异，茎中部叶 2～3 回羽状深裂或全裂，头状花序球形、花序托无毛。

【生境分布】生于路旁、荒地、山坡、林缘等处。分布于全国各地。

【药用部位】地上部分（青蒿）、根（青蒿根）、果实（黄花蒿子、青蒿子）。

【采收加工】青蒿：秋季花盛开时采割，除去老茎，阴干。青蒿根：9～12 月采挖，切段，晒干。黄花蒿子、青蒿子：秋季果实成熟时采收，打下果实，晒干。

【性味归经】青蒿：苦、辛，寒；归肝、胆经。青蒿根：未见记载。黄花蒿子、青蒿子：辛，凉，无毒。

【功能主治】青蒿：清虚热，除骨蒸，解暑热，截疟，退黄；用于温邪伤阴，夜热早凉，阴虚发热，骨蒸劳热，暑邪发热，疟疾寒热，湿热黄疸。青蒿根：用于劳热骨蒸，关节酸痛，便血。黄花蒿子、青蒿子：清热明目，杀虫；用于劳热骨蒸，目涩目糊，痢疾，恶疮，疥癣，风疹。

【药材标准】见书末中药材质量标准 1、3、15、20、29、45、68、83、86、90、94、99。

【附　　注】黄花蒿地上部分入药，药材名"青蒿"；青蒿 *Artemisia apiacea* Hance. 与黄花蒿同属，但不是中药材"青蒿"的正品基原。

◆附：青蒿

　　菊科蒿属植物青蒿 *Artemisia apiacea* Hance.，与黄花蒿比较，青蒿的叶裂片长圆形，头状花序大。

茴茴蒜

【基　　原】毛茛科毛茛属植物茴茴蒜 *Ranunculus chinensis* Bunge。

【别　　名】回回蒜毛茛（《东北植物检索表》），黄花草、土细辛、鹅巴掌（《中国药用植物图鉴》），水杨梅、小桑子、糯虎掌（《昆明民间常用草药》），小虎掌草，野桑椹，鸭脚板，水辣椒。

【形态特征】一年生草本。茎：茎直立，高 20 ～ 70cm，被糙毛。叶：3 出复叶；基生叶长 4 ～ 8cm，宽 4 ～ 11cm，具长柄，叶柄长 4 ～ 20cm，叶柄基部扩大成鞘状，被长硬毛；顶生小叶菱形或宽菱形，3 深裂，裂片菱状楔形，疏生齿，具短柄；侧生小叶斜扇形，不等 2 深裂，叶两面被糙伏毛，近无柄。花：花序顶生或腋生，3 至数花；花梗长 0.5 ～ 2cm，被疏长硬毛；萼片 5，反折，窄卵形，长 3 ～ 5mm，外面被粗毛；花直径 10 ～ 14mm，花瓣 5，黄色，倒卵形，与萼片近等长；雄蕊多数。果：聚合果近矩圆形，长约 1cm，无毛。花期 4 ～ 8 月，果期 5 ～ 9 月。

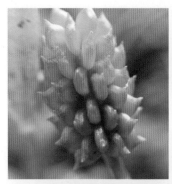
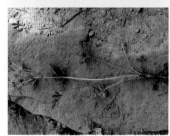
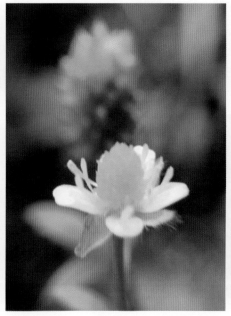
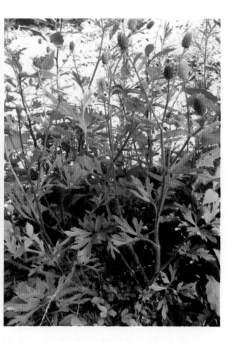

【鉴别要点】茎被糙毛，基生叶 3 出 3 裂、叶和叶柄具毛，花黄色，聚合果近矩圆形、无毛、长约 1cm。

【生境分布】生于平原、丘陵、溪边、田旁及水湿草地。分布于东北、华北、西南地区及陕西、甘肃、宁夏、江苏、湖北、广西等地。

【药用部位】全草（回回蒜）、果实（回回蒜果）。

【采收加工】回回蒜：夏季采收，鲜用或晒干。回回蒜果：夏季采摘，鲜用或晒干。

【性味归经】回回蒜：辛、苦，温；有毒。回回蒜果：苦，微温。

【功能主治】回回蒜：消炎退肿，截疟，杀虫；用于肝炎，肝硬化腹水，疟疾，疮癞，牛皮癣。回回蒜果：明目，截疟；用于夜盲，疟疾。

【药材标准】未见各级药材标准收载。

【附　　注】茴茴蒜为毛茛科毛茛属植物，与同属多种植物形态相像，如毛茛、石龙芮等，故民间有时称作毛茛、石龙芮等，实乃误也。其果为聚合果，近矩圆形，与水杨梅和家桑的聚合果形似，故名水杨梅、野桑椹、小桑子。其叶 3 出 3 裂，形如掌，故名糯虎掌、小虎掌草、鹅巴掌、鸭脚板。其花色黄，故名黄花草。其味辛辣，根为须根，类似细辛的根，故名土细辛、水辣椒。

茴香

【基　　原】伞形科茴香属植物茴香 *Foeniculum vulgare* Mill.。

【别　　名】小茴香，谷茴香、谷香（《现代实用中药》），香子（《中国药用植物志》），小香（《四川中药志》）。

【形态特征】一年至两年生草本，高 0.4～2m，全株被灰白色粉霜，具强烈特异香气。根：浅黄白色，纺锤形，肥厚，支根多数。茎：茎直立，光滑无毛，灰绿色或苍白色，表面具纵沟纹，上部多分枝。叶：茎生叶互生；茎下部叶具长柄，基部鞘状抱茎，茎中部和上部叶的叶柄部分或全部成鞘状；叶 4～5 回羽状全裂，末回裂片丝状。花：复伞形花序顶生或侧生，直径 3～15cm；小伞形花序有花 14～30 朵，花柄纤细，不等长；花小，无萼齿，花瓣黄色，倒卵形或近倒卵形，先端微凹；雄蕊 5，花丝略长于花瓣，花药卵圆形，淡黄色，纵裂；子房下位，2 室，花柱基圆锥形。果：双悬果长圆形，长 3.5～6mm，宽 1.5～2mm，主棱 5 条，果棱尖锐；每棱槽内有油管 1，合生面有油管 2，胚乳腹面近平直或微凹。花期 5～7 月，果期 7～10 月。

【鉴别要点】全株具特异香气，叶 4～5 回羽状全裂、末回裂片丝状、叶基部鞘状抱茎，复伞形花序、花黄色，双悬果。

【生境分布】主产于东北地区及山西、甘肃、内蒙古、河北、陕西、四川、贵州、广西等地；全国各地均有栽培。

【药用部位】果实（小茴香）、根（茴香根）、茎叶（茴香茎叶）。

【采收加工】小茴香：秋季果实初熟时采割植株，晒干，打下果实，除去杂质。茴香根：7 月间采挖，鲜用或晒干。茴香茎叶：春、夏二季割取地上部分，晒干或鲜用。

【性味归经】小茴香：辛，温，归肝、肾、脾、胃经。茴香根：辛、甘，温。茴香茎叶：甘、辛，温。

【功能主治】小茴香：散寒止痛，理气和胃；用于寒疝腹痛，睾丸偏坠，痛经，少腹冷痛，脘腹胀痛，食少吐泻。茴香根：温肾和中，行气止痛，杀虫；用于寒疝，耳鸣，胃寒呕逆，腹痛，风寒湿痹，鼻疳，蛔虫病。茴香茎叶：理气和胃，散寒止痛；用于恶心呕吐，疝气，腰痛，痈肿。

【药材标准】见书末中药材质量标准 1、3、15、19、20、25、29、33、45、56、68、83、86、90、94、98、101、102。

【附　　注】茴香现均为家种，但其食药兼用，且较常用，故而在此描述。

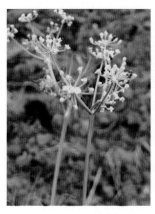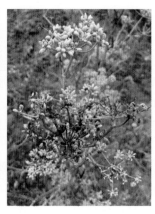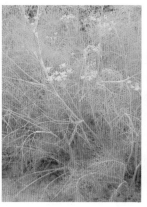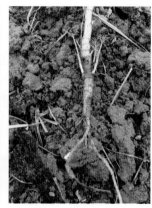

蒺藜

【基　　原】蒺藜科蒺藜属植物蒺藜 *Tribulus terrestris* L.。

【别　　名】刺蒺藜，白蒺藜，硬蒺藜。

【形态特征】一年生草本，全株被绢丝状柔毛。茎：茎常由基部分枝，平卧地面，具棱，长可达 1m。叶：偶数羽状复叶，对生，一长一短；小叶 3 ～ 7 对，对生，长椭圆形，长 4 ～ 15mm，宽 2 ～ 5mm，先端尖或钝，基部常偏斜，全缘，有白色丝状毛，呈灰绿色；托叶披针形，小而尖，长约 3mm。花：花黄色，小型，单生于叶腋，有短梗，花梗长 4 ～ 10mm，有时达 20mm；萼片 5，卵状披针形，渐尖，长约 4mm，背面有毛，宿存；花瓣 5，倒卵形，先端略呈截形，与萼片互生；雄蕊 10，着生于花盘基部，基部有鳞片状腺体，花药以背面中央点状着生于花丝上；子房 5 心皮。果：离果为五角形或球形，由 5 个呈星状排列的果瓣组成，成熟时分离，果瓣具长短棘刺各 1 对，背面有短硬毛及瘤状凸起，每室含种子 2 ～ 3 粒。花期 5 ～ 8 月，果期 6 ～ 10 月。

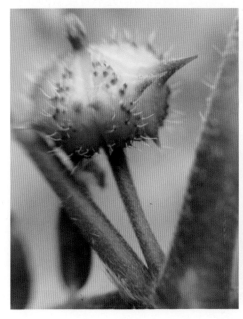 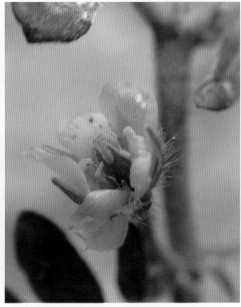 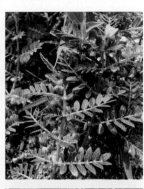 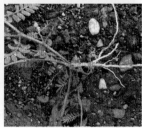

【鉴别要点】茎平铺，偶数羽状复叶，花黄色，果具 5 瓣、果瓣具长短棘刺各 1 对、背面有短硬毛及瘤状凸起。

【生境分布】生于荒丘、田边及田间。分布于全国各地。

【药用部位】果实（蒺藜）、茎叶（蒺藜苗、蒺藜草）、花（蒺藜花）、根（蒺藜根）。

【采收加工】蒺藜：秋季果实成熟时采割植株，晒干，打下果实，除去杂质。蒺藜苗、蒺藜草：夏季采收，鲜用或晒干。蒺藜花：5 ～ 8 月采收，阴干或烘干。蒺藜根：秋季采挖，洗净泥土，晒干。

【性味归经】蒺藜：辛、苦，微温；有小毒；归肝经。蒺藜苗、蒺藜草：辛，平；归肝经。蒺藜花：辛，温；归肝经。蒺藜根：苦，平；归肝经。

【功能主治】蒺藜：平肝解郁，活血祛风，明目，止痒；用于头痛眩晕，胸胁胀痛，乳闭乳痈，目赤翳障，风疹瘙痒。蒺藜苗、蒺藜草：祛风，除湿，止痒，消痈；用于暑湿伤中，呕吐泄泻，鼻塞流涕，皮肤风痒，疥癣，痈肿。蒺藜花：祛风和血；用于白癜风。蒺藜根：行气破血；用于牙齿外伤动摇。

【药材标准】见书末中药材质量标准 1、3、13、15、29、39、45、68、83、86、93、94、97、99。

【附　　注】按《中华人民共和国药典》（2015 年版），中药材蒺藜的基原仅此一种；其他品种如"大花蒺藜"等，均不是正品基原。

角茴香

【基　　原】罂粟科角茴香属植物角茴香 *Hypecoum erectum* L.。

【别　　名】咽喉草、麦黄草、黄花草、雪里青（《河南中草药手册》），野茴香（《中国沙漠地区药用植物》），山黄连。

【形态特征】一年生草本，高 15～30cm。根：根圆柱形，向下渐狭，具少数支根。茎：茎多数，圆柱形，上部二歧状分枝。叶：基生叶多数，灰绿色，叶片轮廓倒披针形，长 3～8cm，2 至 3 回羽状分裂，裂片线形，先端尖，叶柄细，基部扩大成鞘；茎生叶同基生叶，但较小。花：二歧聚伞花序多花；苞片钻形，长 2～5 毫米；萼片 2，绿色，有白粉，狭卵形，先端渐尖；花瓣黄色，外面 2 个较大，扇状倒卵形，先端宽，3 浅裂，中裂片三角形，长约 2mm，里面 2 个较小，楔形，3 裂近中部；雄蕊 4，长约 8mm，花丝宽线形，花药狭长圆形；雌蕊与雄蕊近等长，子房条形，柱头 2，花柱及柱头宿存。果：蒴果长圆柱形，长 4～6cm，径 1～1.5mm，直立，先端渐尖，两侧稍压扁，成熟时分裂成 2 果瓣。种子：种子多数，近四棱形，两面均具"十"字形的凸起，黑褐色。花果期 5～8 月。

【鉴别要点】叶灰绿色、叶裂片线形，花黄色，蒴果 2 瓣裂，种子具"十"字形凸起。

【生境分布】生于干燥山坡、草地、沙地、砾质碎石地。分布于辽宁、陕西、山西、河南、河北、内蒙古和新疆等地。

【药用部位】根或全草（角茴香、咽喉草）。

【采收加工】春季开花前采挖根或采收全草，晒干。

【性味归经】苦、辛、寒；有小毒。归肺、大肠、肝经。

【功能主治】清热解毒，镇咳止痛；用于感冒发热，咳嗽，咽喉肿痛，肝热目赤，肝炎，胆囊炎，痢疾，关节疼痛。

【药材标准】见书末中药材质量标准 36、47、64、83、93。

【附　　注】角茴香地上部分的形态类似小茴香，但果实为长蒴果，故名角茴香、野茴香。其可治咽喉肿痛，故名咽喉草。其根味苦，其花色黄，故名山黄连、黄花草。

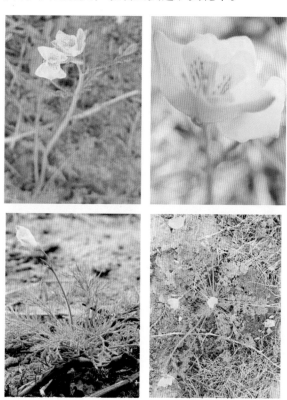

接骨木

【基　　原】忍冬科接骨木属植物接骨木 *Sambucus williamsii* Hance。

【别　　名】戳树，蒴树，公道老树，大叶接骨木，大叶蒴藋，舒筋树，樟木树。

【形态特征】落叶灌木或小乔木，高4～8m。茎：老枝具皮孔，表皮灰褐色，髓芯淡黄棕色，多分枝。叶：奇数羽状复叶对生，常具小叶7；侧生小叶长卵圆形、椭圆形至卵状披针形，长4～12cm，宽2～4cm，先端渐尖，基部偏斜阔楔形，边缘具锯齿，两面无毛；顶生小叶卵形或倒卵形，先端渐尖，基部楔形，具长约2cm的柄；托叶狭带形或退化成带蓝色的凸起。花：圆锥聚伞花序顶生，长5～11cm，宽4～14cm，具总花梗，花序分枝多成直角开展；花小而密，花蕾时带粉红色，开后白色至淡黄色；花萼钟形，裂片5，裂片三角状披针形，花瓣5，倒卵形，长约2mm；雄蕊5，着生于花冠上，与裂片互生，短于花冠，花药黄色；子房3室，花柱短，柱头3裂。果：浆果状核果近球形，直径3～5mm，黑紫色或红色，具小核3～5。花期4～5月，果期7～10月。

【鉴别要点】灌木或小乔木，茎枝具皮孔和髓，奇数羽状复叶、叶片揉搓有臭味，圆锥聚伞花序、花萼裂片5、花瓣5、雄蕊5、子房3室、柱头3裂，浆果状核果近球形、成熟后黑紫色或红色。

【生境分布】生于向阳山坡。分布于东北、华北、华中、华东地区及甘肃、四川、云南等地；有栽培。

【药用部位】全株或茎枝（接骨木）、花（接骨木花）、根或根皮（接骨木根）、叶（接骨木叶）。

【采收加工】接骨木：全年可采，鲜用或切段晒干。接骨木花：4～5月采收整个花序，加热后花即脱落，除去杂质，晒干。接骨木根：9～10月采挖，洗净切片，鲜用或晒干。接骨木叶：春、夏二季采收，鲜用或晒干。

【性味归经】接骨木：甘、苦，平；归肝经。接骨木花：辛，温。接骨木根：苦、甘，平。接骨木叶：辛、苦，平。

【功能主治】接骨木：接骨续筋，活血止痛，祛风利湿；用于骨折，跌打损伤，风湿性关节炎，痛风，大骨节病，急慢性肾炎；外用治创伤出血。接骨木花：发汗利尿；用于感冒，小便不利。接骨木根：祛风除湿，活血舒筋，利尿消肿；用于风湿疼痛，痰饮，黄疸，跌打瘀痛，骨折肿痛，急、慢性肾炎，烫伤。接骨木叶：活血，舒筋，止痛，利湿；用于跌打骨折，筋骨疼痛，风湿疼痛，痛风，脚气，烫火伤。

【药材标准】见书末中药材质量标准10、12、23、26、28、35、48、52、60、74、78、83。

【附　　注】《本草新编》曰："接骨木，入骨节，专续筋接骨，折伤酒吞，风痒汤浴。独用之以接续骨节固奇，然用之生血活血药中，其接骨尤奇，但宜生用为佳。"接骨木可接骨续筋，故而曰"接骨木"。

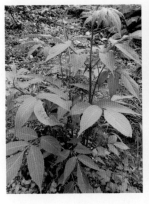 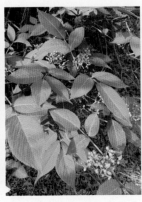 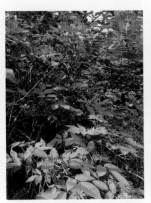 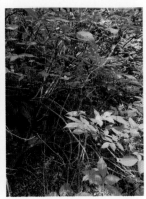

【基　　原】菊科鬼针草属植物金盏银盘 *Bidens biternata* (Lour.) Merr. et Sherff。

【别　　名】黄花草、金盏银盆（《南宁市药物志》），玉盏载银杯、鬼针草、婆婆针、感暑草、盲肠草（《广东中药Ⅱ》），一包针（广州部队《常用中草药手册》），一把针、引线包（《浙江民间常用草药》），豆渣菜（《陕西中草药》），金丝苦令、草鞋坪（《福建中草药》）。

【形态特征】一年生草本，高 30 ～ 120cm。茎：茎略具四棱，无毛或疏被卷曲短柔毛。叶：叶对生；一回羽状复叶，顶生小叶卵形、长圆状卵形或卵状披针形，长 2 ～ 7cm，宽 1 ～ 2.5cm，先端渐尖，基部楔形，边缘具稍密且近均匀的锯齿，有时一侧深裂为一小裂片，两面均被柔毛；侧生小叶 1 ～ 2 对，卵状或卵状长圆形，近顶部的一对稍小，通常不分裂，基部下延，无柄或具短柄，下部的一对约与顶生小叶相等，具明显的柄，3 出复叶状分裂仅一侧具 1 裂片，裂片椭圆形，边缘有锯齿；总叶柄长 1.5 ～ 5cm。花：头状花序单生，直径 7 ～ 10mm，花序梗长 2 ～ 5cm，果时延长；总苞基部有短柔毛，外层苞片 8 ～ 10 枚，线形，长 5 ～ 6mm，先端渐尖，背面密被短柔毛；舌状花通常 3 ～ 5，不育，舌片淡黄色或白色，长椭圆形，先端 3 齿裂，或有时无舌状花；盘花筒状，黄色，冠檐 5 齿裂。果：瘦果线形，长 9 ～ 20mm，黑色，具四棱，两端稍狭，多稍被小刚毛，顶端芒刺 3 ～ 4 枚，具倒刺毛。花期 8 ～ 9 月，果期 9 ～ 10 月。

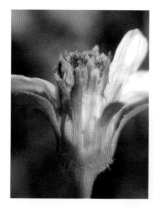 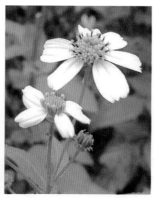 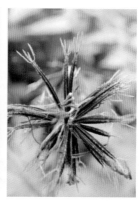 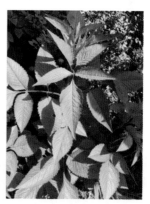

【鉴别要点】一回羽状复叶、顶生小叶大，盘花花冠 5 裂、舌状花先端 3 裂，瘦果线形、顶端芒刺 3 ～ 4 枚。

【生境分布】生于村旁、路边及旷野。分布于华东、中南、西南地区及辽宁、河北、山西等地。

【药用部位】全草（金盏银盘）。

【采收加工】春、夏二季采收，鲜用或切段晒干。

【性味归经】甘、微苦，凉。

【功能主治】清热解毒，凉血止血；用于感冒发热，黄疸，泄泻，痢疾，血热吐血，血崩，跌打损伤，痈肿疮毒，鹤膝风，疥癣。

【药材标准】见书末中药材质量标准 9、21、24、64。

【附　　注】金盏银盘的舌状花舌片淡黄色或白色，盘花黄色，犹如银盘托金盏，故名金盏银盘、金盏银盆、玉盏载银杯、黄花草。其瘦果针形，多数，故名鬼针草、婆婆针、一包针、一把针、引线包。其功效清热解毒，用于暑热感冒，故名感暑草。其功效可治泄泻、痢疾，故名盲肠草。

荩草

【基　　原】禾本科荩草属植物荩草 *Arthraxon hispidus* (Thunb.) Makino。

【别　　名】细叶莠竹、毛竹（《广州植物志》），马耳草（《吉林中草药》）。

【形态特征】一年生草本。茎：茎秆细弱，无毛，基部倾斜，高 30～45cm，多节，常分枝，基部的节着土后易生根。叶：叶片卵状披针形，长 2～4cm，宽 8～15mm，基部呈心形抱茎，除下部边缘生纤毛外，余均无毛；叶鞘短于节间，有短硬疣毛；叶舌膜质，边缘具纤毛。花：总状花序细弱，长 1.5～3cm，小花 2～10 枚呈指状排列或簇生于茎顶；有柄小穗退化，仅剩短柄；无柄小穗长 4～4.5mm，卵状披针形，灰绿色或带紫色；第 1 颖边缘膜质，具 7～9 脉，先端钝；第 2 颖与第 1 颖等长，舟形，具 9 脉，侧脉不明显，先端尖；第 1 外稃长圆形，先端尖，长约为第 1 颖的 2/3；第 2 外稃与第 1 外稃等长，近基部伸出一屈曲的芒，芒长 6～9mm，下部扭转；雄蕊 2，花药黄色或紫色，长 0.7～1mm。果：颖果长圆形，与稃体几乎等长。花果期 8～11 月。

【鉴别要点】茎细且具节，叶片卵状披针形、心形抱茎，总状花序呈指状排列、小穗成对着生、一有柄一无柄。

【生境分布】生于山坡草地和阴湿处。分布于全国各地。

【药用部位】根或全草（荩草）。

【采收加工】7～9 月采挖根或割取全草，晒干。

【性味归经】苦，平。

【功能主治】止咳，定喘，杀虫。

【药材标准】未见各级药材标准收载。

【附　　注】荩草的叶似竹叶而细薄，其茎节似竹节而圆小，故名细叶莠竹、毛竹。其叶形及叶缘具毛、基部心形，形似马耳，故名马耳草。

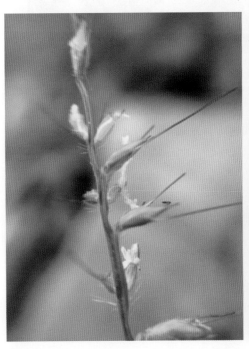
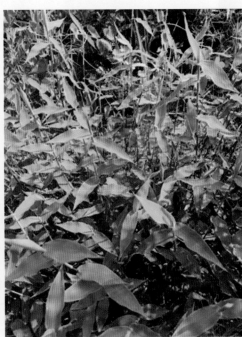
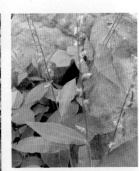
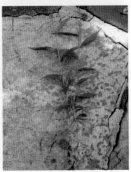

【基　　原】马鞭草科牡荆属植物荆条 *Vitex negundo* L.var.*heterophylla* (Franch.) Rehd.。

【别　　名】黄荆子（《河北植物志》）。

【形态特征】落叶灌木。茎：高 1 ～ 3m，小枝四棱。叶：叶对生、具长柄，掌状复叶，小叶 5 间或 3 间；小叶椭圆状卵形至披针形，长 5 ～ 10cm，宽 1 ～ 2.5cm，先端尖，基部楔形，边缘具缺刻状锯齿或羽状深裂，上面绿色，背面灰白色，密生短柔毛。花：花组成疏展的圆锥花序，长 12 ～ 20cm，顶生，花小；花萼钟状，具 5 齿裂，宿存；花冠蓝紫色，二唇形；雄蕊 4，2 强，雄蕊和花柱稍外伸；子房上位，柱头顶端 2 裂。果：核果，球形或倒卵形，包裹于宿存的花萼内。花期 6 ～ 8 月，果期 7 ～ 10 月。

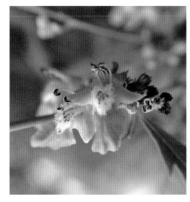 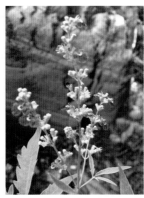 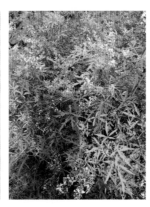 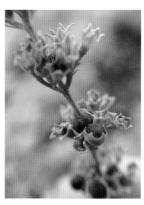

【鉴别要点】灌木，掌状复叶、叶面密被灰白色绒毛，花蓝紫色，核果球形、包裹于宿存的花萼内。

【生境分布】生于山坡、路旁或灌木丛中。分布于东北、华北、西北、华中、西南等地区。

【药用部位】液汁（黄荆沥）、根（黄荆根）、枝条（黄荆枝）、果实（黄荆子）、叶（黄荆叶）。

【采收加工】黄荆沥：夏、秋二季取新鲜荆条粗茎切段，每段长 0.3 ～ 0.6cm，一头放火中烤，从另一头收取汁液即为荆沥。黄荆根：2 月或 8 月采挖，洗净鲜用；或切片晒干。黄荆枝：春、夏、秋三季均可采收，切段晒干。黄荆子：秋季果实成熟时采收，用手搓下，晒干，扬净。黄荆叶：夏初未开花时采集净叶，堆叠踏实，使其发汗，倒出晒至半干，再堆叠踏实，待绿色变黑润，再晒至足干。

【性味归经】黄荆沥：甘、微苦，凉。黄荆根：辛、微苦，温；归心经。黄荆枝：辛、微苦，平；归心、肺、肝经。黄荆子：辛、苦，温。黄荆叶：甘、苦，平。

【功能主治】黄荆沥：清热，化痰，定惊；用于肺热咳嗽，痰黏难咯，小儿惊风，痰壅气逆，惊厥抽搐。黄荆根：解表，止咳，祛风除湿，理气止痛；用于感冒，慢性气管炎，风湿痹痛，胃痛，痧气，腹痛。黄荆枝：祛风解表，消肿止痛；用于感冒发热，咳嗽，喉痹肿痛，风湿骨痛，牙痛，烫伤。黄荆子：祛风，除痰，行气，止痛；用于感冒，咳嗽，哮喘，风痹，疟疾，胃痛，疝气，痔漏。黄荆叶：解表清热，利湿解毒；用于感冒，中暑，吐泻，痢疾，疟疾，黄疸，风湿，跌打肿痛，疮痈疥癣。

【药材标准】见书末中药材质量标准 60。

【附　　注】黄荆 *Vitex negundo* L. 为马鞭草科牡荆属落叶灌木，其液汁、果实、根、茎、叶入药，药材名称依次为黄荆沥、黄荆子、黄荆根、黄荆枝、黄荆叶。牡荆 *Vitex negundo* L.var.*cannabifolia* (Sieb.et Zucc.) Hand.-Mazz. 和荆条 *Vitex negundo* L.var.*heterophylla* (Franch.) Rehd. 均为黄荆 *Vitex negundo* L. 的变种之一；编者认为，从严格意义上讲，"荆条"和"黄荆"属于两种不同植物品种，不能等同；但民间常以荆条代黄荆入药，各入药部位的功效虽然类似，但是否正品，有待探讨。

桔梗

【基　　原】桔梗科桔梗属植物桔梗 *Platycodon grandiflorum* (Jacq.) A. DC.。

【别　　名】包袱花、铃铛花（山东），僧帽花，四叶菜，沙油菜，山铃铛花。

【形态特征】多年生草本，高 30～90cm，全株光滑无毛。根：根肉质，圆柱形，或有分枝。茎：茎直立，不分枝或极少上部分枝。叶：叶无柄或近于无柄；茎中下部的叶对生或 3～4 片轮生，茎上部的叶有时为互生；叶片卵形、卵状椭圆形至披针形，长 2～7cm，宽 0.5～3.5cm，先端尖，基部楔形或近圆形，边缘具细锯齿，上面绿色，下面被白粉，有时脉上有短毛或瘤突状毛。花：花单生于茎顶，或数朵集成假总状花序，或有花序分枝而集成圆锥花序；花萼钟状，先端 5 裂，被白粉，裂片三角形或狭三角形，有时齿状；花冠钟状，花冠大，长 1.5～4.0cm，直径 3～5cm，蓝色、紫色或白色，5 裂，裂片三角形；雄蕊 5，花丝短，基部扩大，花药围绕花柱四周；子房半下位，5 室，柱头 5 裂，反卷，被白柔毛。果：蒴果倒卵形，熟时顶部 5 瓣裂。种子：种子卵形，有 3 棱。花期 7～9 月，果期 8～10 月。

【鉴别要点】圆柱形根肉质，茎直立，叶缘具齿，花冠常蓝紫色、钟状、5 裂、雄蕊分离，蒴果熟时顶部 5 瓣裂。

【生境分布】生于山坡草丛中。分布于我国大部分地区，主产于安徽、河南、湖北、辽宁、吉林、河北、内蒙古等地；全国各地均有栽培。

【药用部位】根（桔梗）、根茎（桔梗芦头）。

【采收加工】桔梗：春、秋二季采挖，洗净，除去须根，趁鲜剥去外皮或不去外皮，干燥。桔梗芦头：春、秋二季采挖，留取根茎部位，晒干。

【性味归经】桔梗：苦、辛，平；归肺经。桔梗芦头：辛，寒；归肺、胃经。

【功能主治】桔梗：宣肺，利咽，祛痰，排脓；用于咳嗽痰多，胸闷不畅，咽痛音哑，肺痈吐脓。桔梗芦头：用于胃热呕吐，热咳痰稠，咳逆胸闷，风热痰实。

【药材标准】见书末中药材质量标准 1、3、15、20、29、45、68、83、86、90、94、98、99、100。

【附　　注】桔梗的花蕾或花瓣未展开时，形态犹如包袱和僧帽，故名包袱花、僧帽花。其盛开的花朵呈钟形，故名铃铛花、山铃铛花。其茎中下部的叶常 4 片轮生，故名四叶菜。

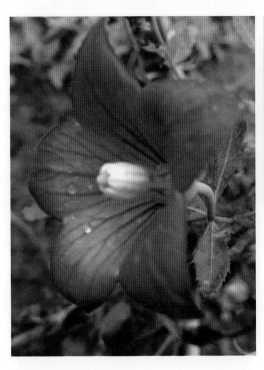
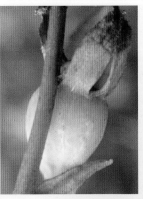
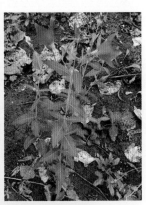
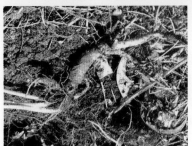

【基　　原】豆科决明属植物决明 *Cassia obtusifolia* L.。

【别　　名】假绿豆（《中国药用植物志》），马蹄子（《江苏省植物药材志》），羊角豆（《广东中药》），野青豆（《江西草药》），大号山土豆（《台湾药用植物志》），猪骨明、猪屎蓝豆、夜拉子、细叶猪屎豆、羊尾豆（《南方主要有毒植物》），钝叶决明（《中药鉴别手册》），千里光（《山西中药志》），芹决（《陕西中药志》）。

【形态特征】一年生亚灌木状草本，高 1～2m，全体被短柔毛。茎：直立，粗壮，具纵棱。叶：羽状复叶互生；小叶 3 对，膜质，倒卵形或倒卵状长椭圆形，长 1.5～6.5cm，宽 0.8～3cm，幼时两面被柔毛，小叶顶端圆钝而有小尖头，基部渐狭，偏斜，小叶柄长 1.5～2mm，托叶线状，被柔毛，早落。花：花腋生，通常 2 朵聚生，总花梗极短；小花花梗长 1～1.5cm，丝状；萼片 5，分离，卵形或卵状长圆形，外面被柔毛；花瓣 5，倒卵形或椭圆形，下面二片略长，具短爪，深黄色；雄蕊 10，上面 3 枚退化，能育雄蕊 7 枚，花药四方形，顶孔开裂，长约 4mm，花丝短于花药；子房细长，弯曲，被毛，具柄，花柱极短，柱头头状。果：荚果细条状，略扁，弓形弯曲，两端渐尖，长 10～15cm，直径 3～4mm。种子：种子多数，近菱形，绿褐色，有光泽。花期 6～8 月，果期 9～10 月。

【鉴别要点】小叶 3 对、顶端圆钝有小尖头、基部偏斜，荚果细条状、弓形弯曲。

【生境分布】生于山坡、旷野、河滩沙地。全国大部分地区均有野生和栽培。

【药用部位】种子（决明子）、全草或叶（野花生）。

【采收加工】决明子：秋季采收成熟果实，晒干，打下种子，除去杂质。野花生：7～10 月采收，晒干。

【性味归经】决明子：甘、苦、咸，微寒；归肝、大肠经。野花生：咸、微苦，平。

【功能主治】决明子：清热明目，润肠通便；用于目赤涩痛，羞明多泪，头痛眩晕，目暗不明，大便秘结。野花生：清热明目，解毒利湿；用于急性结膜炎，流感，湿热黄疸，急、慢性肾炎，带下，瘰疬。

【药材标准】见书末中药材质量标准 1、3、15、17、29、45、68、83、86、90、93、94。

【附　　注】决明的果实为荚果，形态似绿豆和青豆的荚果，故名假绿豆、野青豆。其荚果稍扁长，弓形弯曲，两端渐尖，形似羊犄角，故名羊角豆。其种子近菱形，形似马蹄，故名马蹄子。其叶形圆钝，故名钝叶决明。

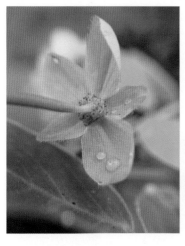 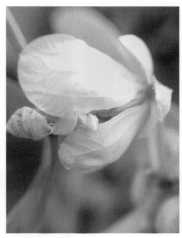 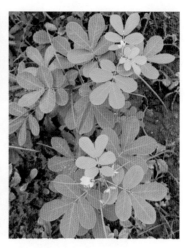

君迁子

【基　　原】柿树科柿属植物君迁子 *Diospyros lotus* L.。

【别　　名】黑枣树，软枣树，牛奶枣树，野柿子树，丁香枣树，椭枣树，小柿树。

【形态特征】落叶乔木，高可达 30m。茎：树皮灰黑色或灰褐色，深裂成方块状；幼枝灰绿色，光滑或有灰色毛。叶：单叶互生，叶片椭圆形至长圆形，长 5～13cm，宽 2.5～6cm，先端渐尖或急尖，基部钝圆或阔楔形，上面深绿色，初时密生柔毛，后渐脱落，有光泽，下面近白色，至少在脉上有毛；叶柄长 5～25mm。花：花单性，雌雄异株，簇生于叶腋，花淡黄色至淡红色，花萼钟形，密生灰色柔毛，4 裂，稀 5 裂，裂片卵形，先端急尖，内面有绢毛；雄花 1～3 朵腋生，近无梗，雄蕊 16，每 2 枚连生成对，子房退化，花冠壶形，4 裂；雌花单生，几无梗，花萼 4 裂，裂至中部，两面均有毛，裂片先端急尖，花冠壶形，裂片反曲，退化雄蕊 8，花柱 4。果：浆果近球形至椭圆形，直径 1～1.5cm，初熟时淡黄色，成熟时为蓝黑色，被白蜡质。花期 5～6 月，果期 10～11 月。

【鉴别要点】乔木，花淡黄色至淡红色、花冠外面无毛、花冠壶形、4 裂、花萼钟形，浆果近球形、直径 1～1.5cm、成熟时为蓝黑色。

【生境分布】生长于山谷、山坡、路旁等处。分布于西南地区及辽宁、河北、山东、陕西、山西、湖北等地；多有栽培。

【药用部位】果实（君迁子）。

【采收加工】10～11 月果实成熟时采收，晒干或鲜用。

【性味归经】甘、涩，凉。

【功能主治】清热，止渴；用于烦热，消渴。

【药材标准】未见各级药材标准收载。

【附　　注】君迁子的浆果大小如枣，故有别称黑枣树、软枣树、牛奶枣树、椭枣树、丁香枣树。君迁子为柿树科柿属植物，其枝、叶、花、果的形态类似柿，故名野柿子树、小柿树。

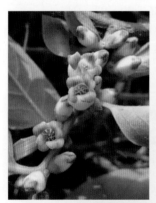
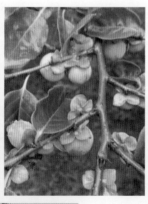
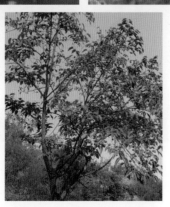
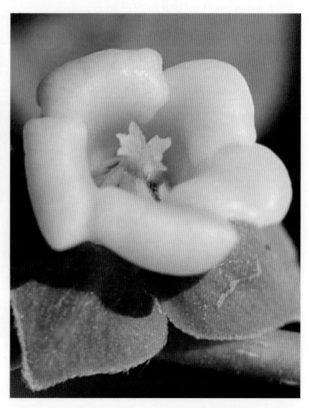

【基　　原】豆科槐属植物苦参 *Sophora flavescens* Ait.。

【别　　名】川参（《贵州民间方药集》），凤凰爪（《广西中兽医药用植物》），牛参（《湖南药物志》），地骨（《全国中草药汇编》），野槐、山槐（南药《中草药学》）。

【形态特征】落叶半灌木，高 1.5～3m。根：根圆柱状，外皮黄色。茎：茎直立，草本状，绿色，多分枝，具纵沟；幼枝被疏毛，后变无毛。叶：奇数羽状复叶，互生，长 20～25cm，叶轴上被细毛；小叶 15～21 枚，卵状椭圆形至长椭圆状披针形，长 3～4cm，宽 1.2～2cm，先端渐尖，基部圆，有短柄，全缘，背面密生平贴柔毛，托叶线形。花：总状花序顶生，长 15～20cm，被短毛，苞片线形；萼钟状，扁平，稍偏斜，长 6～7mm，先端 5 浅裂；花冠蝶形，淡黄白色；旗瓣匙形，翼瓣无耳，与龙骨瓣等长；雄蕊 10，花丝分离，仅基部愈合；雌蕊 1，子房上位，子房柄被细毛，花柱纤细，柱头圆形。果：荚果线形，先端具长喙，成熟时不开裂，长 5～8cm，种子间微缢缩，呈不明显的串珠状，疏生短柔毛。种子：种子 3～7 颗，近球形，黑色。花期 5～7 月，果期 7～9 月。

【鉴别要点】茎具纵沟、幼枝被毛，奇数羽状复叶、小叶 15～21，总花序、花淡黄白色，荚果线形串珠状，全株味极苦。

【生境分布】生于沙地、向阳山坡、草丛及溪沟边。分布于全国各地。

【药用部位】根（苦参）、种子（苦参实、苦参子）、全草（苦参草）。

【采收加工】苦参：春、秋二季采挖，除去根头和小支根，洗净，干燥，或趁鲜切片，干燥。苦参实、苦参子：7～8 月果实成熟时采收，去除荚壳，晒干。苦参草：春、秋二季采收，晒干。

【性味归经】苦参：苦，寒；归心、肝、胃、大肠、膀胱经。苦参实、苦参子：苦，寒；归肝、脾、大肠经。苦参草：苦，寒。

【功能主治】苦参：清热燥湿，杀虫，利尿；用于热痢，便血，黄疸，尿闭，赤白带下，阴肿阴痒，湿疹，湿疮，皮肤瘙痒，疥癣麻风；外治滴虫性阴道炎。苦参实、苦参子：清热解毒，通便，杀虫；用于急性菌痢，大便秘结，蛔虫症。苦参草：清热燥湿，杀虫。

【药材标准】见书末中药材质量标准 1、3、15、23、24、29、45、68、83、86、90、94、96、99。

【附　　注】苦参为槐属植物，形态似槐，故名野槐、山槐。其味极苦，根似参，故名苦参、川参、牛参。编者以为，"苦参"实为"苦甚"。

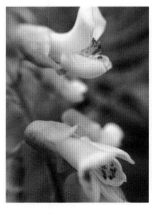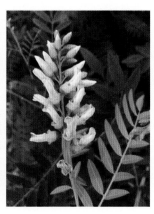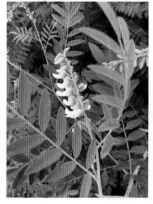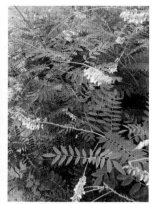

苦荬菜

【基　　原】菊科苦荬菜属植物苦荬菜 *Ixeris denticulate* (Houtt.) Stebb.。

【别　　名】盘儿草（《陕西中草药》），鸭舌草、苦球菜（《湖南药物志》），兔仔草、牛舌草、土蒲公英（《福建药物志》），黄花菜（《广西药用植物名录》），苦碟子、苦丁菜（《烟台中草药》），秋苦荬菜（《江苏植物志》）。

【形态特征】多年生草本，高 10～80cm，全株无毛。根：根直伸，有支根。茎：茎直立，常紫红色；茎基部直径 2～4mm，上部呈伞房状分枝，或自基部多分枝或少分枝，分枝弯曲斜升。叶：基生叶丛生，花期枯萎，长卵形、线形或披针形，长 5～12cm，宽 2～4cm，顶端急尖，基部渐狭成柄，中部波状齿裂或羽状分裂，裂片边缘具细锯齿；茎生叶互生，披针形或线形，长 4～8cm，宽 1～2cm，先端急尖，基部耳状微抱茎，边缘具不规则锯齿；由下往上，叶渐小。花：头状花序多数，在茎枝顶端排列成伞房状，花序梗细；总苞圆柱状，长 5～7mm，外层总苞片小，内层总苞片 8，条状披针形；花全为舌状花，黄色，花小，舌片长 4～6mm，先端 5 齿裂。果：瘦果黑褐色，纺锤形，稍扁平，长椭圆形，长 1～2.5mm，宽 0.8mm，无毛，有 10 条高起的尖翅肋，顶端急尖成长 1.5mm 的喙，喙细，细丝状；冠毛白色，纤细，不等长，长达 4mm。花果期 8～9 月。

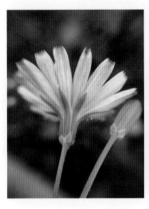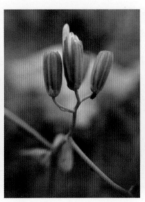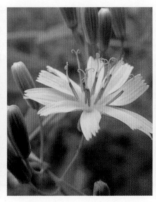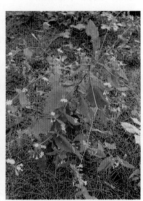

【鉴别要点】茎生叶中部以上最宽，基生叶丛生、花期枯萎，头状花序、全为舌状花、花黄色、花小、舌片长 4～6mm、先端 5 齿裂。

【生境分布】生于平原、荒野、路边、山坡、河边、田间地头，常见于麦田。分布于我国南北各省区。

【药用部位】全草（苦荬菜）。

【采收加工】3～5 月采收，鲜用或阴干。

【性味归经】苦，凉。

【功能主治】清热解毒，消肿；用于黄疸，血淋，疔疮，乳痈，咽喉肿痛。

【药材标准】见书末中药材质量标准 40。

【附　　注】本植物的特点是味苦、叶片窄长如舌、基生叶平铺地面似圆盘，故名苦丁菜、苦碟子、盘儿草、苦球菜、牛舌草、鸭舌草。其嫩苗形态似蒲公英，故名土蒲公英。其花黄色，故名黄花菜。其花果期为秋季（8～9 月），故名秋苦荬菜。

◆附：抱茎苦荬菜

菊科苦荬菜属植物抱茎苦荬菜 *Ixeris sonchifolia* (Bge.) Hance.，与苦荬菜相似，主要区别为：花期基部叶常不枯萎，茎生叶抱茎，叶基为茎生叶的最宽部分，花果期为春夏季（4～7 月）。收载标准见书末中药材质量标准 8。

【基　　原】荨麻科荨麻属植物宽叶荨麻 *Urtica laetevirens* Maxim.。

【别　　名】无。

【形态特征】多年生草本。茎：根状茎匍匐；地上茎纤细，高 30 ～ 100cm，茎四棱形，近无刺毛或有稀疏的刺毛或疏生细糙毛；节间常较长，在节上密生细糙毛；不分枝或少分枝。叶：叶交互对生，托叶离生，叶柄长 2 ～ 3cm，叶卵形至宽卵形，长 3 ～ 9cm，宽 2 ～ 6cm，向上常渐变狭，先端短渐尖至尾状渐尖，基部宽楔形或近心形，叶缘具三角状锐尖锯齿，基出脉 3 条，在下面凸起，疏生螫毛。花：雌雄同株；雄花序近穗状，纤细，生上部叶腋，长达 8cm，雄花被 4 深裂，裂片椭圆形，上面具短毛，雄蕊 4，与花被裂片对生；雌花序近穗状，生于雄花序下部叶腋或短枝下部叶腋，较短，纤细，稀缩短成簇生状，花簇稀疏着生于序上，雌花被 4，宽卵形，背面具短毛，2 枚背生花被片花后增大，包裹瘦果。果：瘦果卵形，双凸透镜状，长近 1 ～ 1.5mm，熟时变灰褐色。花期 6 ～ 8 月，果期 8 ～ 9 月。

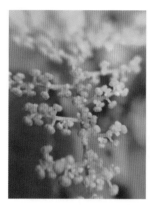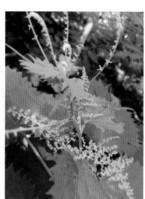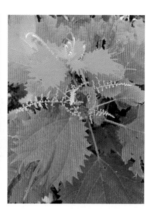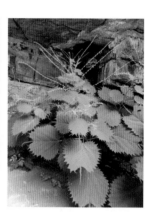

【鉴别要点】全株具稀疏螫毛，叶卵形、叶缘具粗齿、先端渐尖，花序近穗状、雌雄同株、雄花序位于上方、雌花序位于下方。

【生境分布】生于山谷、溪边、山坡林下阴湿处。分布于辽宁、内蒙古、山西、河北、山东、河南、陕西、甘肃、青海、安徽、四川、湖北、湖南、云南和西藏。

【药用部位】全草（荨麻）、根（荨麻根）。

【采收加工】荨麻：夏季茎叶茂盛时割取地上全草，去除杂质，切段，鲜用或晒干。荨麻根：夏、秋二季采挖，除去杂质，洗净，鲜用或晒干。

【性味归经】荨麻：苦、辛，温；有小毒。荨麻根：苦、辛，温；有小毒。

【功能主治】荨麻：祛风定惊，消食通便；用于风湿关节痛，产后抽风，小儿惊风，小儿麻痹后遗症，高血压，消化不良，大便不通；外用治荨麻疹初起，蛇咬伤。荨麻根：祛风，活血，止痛；用于风湿疼痛，荨麻疹，湿疹，高血压。

【药材标准】见书末中药材质量标准 47、62、93。

【附　　注】宽叶荨麻 *Urtica laetevirens* Maxim. 为荨麻 *Urtica fissa* E. Pritz. 的亚种；荨麻属植物的茎常具螫毛，螫毛有毒性，触之，皮肤痛痒难忍，丘疹顿起；医学名词"荨麻疹"由此而来。荨麻属植物种类较多，多以叶形区分；宽叶荨麻的叶偏宽偏圆，故名"宽叶"；但叶为植物营养器官，变异较大，因此应同时参考其他特征进行鉴别。

蓝刺头

【基　　原】菊科蓝刺头属植物蓝刺头 *Echinops latifolius* Tausch.。

【别　　名】禹州漏芦、蓝星球。

【形态特征】多年生草本，高 35 ～ 65cm，全株被白色蛛丝状毛。茎：茎直立，单生，上部分枝，茎枝被长毛和薄毛。叶：叶互生；近根部叶较大，有柄，茎上部叶无柄；叶片轮廓长椭圆形，长 4 ～ 10cm，宽 2 ～ 6cm，羽状半裂，裂片三角形或卵状披针形，先端锐尖，边缘有尖刺；叶纸质，上面密被糙毛，暗绿色，下面密被白色蛛丝状毡毛，沿脉有长毛，灰绿色。花：多数小头状花序集合成复头状花序，单生枝顶，圆球形，直径 2.5 ～ 5.5cm；小头状花序有白色刚毛状的外总苞，基部联合，向上有鳞片状总苞 2 轮，内轮较外轮长，披针形，长约 1cm，宽约 2mm，中脉顶端伸出成刺，上部天蓝色，下部淡绿白色；总苞内有一管状花，长约 1.5cm，先端 5 裂，天蓝色；雄蕊 5，花药聚合；子房倒钟形，被茸毛，柱头 2 裂。果：瘦果杯状，被白色长毛。花期 7 ～ 9 月，果期 10 月。

【鉴别要点】叶羽状半裂，裂片先端锐尖、边缘有尖刺、上面暗绿色、下面发白；复头状花序圆球形，总苞中脉成刺，管状花先端 5 裂、天蓝色。

【生境分布】生于山坡草丛及山野向阳处。分布于东北地区及河北、河南、山西、内蒙古、江苏、湖北等地。

【药用部位】根（禹州漏芦）、花序（蓝刺头、驴欺口）。

【采收加工】禹州漏芦：春、秋二季采挖，除去须根和泥沙，晒干。蓝刺头、驴欺口：7 ～ 9 月开花时采集，阴干。

【性味归经】禹州漏芦：苦，寒；归胃经。蓝刺头、驴欺口：苦，凉。

【功能主治】禹州漏芦：清热解毒，消痈，下乳，舒筋通脉；用于乳痈肿痛，痈疽发背，瘰疬疮毒，乳汁不通，湿痹拘挛。蓝刺头、驴欺口：固骨质，接骨愈伤，清热止痛；用于骨折，骨热，刺痛，疮疡。

【药材标准】见书末中药材质量标准 1、3、15、17、29、36、45、68、83、86、90、94、99。

【附　　注】蓝刺头的复头状花序圆球形；总苞带刺，像刺头一样；花盛期为蓝色，故名蓝刺头。其根入药，道地产区为禹州（今河南省禹州市），功效同祁州漏芦，故名禹州漏芦。

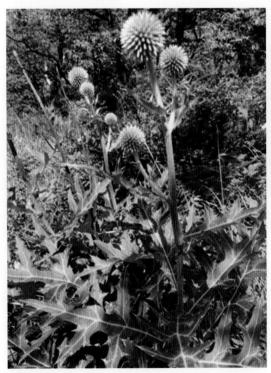
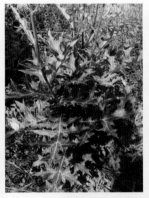
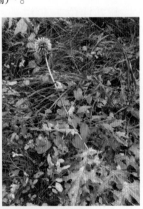
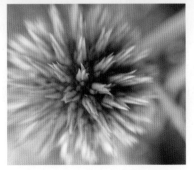

蓝萼香茶菜

【基　　原】唇形科香茶菜属蓝萼香茶菜 *Rabdosia japonica*(Burm.f.)Hara var.*glaucocalyx*(Maxim.)Hara。

【别　　名】香茶菜、山苏子、回菜花、倒根野苏。

【形态特征】多年生草本。茎：根茎木质，粗大，向下生有细长的侧根；地上茎直立，高 0.4～1.5m，钝四棱形，具槽及细条纹，下部木质，几无毛，上部被微柔毛及腺点，多分枝。叶：茎叶对生，卵形或阔卵形，长 6.5～13cm，宽 3～7cm，先端具卵形或披针形的顶齿，基部阔楔形，边缘有粗大的钝锯齿，坚纸质，上面绿色，下面暗绿色，两面疏被短柔毛及腺点，侧脉约 5 对，斜上升，在叶缘之内网结，平行细脉在上面明显可见而在下面隆起；叶柄长 0.5～3cm，上部有狭而斜向上宽展的翅。花：圆锥花序生于茎顶或枝端，疏松而开展，由具 3～7 花的聚伞花序组成，聚伞花序具梗，总梗及序轴均被微柔毛及腺点；小花梗长 6～15mm，向上梗渐短；小苞片线形，被微柔毛；花萼筒状钟形，长 1.5～2mm，常带蓝色，外面被灰白毛茸，萼齿 5，三角形，锐尖，长约为花萼长 1/3，近等大，前 2 齿稍宽而长，果时花萼增大；花冠淡紫色、紫蓝色至蓝色，长约 5mm，冠筒长约 2.5mm，基部上方浅囊状，冠檐二唇形，上唇反折，先端具 4 圆裂，具深色斑点，外被短柔毛，下唇阔卵圆形，内凹；雄蕊 4，伸出，花丝扁平，中部以下具髯毛，花药黄色，花柱伸出，先端相等 2 浅裂；花盘环状。果：小坚果卵状三棱形，长 1.5mm，黄褐色，顶端具疣状凸起。花期 6～8 月，果期 7～9 月。

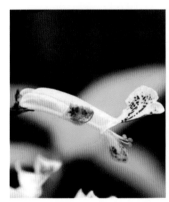 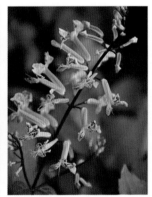 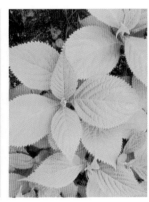 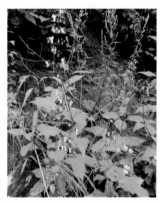

【鉴别要点】根茎木质，茎钝四棱形；花萼常带蓝色，萼齿 5、近等大且前 2 齿稍宽而长，雄蕊和花柱伸出花外。

【生境分布】生于山坡、路旁、林缘、林下及草丛中。分布于东北、华北地区及山东等地。

【药用部位】全草（冬凌草）。

【采收加工】夏、秋二季采收，去除杂质，晒干，切段。

【性味归经】苦、甘，凉。

【功能主治】清热解毒，活血化瘀；用于感冒，咽喉肿痛，扁桃体炎，胃炎，肝炎，乳腺炎，癌症（食道癌、贲门癌、肝癌、乳腺癌）初起，闭经，跌打损伤，关节痛，蛇虫咬伤。

【药材标准】未见各级药材标准收载。

【附　　注】香茶菜气味芳香，民间用代茶饮以清热，故名香茶菜。本植物形态类似香茶菜，但花萼常带蓝色，故名蓝萼香茶菜。《中华人民共和国药典》（2015 年版）中，中药材"冬凌草"为唇形科香茶菜属植物碎米桠 *Rabdosia rubescens*(Hemsl.)Hara 的干燥地上部分，冬凌草的基原仅此一种，因此蓝萼香茶菜 *Rabdosia japonica*(Burm.f.)Hara var.*glaucocalyx*(Maxim.)Hara 的全草或地上部分并非冬凌草的正品。

蓝花棘豆

【基　　原】豆科棘豆属植物蓝花棘豆 *Oxytropis coerulea* (pall.) DC.。

【别　　名】无。

【形态特征】多年生草本。根：主根粗壮，直伸。茎：茎极短缩，高5～20cm，常基部分枝呈密丛状。叶：奇数羽状复叶，长5～18cm；托叶线状披针形，被绢状毛，中部以下与叶柄合生；叶柄与叶轴疏被贴伏柔毛；小叶对生，17～41枚，小叶卵形、长圆状披针形，长7～15mm，宽2～9mm，先端尖或钝，基部圆形，上面几无毛，下面疏被贴伏长柔毛。花：多数，12～20花组成稀疏的总状花序，总花梗比叶长或近等长，无毛或疏被短柔毛；苞片较花梗长，线形；花萼钟状，长3～5mm，疏被黑色和白色短柔毛，萼齿三角状披针形；花冠天蓝色、蓝紫色或紫色，长10～12mm；旗瓣长椭圆状圆形，先端微凹、圆形或钝；翼瓣长7mm，瓣柄线形；龙骨瓣长约7mm，喙长2～3mm；子房几无柄，无毛，含10～12胚珠。果：荚果长圆状卵形，膨胀，比花萼长，长10～25mm，宽3～6mm，先端有喙，疏被白色和黑色短柔毛，1室；果梗极短。花期6～7月，果期7～8月。

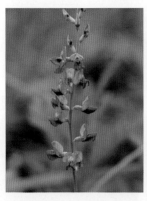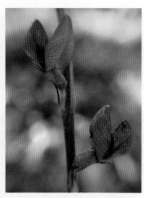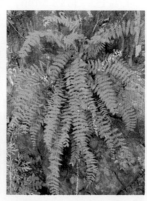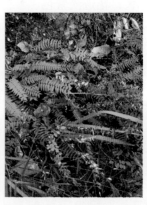

【鉴别要点】茎极短、常丛生，奇数羽状复叶，花色蓝带紫，荚果长卵形、膨胀。

【生境分布】生于河谷、山坡、路旁或山地林下。分布于黑龙江、内蒙古、河北、山西等地。

【药用部位】根或全草（蓝花棘豆）。

【采收加工】根（蓝花棘豆）：秋季采挖，洗净，晒干。全草（蓝花棘豆）：夏、秋二季采收带花全草，除去杂质，洗净，晒干，切段备用。

【性味归经】根（蓝花棘豆）：甘、苦，凉；归脾、肺经。全草（蓝花棘豆）：苦，凉。

【功能主治】根（蓝花棘豆）：补气固表、托毒生肌、利水退肿；用于气短心悸，乏力，自汗盗汗，体虚，久泻，脱肛，子宫脱垂，痈疽不溃或溃久不敛，面目水肿、小便不利。全草（蓝花棘豆）：清热，治伤，消肿；用于创伤，水肿。

【药材标准】见书末中药材质量标准22。

【附　　注】本植物的花常带蓝色，叶轴稍硬似刺，荚果如豆荚，故名蓝花棘豆。应注意的是，西藏地区以蓝花棘豆的全草入药，药材名称为"蓝花棘豆"；而河北、山西、黑龙江、内蒙古等地以蓝花棘豆的根入药，药材名称也为"蓝花棘豆"；所以应注意使用地区和用药习惯，以免误用。

◆附：硬毛棘豆

　　豆科棘豆属植物硬毛棘豆 *Oxytropis hirta* Bunge.，与蓝花棘豆同科同属。两者的主要区别是：蓝花棘豆的荚果比花萼长，露在花萼之外；硬毛棘豆的荚果比花萼短，隐藏在花萼之内；硬毛棘豆全株密被长硬毛。硬毛棘豆的地上部分入蒙药，药材名称为"西如恩－奥日图哲（哈日－达格沙）"，苦、甘，凉；用于瘟疫，丹毒，麻疹，创伤，抽筋，鼻出血，月经过多，吐血，咯血等。硬毛棘豆的药材标准见书末中药材质量标准35、83。

【基　　原】牻牛儿苗科老鹳草属植物老鹳草 *Geranium wilfordii* Maxim.。

【别　　名】短嘴老鹳草［《中华人民共和国药典》（2015年版）］，鸭脚老鹳草（《全国中草药汇编》），五叶草、老官草（《滇南本草》），五瓣花、老贯草（《滇南本草图谱》），五叶联、破铜钱（《贵州民间方药集》），老鸹筋（《东北资源植物手册》），贯筋（《新疆药材》），五齿耙、老鸹嘴（《河北药材》），鹤子嘴（《山东中药》），老鹳嘴，老鸦嘴，老贯筋，老牛筋。

【形态特征】多年生草本，高30～80cm。茎：根茎直伸，粗壮，具簇生纤维状细长须根，上部围以残存基生托叶；地上茎直立，下部稍匍匐，单一，具棱槽，假二叉状分枝，被倒向短柔毛。叶：茎生叶对生，叶片常3～5深裂，略呈五角星，基部心形，长3～5cm，宽4～6cm，中央裂片稍大，倒卵形，有缺刻或浅裂，顶端尖，两面有毛，叶柄长1.5～4cm；托叶卵状三角形或上部为狭披针形，长5～8mm，宽1～3mm。花：花成对生于叶腋，花梗细，长2～3cm；萼片5，倒卵形或卵状椭圆形，先端具芒，背面沿脉和边缘被短柔毛；花瓣5，白色或淡红色，倒卵形，具深红色纵脉；雄蕊10，花丝淡棕色，下部扩展，被缘毛；雌蕊被短糙毛；子房上位，5室，花柱5，联合成喙状，花柱分枝、紫红色。果：蒴果，成熟时自下向上开裂。种子：长圆形。花期6～8月，果期8～10月。

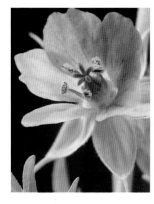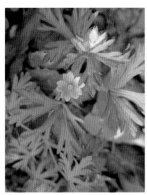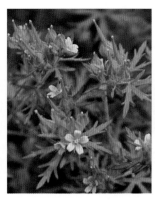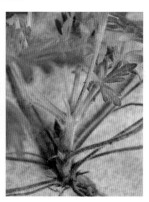

【鉴别要点】叶常3～5深裂、两面有毛，花成对生于叶腋、花梗细、花淡红色、花柱联合成喙状，蒴果成熟时自下向上开裂。

【生境分布】生于山坡草丛、平原路边及林下。分布于东北地区及河北、江苏、安徽、浙江、湖南、四川、云南、贵州等地。

【药用部位】地上部分（老鹳草）。

【采收加工】夏、秋二季果实近成熟时采割，晒干。

【性味归经】辛、苦，平。归肝、肾、脾经。

【功能主治】祛风湿，通经络，止泻痢；用于风湿痹痛，麻木拘挛，筋骨酸痛，泄泻痢疾。

【药材标准】见书末中药材质量标准1、3、15、29、45、68、86、90、94、99。

【附　　注】相对于牻牛儿苗科牻牛儿苗属植物牻牛儿苗（长嘴老鹳草）*Erodium stephanianum* Willd.，老鹳草的喙状花柱偏短，故名短嘴老鹳草。老鹳草的叶常5深裂，叶形态又如鸭脚，故名五叶联、五叶草、鸭脚老鹳草。其花柱聚合成鸟喙状，故名老鸹筋、老鸹嘴、鹤子嘴、老鹳嘴、老鸦嘴。编者认为，"贯"和"官"为"鸹"和"鹳"的谐音，故也称老贯草、老贯筋、贯筋、老官草。其花瓣5，故名五瓣花、五齿耙。其功可祛风湿、通经络、强筋骨，故名老牛筋。

◆ 附：粗根老鹳草

　　牻牛儿苗科老鹳草属植物粗根老鹳草 *Geranium dahuricum* DC.，与老鹳草比较，两者的区别是：粗根老鹳草的茎生叶常5～7深裂；粗根老鹳草的根茎相对粗短，呈纺锤状。老鹳草的茎生叶常3～5深裂，花梗果期直立。未见粗根老鹳草的药用资料。

藜

【基　　原】藜科藜属植物藜 *Chenopodium album* L.。

【别　　名】飞扬草（《广州植物志》），灰苋菜（《四川中药志》），灰蓼头草（《上海常用中草药》），灰藜、灰菜、灰条（《中国沙漠地区药用植物》），灰灰菜（河北）。

【形态特征】一年生草本，高 30 ～ 150cm。茎：茎直立，粗壮，具棱和绿色或紫红色的条纹，多分枝。叶：叶互生，叶柄与叶片近等长；下部叶片菱状卵形或卵状三角形，长 3 ～ 6cm，宽 2.5 ～ 5cm，先端急尖或微钝，边缘有齿或作不规则浅裂，基部楔形，上面通常无粉，有时嫩叶的上面有紫红色粉；上部叶片披针形，下面常被白粉。花：花小形，两性，黄绿色，每 8 ～ 15 朵聚生成一花簇，许多花簇集成圆锥花序，生于叶腋和枝顶；花被片 5，卵形，背部中央具纵隆脊，有粉，先端微凹，边缘膜质；雄蕊 5，伸出花被外；子房扁球形，花柱短，柱头 2。果：胞果稍扁，近圆形，果皮与种子贴生，包于花被内。种子：种子横生，双凸镜状，黑色，有光泽，表面有浅沟纹。花期 8 ～ 9 月，果期 9 ～ 10 月。

【鉴别要点】茎直立，具棱槽；叶片菱状三角形，被白粉；花被片 5，花序轴和花被白粉，花黄绿色、花小、簇生。

【生境分布】生于荒地、路旁及山坡。分布于全国各地。

【药用部位】全草（藜）、果实或种子（藜实、苏地肤子）、老茎（藜茎）。

【采收加工】藜：春、夏二季采收，鲜用或晒干。藜实、苏地肤子：秋季果实成熟时，割取全草，打下果实和种子，除去杂质，晒干或鲜用。藜茎：秋季果实成熟后采收，除去叶，留取老茎，切段晒干。

【性味归经】藜：甘、平；有小毒。藜实、苏地肤子：苦、微甘，寒；有小毒。藜茎：未见记载。

【功能主治】藜：清热祛湿，解毒消肿，杀虫止痒；用于发热，咳嗽，痢疾，腹泻，腹痛，疝气，龋齿痛，湿疹，疥癣，白癜风，疮疡肿痛，毒虫咬伤。藜实、苏地肤子：清热祛湿，杀虫止痒；用于小便不利，水肿，皮肤湿疮，头疮，耳聋。藜茎：藜茎烧灰后与荻灰、蒿灰等分，水和蒸取汁，煎膏，点疣赘黑子，蚀恶肉。

【药材标准】见书末中药材质量标准 52、76、84。

【附　　注】藜的叶、花、花序轴常被白粉，给人以灰蒙蒙且绒绒的感觉，故名灰苋菜、灰藜、灰蓼头草、灰菜、灰条、灰灰菜。

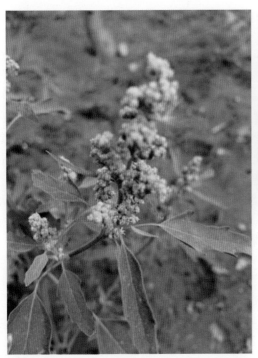
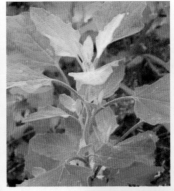
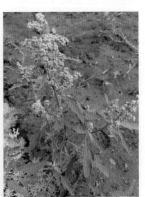
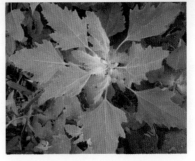

荔枝草

【基　　原】唇形科鼠尾草属植物荔枝草 *Salvia plebeia* R. Brown.。

【别　　名】沟香薷、膨胀草（《中国药用植物图鉴》），麻麻草、青蛙草（《民间常用草药汇编》），野猪菜（《上海常用中草药》），小活血、麻鸡婆、野芥菜、皱皮草、内红消（《江西中医药》），落地红、朴地梢、根下红（《江西民间草药验方》），蛤肚草（陕西），黑紫苏、癞肚皮棵、荞苎、癞头草、癞蛤蟆草、野芝麻（江苏），猪婆草、毛苦菜（江西），癞格宝草、癞子草、癞疙包草（贵州），癞肚子苗、波罗子、皱皮大菜（四川），旋涛草、泽泻（湖北），野薄荷（湖南），鱼味草、臭草（广东），大塔花、劫细（广西），猴臂草、土荆芥（云南），雪见草、小花属尾草（《河北植物志》）。

【形态特征】一年或两年生草本。根：主根肥厚，直伸，支根多数。茎：茎直立，粗壮，多分枝，疏被向下的灰白色柔毛。叶：叶对生，卵圆形或椭圆状披针形，先端钝或急尖，基部圆形或楔形，边缘具圆齿，上面疏被微硬毛，下面疏被短柔毛，上面散布黄褐色腺点；叶柄腹凹背凸，疏被柔毛。花：轮伞花序2～6朵，在茎和枝顶端密集组成总状花序或总状圆锥花序，花序长10～25cm，花序结果时延长；苞片披针形；花萼钟形，二唇形，外面疏被柔毛，散布黄褐色腺点，唇裂约至花萼长1/3，上唇全缘，先端具3个小尖头，下唇深裂成2齿，齿三角形，锐尖；花冠淡蓝紫色至蓝色，长约4.5mm，冠筒内面中部有毛环，冠檐二唇形，上唇长圆形，先端微凹，下唇3裂，中裂片最大，阔倒心形，顶端微凹或呈浅波状，侧裂片近半圆形；能育雄蕊2，略伸出花冠外，花丝长约1.5mm，药隔长约1.5mm，弯成弧形，上下臂等长，上臂具药室，下臂不育，膨大；花柱和花冠等长，先端不等2裂，前裂片较长；花盘前方微隆起。果：小坚果倒卵圆形，直径约0.4mm，成熟时光滑。

【鉴别要点】茎粗壮、有分枝，单叶对生，花淡蓝紫色至蓝色、长约4.5mm、花萼外面有黄褐色腺点。

【生境分布】生于山坡、路旁、荒地、河边。除新疆、甘肃、青海及西藏外，分布于全国各地。

【药用部位】全草（荔枝草、雪见草），根（雪见草根）。

【采收加工】荔枝草、雪见草：6～7月采收地上部分，晒干或鲜用。雪见草根：4～6月采收，晒干。

【性味归经】荔枝草、雪见草：苦、辛，凉；归肺、胃经。雪见草根：苦、辛，凉；无毒。

【功能主治】荔枝草、雪见草：清热解毒，凉血散瘀，利水消肿，杀虫；用于感冒发热，咽喉肿痛，肺热咳嗽，咯血，吐血，尿血，崩漏，痔疮出血，肾炎水肿，白浊，痢疾，痈肿疮毒，湿疹瘙痒，跌打损伤，蛇虫咬伤。雪见草根：凉血，活血，消肿；用于吐血，衄血，崩漏，跌打伤痛，腰痛，肿毒。

【药材标准】见书末中药材质量标准10、26、48、52、76、85、94。

【附　　注】荔枝草能止红白痢疾，堪称"痢止草"；被称为"荔枝草"，恐取其谐音。寒冬腊月草木枯萎，荔枝草却经冬不萎，故名雪见草。其形态似多种植物，如香薷等，故名沟香薷、黑紫苏、野芥菜、荞苎、野芝麻、野薄荷、土荆芥、小花属尾草。其叶表面有很多皱褶，疙疙瘩瘩，犹如蟾蜍皮肤；其又多见于水边，是青蛙和蟾蜍栖息之地；再者，荔枝草能治痈肿疮毒、湿疹、皮肤癞疮，故名膨胀草、麻麻草、皱皮草、皱皮大菜、青蛙草、蛤肚草、癞肚皮棵、癞头草、癞蛤蟆草、癞格宝草、癞子草、癞疙包草、癞肚子苗、蛤蟆草。荔枝草为猪所爱采食，故名野猪菜、猪婆草。荔枝草口感苦而特异，故名毛苦菜、鱼味草、臭草。其他别名也是根据荔枝草的某个特点而命名的。

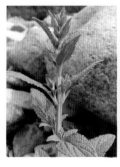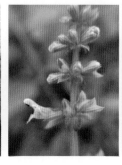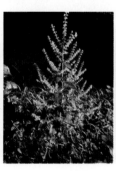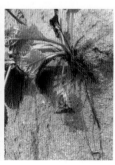

栗

【基　　原】壳斗科栗属植物栗 *Castanea mollissima* Bl.。

【别　　名】板栗，栗果，大栗，毛栗，毛栗壳，栗子树，魁栗，风栗。

【形态特征】落叶乔木。茎：树皮暗灰色，不规则深裂；枝条灰褐色，有纵沟，皮上有黄灰色的圆形皮孔。叶：单叶互生，叶柄被细绒毛或近无毛，叶长椭圆形或长椭圆状披针形，先端渐尖或短尖，基部圆形或宽楔形，两侧不相等，叶缘有锯齿，齿端具芒状尖头；上面深绿色，有光泽，羽状侧脉 10～17 对，中脉有毛，下面淡绿色，有白色绒毛。花：花单性，雌雄同株；雄花花序穗状，生于新枝下部的叶腋，长 9～20cm，被绒毛，淡黄褐色，雄花着生于花序梗，每簇具花 3～5，雄蕊 8～10；雌花无梗，常生于雄花花序下部，外有壳斗状总苞，2～3 朵生于总苞内，子房下位，花柱 5～9，花柱下部被毛；壳斗外密被紧贴星状柔毛，刺密生，每壳斗有 2～3 坚果，成熟时裂为 4 瓣。果：坚果直径 1.5～3cm，深褐色，顶端被绒毛。花期 4～6 月，果期 9～10 月。

【鉴别要点】乔木，树皮深裂，雄花为穗状花序，坚果、外被壳斗、壳斗密生长刺。

【生境分布】常栽培于低山丘陵、缓坡及河滩等地带。除青海、新疆以外，辽宁以南均有栽培。

【药用部位】内果皮（栗荴）、外果皮（栗壳）、花或花序（栗花）、总苞（栗毛球）、树皮（栗树皮）、根或根皮（栗树根）、种仁（栗子）、叶（栗叶）。

【采收加工】栗荴：剥取栗仁时收集，阴干。栗壳：剥取种仁时收集，晒干。栗花：春季采集，鲜用或阴干。栗毛球：剥取果实时收集，晒干。栗树皮：全年均可剥取，鲜用或晒干。栗树根：全年可采挖，鲜用或晒干。栗子：总苞由青色转黄色，微裂时采收，放冷凉处散热，反搭棚遮阴，棚四周夹墙，地面铺河砂，堆栗高 30cm，覆盖混砂，经常洒水保湿，10 月下旬至 11 月入窖贮藏；或剥出种子，晒干。栗叶：夏、秋二季采收，多鲜用。

【性味归经】栗荴：甘、涩，平；无毒。栗壳：甘、涩，平。栗花：平，涩；无毒。栗毛球：甘、涩，平。栗树皮：微苦、涩，平。栗树根：微苦，平。栗子：甘、微咸，平；归脾、肾经。栗叶：微甘，平。

【功能主治】栗荴：散结下气，养颜；用于骨鲠，瘰疬，反胃，面有皱纹。栗壳：降逆生津，化痰止咳，清热散结，止血；用于反胃，呕哕，消渴，咳嗽痰多，百日咳，腮腺炎，瘰疬，衄血，便血。栗花：清热燥湿，止血，散结；用于泄泻，痢疾，带下，便血，瘰疬，瘿瘤。栗毛球：清热散结，化痰，止血；用于丹毒，瘰疬痰核，百日咳，中风不语，便血，鼻衄。栗树皮：解毒消肿，收敛止血；用于癞疮，丹毒，口疮，漆疮，便血，鼻衄，创伤出血，跌仆伤痛。栗树根：行气止痛，活血调经；用于疝气偏坠，牙痛，风湿关节痛，月经不调。栗子：益气健脾，补肾强筋，活血消肿，止血；用于脾虚泄泻，反胃呕吐，脚膝酸软，筋伤骨折肿痛，瘰疬，吐血，衄血，便血。栗叶：清肺止咳，解毒消肿；用于百日咳，肺结核，咽喉肿痛，肿毒，漆疮。

【药材标准】见书末中药材质量标准 4、9、53、58、94。

【附　　注】栗在我国已有两千五百余年的栽培历史。栗子含单糖、双糖、胡萝卜素等多种营养物质，是我国传统干果品种，也是重要的出口产品。

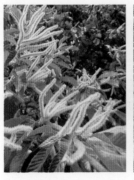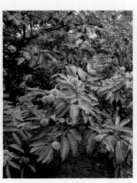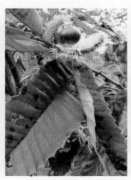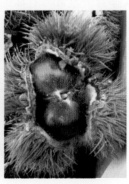

【基　　原】伞形科藁本属植物辽藁本 *Ligusticum jeholense* Nakai et Kitag.。

【别　　名】家藁本、水藁本（《中药大辞典》）。

【形态特征】多年生草本，高 15～60cm。根：主根直伸，长圆锥形，稍粗壮。红褐色。茎：根茎短；地上茎直立，通常单一，中空，表面具纵棱和沟槽，常带紫色。叶：基生叶三角形，长 8～15cm，2 回羽状全裂，最终裂片 3～4 对，卵形，边缘具不整齐的羽状深裂，先端渐尖，基生叶在花期凋落；茎生叶互生，下部和中部的叶有长柄，叶柄长 9～20cm，叶片轮廓广三角形，通常 3 回 3 出羽状全裂，最终裂片卵形或广卵形，先端短渐尖，基部楔形或近圆形，边缘有少数缺刻状齿，上面绿色，沿脉有细微的乳头凸起，下面灰绿色；茎上部叶较小，具扩展叶鞘，2 回 3 出羽状全裂。花：复伞形花序顶生或腋生；总苞片羽状细裂，少数，早落；伞幅 6～20 个或更多；小伞形花序有花多数，小伞梗纤细，花梗约 20 个，长不超过 1cm，小总苞片线形或狭披针形，10 枚左右；萼齿不明显；花瓣 5，白色，椭圆形至倒卵形；雄蕊 5，花丝细软，弯曲，花药黑紫色，纵裂；花柱 2，细软而反折，子房下位，2 室。果：双悬果椭圆形，无毛，分果具 5 条果棱，果棱具狭翅。花期 7～9 月，果期 9～10 月。

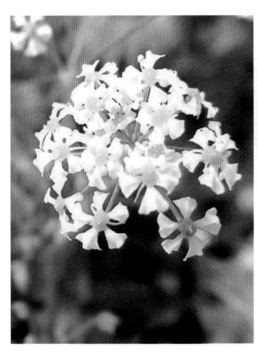
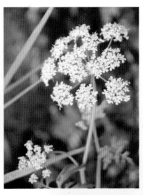
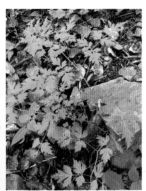
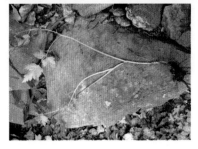

【鉴别要点】全株气味特异，茎中空、表面具纵沟，茎生叶常 3 回 3 出羽状全裂，复伞形花序、伞幅 6～20、小伞形花序花梗约 20、花白色，双悬果具 5 条果棱、果棱具狭翅。

【生境分布】生于山地林缘、水滩边及山坡林下。分布于吉林、河南、河北、陕西、甘肃、江西、湖北、湖南、四川、山东、山西、云南等地。

【药用部位】根茎和根（藁本、辽藁本）。

【采收加工】秋季茎叶枯萎或次春出苗时采挖，除去泥沙，晒干或烘干。

【性味归经】辛，温。归膀胱经。

【功能主治】祛风，散寒，除湿，止痛；用于风寒感冒，巅顶疼痛，风湿痹痛。

【药材标准】见书末中药材质量标准 1、3、15、29、45、68、83、86、90、94、99。

【附　　注】"藁"者，木蒿也，其下质地如木，其上形态如蒿；"藁"字形象地表述了藁本的典型特征。按《中华人民共和国药典》（2015 年版），中药材"藁本"的基原为伞形科藁本属植物藁本 *Ligusticum sinense* Oliv. 或辽藁本 *Ligusticum jeholense* Nakai et Kitag.，辽藁本为正品基原之一。

裂叶荆芥

【基　　原】唇形科裂叶荆芥属裂叶荆芥 Schizonepeta tenuifolia (Benth.) Briq.。

【别　　名】小茴香、荆芥。

【形态特征】一年生草本。茎：茎高 0.3～1m，四棱形，多分枝，被灰白色疏短柔毛，茎下部的节及小枝基部通常微红色。叶：叶对生，常指状 3 裂，大小不等，长 1～3.5cm，宽 1.5～2.5cm，先端锐尖，基部楔状渐狭并下延至叶柄，裂片披针形，全缘，两面被短柔毛，叶背有腺点。花：多数轮伞花序集成顶生的穗状花序，长 2～13cm，穗状花序间断；苞片叶状，小苞片线形；花萼管状钟形，长约 3mm，疏被灰白色柔毛，具 15 脉，齿 5，三角状披针形或披针形，先端渐尖，后齿较大；花冠青紫色，长约 4.5mm，外被疏柔毛，冠筒向上扩展，冠檐二唇形，上唇先端 2 浅裂，下唇 3 裂，中裂片最大，顶端微凹；雄蕊 4，后对较长，均内藏，花药蓝色；花柱先端 2 裂。果：坚果长圆状三棱形，长约 1.5mm，径约 0.7mm，褐色，有小点。花期 7～9 月，果期 9～11 月。

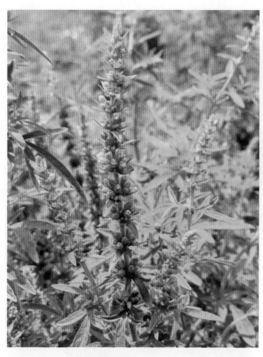
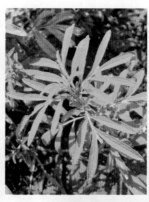
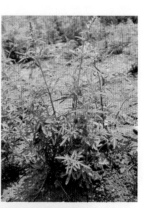
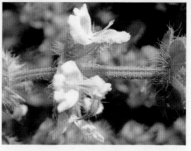

【鉴别要点】茎四棱、多分枝、被毛，叶指状 3 裂，穗状花序间断、花青紫色，全株气味特异。

【生境分布】生于山坡、路边、山谷或林缘。分布于黑龙江、辽宁、河北、河南、山西、陕西、甘肃、青海、四川、贵州等地。

【药用部位】根（荆芥根）、地上部分（荆芥）、花序（荆芥穗）。

【采收加工】荆芥根：夏、秋二季采挖根部，洗净，鲜用或晒干。荆芥和荆芥穗：夏、秋二季采收地上部分，摘取花序，晒干。

【性味归经】荆芥根：辛，温。荆芥和花序：辛，温。

【功能主治】荆芥根：止血，止痛；用于吐血，崩漏，牙痛，瘰疬。荆芥和荆芥穗：疏风解表，透疹，止痉；用于感冒，头痛，咽痛，麻疹不透，荨麻疹，皮肤瘙痒，破伤风发痉，痈疮初起。

【药材标准】未见各级药材标准收载。

【附　　注】按《中华人民共和国药典》（2015 年版），中药材"荆芥"和"荆芥穗"均来源于唇形科荆芥属植物荆芥 Schizonepeta tenuifolia Briq.；裂叶荆芥的地上部分和花序不应作为"荆芥"和"荆芥穗"使用。

【基　　原】柳叶菜科柳兰属植物柳兰 *Chamaenerion angustifolium* (L.) Scop.。

【别　　名】山麻条（《峨眉药用植物》），糯芋，遍山红，柳叶菜。

【形态特征】多年生草本。茎：根茎细长，圆柱状，节稍大，横走，外皮红褐色，节上生须根；地上茎直立，高 1 ～ 1.5m，圆柱形，中空，无毛或被疏柔毛，通常不分枝，基部和上部带紫红色。叶：叶互生，具短柄，叶片披针形，长 7 ～ 15cm，宽 1 ～ 3cm，先端渐窄，基部楔形，边缘有细锯齿或全缘，上面绿色，下面灰绿色，两面无毛或被柔毛。花：总状花序顶生或单生于叶腋，花序轴紫红色，被短柔毛；苞片条状披针形；花大，两性，红紫色，具柄；萼基部稍联合，先端 4 裂，裂片线状披针形，外面被短柔毛；花瓣 4，倒卵形，长约 1.5cm，先端钝圆，基部具短爪；雄蕊 8，不等长，向一侧弯曲，排成一轮；子房下位，4 室，被柔毛，花柱先端 4 裂。果：蒴果窄细圆柱形，紫红色，长 7 ～ 10cm。花期 6 ～ 9 月，果期 8 ～ 10 月。

【鉴别要点】根茎外皮红褐色、茎中空且带紫红色、叶上面绿色、下面灰绿色，花序轴紫红色、花红紫色、花瓣 4、花柱先端 4 裂。

【生境分布】生于山坡、林缘、河岸或山谷沼泽地。分布于东北、华北、西北及西南等地区。

【药用部位】全草（红筷子）、种缨（红筷子冠毛）、根（糯芋）。

【采收加工】红筷子：夏、秋二季采收，鲜用或晒干。红筷子冠毛：秋季采收，鲜用。糯芋：秋季采挖，鲜用或晒干。

【性味归经】红筷子：苦，平。红筷子冠毛：未见记载。糯芋：辛、苦，热，小毒。

【功能主治】红筷子：利水渗湿，理气消胀，活血调经；用于水肿，泄泻，食积胀满，月经不调，乳汁不通，阴囊肿大，疮疹痒痛。红筷子冠毛：收敛止血；用于刀伤，出血。糯芋：活血祛瘀，接骨，止痛；用于跌打伤肿，骨折，风湿痹痛，痛经。

【药材标准】未见各级药材标准收载。

【附　　注】柳兰的特征：叶似柳，花丝兰，根茎和枝条红，花色红紫。

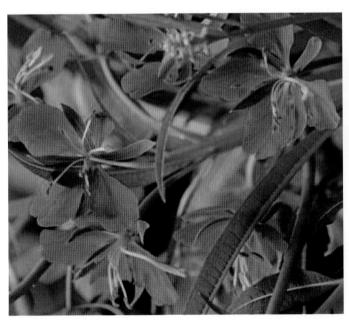
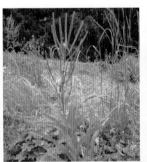
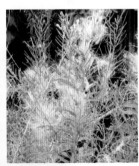
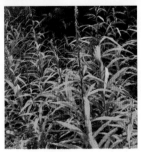

龙葵

【基　　原】茄科茄属植物龙葵 *Solanum nigrum* L.。

【别　　名】七粒扣、乌疗草（《福建民间草药》），黑天棵（《江苏植物药材志》），黑天天、黑星星、野茄子（《东北药用植物志》），惹子草、野辣子（《中国土农药志》），黑姑娘（《河北药材》），野辣椒树（《江西民间草药》），乌归菜（《闽南民间草药》），野海椒（《四川中药志》），龙眼草（《辽宁经济植物志》），黑茄子。

【形态特征】一年生草本。茎：茎直立或下部斜升，高 0.25～1m，稍具棱，绿色或带紫色，近无毛或微被毛。叶：叶互生，卵形，先端尖或长尖，基部宽楔形或近截形，渐狭小至叶柄；叶大小相差很大，通常长 4～7cm，宽 3～5cm；叶缘具波状疏锯齿，每边 3～4 齿，齿宽约 5mm，长 3～4mm；叶柄长 15～35mm，大叶的柄长可达 5cm。花：伞状聚伞花序侧生，花柄下垂，每花序有 4～10 花；花萼圆筒形，外疏被细毛，裂片 5，裂片卵状三角形；花白色，花瓣 5，裂片轮状伸展；雄蕊 5，着生于花冠筒口，花丝分离，内面有细柔毛；雌蕊 1，子房 2 室，球形，花柱下半部密生长柔毛，柱头圆形。果：浆果球状，有光泽，成熟时紫红色或黑色。种子：种子多数，扁圆形。花期 6～9 月，果期 8～10 月。

【鉴别要点】伞状聚伞花序、花柄下垂、花白色，浆果球状，熟时紫红色或黑色。

【生境分布】生于路旁或田野。分布于全国各地。

【药用部位】全草（龙葵）、根（龙葵根）、果实（龙葵果）、种子（龙葵子）。

【采收加工】龙葵：夏、秋二季采收，鲜用或晒干。龙葵根：夏、秋二季采收，鲜用或晒干。龙葵果：秋季果实成熟时采收，鲜用或晒干。龙葵子：秋季果实成熟时采收，打下种子，鲜用或晒干。

【性味归经】龙葵：苦，寒；有小毒。龙葵根：苦、微甘，寒；无毒。龙葵果：甘、微苦，寒。龙葵子：苦，寒。

【功能主治】龙葵：清热解毒，利水消肿；用于感冒发烧，牙痛，慢性支气管炎，痢疾，泌尿系感染，乳腺炎，白带，癌症；外用治痈疖疔疮，天疱疮，蛇咬伤。龙葵根：清热利湿，活血解毒；用于痢疾，淋浊，尿路结石，白带，风火牙痛，跌打扭伤，痈疽肿毒。龙葵果：镇咳，祛痰。龙葵子：清热解毒，化痰止咳；用于咽喉肿痛，疔疮，咳嗽痰喘。

【药材标准】见书末中药材质量标准 4、7、9、10、23、26、37、48、50、52、56、64、74、79、94。

【附　　注】龙葵花期的花和全株形态类似于辣椒，故名野辣子、野辣椒树、野海椒。其属于茄科茄属，与"茄"形态类似，故名野茄子、黑茄子。其浆果小球状，具光泽，成熟时黑色，故名七粒扣、黑天棵、黑天天、黑星星、乌疗草、乌归菜。其形态类似"红姑娘"（锦灯笼），但浆果黑色，故名黑姑娘。其浆果口味甜中带苦，口感特异，类似龙眼肉，故名龙眼草。

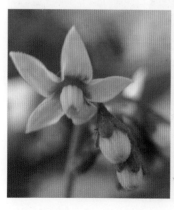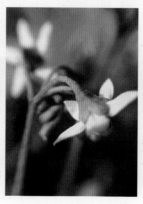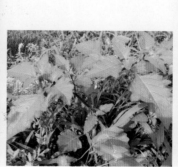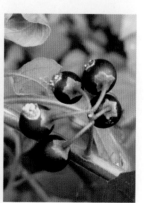

【基　　原】蔷薇科龙芽草属植物龙芽草 *Agrimonia pilosa* Ledeb.。

【别　　名】仙鹤草，脱力草（《滇南本草图谱》），刀口药、大毛药（《贵州民间方药集》），地仙草（《东北药用植物志》），蛇倒退（《滇南本草》整理本），路边鸡、毛将军、鸡爪沙、路边黄、五蹄风、牛头草（湖南）。

【形态特征】多年生草木，高 30～120cm。茎：根茎短，基部常有 1 个或数个地下芽；地上茎直立，全体被白色长柔毛，有时散生短柔毛，上部分枝。叶：奇数羽状复叶互生，有柄；托叶镰形，稀卵形，先端急尖或渐尖，基部楔形，基部与叶柄相连，边缘有锐锯齿或裂片，稀全缘，两面均被柔毛，具多数黄色腺点；小叶片 3～9，长椭圆形或椭圆形，长 1～6cm，宽 0.6～3cm，先端锐尖，基部楔形，有时稍斜，边缘锐锯齿，两面均被柔毛，具多数黄色腺点；顶端及中部的叶较大，其间夹杂数对小形叶片，小叶几无柄。花：总状花序顶生或腋生，单一或 2～3 个簇生，花序轴被柔毛；花有短梗，被柔毛，基部有 2 枚三叉形苞片；花萼筒状，先端 5 裂，裂片倒卵形，密被钩刺；花瓣 5，黄色，倒卵形，先端微凹，雄蕊 5～15 枚，花柱 2，丝状，柱头头状。果：瘦果倒卵圆锥形，包于具钩的宿存花萼内，外面有 10 条肋，被疏柔毛，先端有数层钩刺。花期 7～9 月，果期 9～11 月。

【鉴别要点】全株具柔毛和腺毛，奇数羽状复叶互生、小叶大小不等，总状花序、花黄色。

【生境分布】生于荒地、山坡、路旁、草地。分布于我国大部分地区。

【药用部位】根（龙芽草根、仙鹤草根）、带有不定芽的根茎（仙鹤草根芽）、地上部分（仙鹤草）。

【采收加工】龙芽草根、仙鹤草根：秋后采收，洗净，除去芦头。仙鹤草根芽：冬、春二季新株萌发前挖取根茎，去老根，留幼芽，洗净，晒干。仙鹤草：夏、秋二季茎叶茂盛时采割，除去杂质，干燥。

【性味归经】龙芽草根、仙鹤草根：辛、涩，温；无毒。仙鹤草根芽：微甘、苦、涩。仙鹤草：苦、涩，平；归心、肝经。

【功能主治】龙芽草根、仙鹤草根：用于赤白痢疾，妇女经闭，肿毒，驱绦虫。仙鹤草根芽：用于绦虫病，滴虫性肠炎。仙鹤草：收敛止血，截疟，止痢，解毒，补虚；用于咯血，吐血，崩漏下血，疟疾，血痢，痈肿疮毒，阴痒带下，脱力劳伤。

【药材标准】见书末中药材质量标准 1、3、15、20、29、45、53、68、86、90、94、98、99。

【附　　注】龙芽草的小叶大小差异大，排列参差不齐，好像龙的牙齿，故名龙芽草。地上部分能和血止血，也许因为这个原因，故名仙鹤草；编者认为"仙鹤"恐为"血和"的谐音也。关于仙鹤草名称由来的民间传说，甚至是神话故事，则不足信或不可全信也。

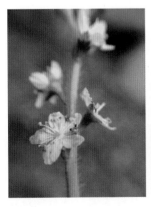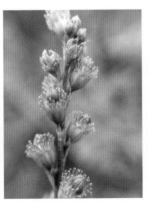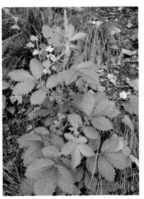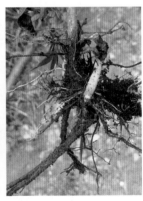

耧斗菜

【基　　原】毛茛科耧斗菜属植物耧斗菜 *Aquilegia viridiflora* Pall.。

【别　　名】血见愁（《东北药用植物志》），漏斗菜（《东北常用中草药手册》），绿花耧斗菜（《全国中草药汇编》）。

【形态特征】多年生草本。根：根肥大，圆柱形，粗约 1.5cm，暗褐色。茎：茎直立，高 40～80cm，稍有纵棱，基部稍带紫色，有稀疏短柔毛和少数腺毛；茎上部分枝。叶：基生叶簇生，有长柄，为 1～2 回 3 出复叶，总叶柄基部加宽成鞘状；中间的小叶有短柄或无柄，小叶倒卵状菱形，长 2.5～6cm，宽 2.5～5cm，先端 3 裂；侧生小叶菱状卵形至歪卵形，有 2 浅裂，最终裂片有边缘圆齿；叶表面绿色，有光泽，无毛，背面灰白色，疏被短柔毛；茎生叶与基生叶相似，下部叶有长柄，上部叶近无柄，为 3 出复叶或单叶 3 裂。花：花 3～7 朵，倾斜或微下垂，苞片 3 全裂，花梗长 2～7cm；萼片黄绿色，长椭圆状卵形，长 1.2～1.5cm，宽 6～8mm，顶端微钝，疏被柔毛；花瓣瓣片与萼片同色，直立，倒卵形，比萼片稍长或稍短，顶端近截形，距直或微弯，长 1.2～1.8cm；雄蕊长达 2cm，伸出花外，花药长椭圆形，黄色；退化雄蕊白膜质，线状长椭圆形，长 7～8mm；心皮密被伸展的腺状柔毛，花柱比子房长或等长。果：蓇葖果，密生绒毛。种子：种子黑色，狭倒卵形，长约 2mm，具微凸起的纵棱。花期 5～7 月，果期 7～8 月。

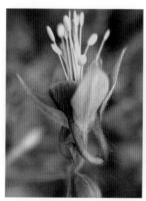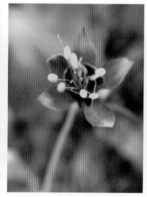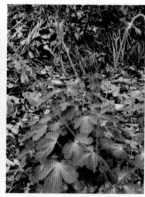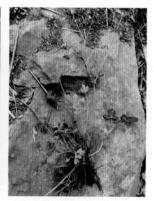

【鉴别要点】叶 1～2 回 3 出复叶，花距细而直或稍弯曲、花柱比花冠长、雄蕊伸出花外。

【生境分布】生于山地路旁、河边或潮湿草地。分布于东北地区及青海、甘肃、宁夏、陕西、山西、山东、河北、内蒙古等地。

【药用部位】带根全草（耧斗菜）。

【采收加工】6～7 月采收，晒干。

【性味归经】微苦、辛、甘、平。

【功能主治】活血调经，凉血止血，清热解毒；用于痛经，崩漏，痢疾。

【药材标准】未见各级药材标准收载。

【附　　注】耧斗菜的花形上宽下窄，形如播种庄稼时使用的耧斗，花色带绿，故名耧斗菜、漏斗菜、绿花耧斗菜。耧斗菜活血止血，故名血见愁。

◆附：华北耧斗菜

　　毛茛科耧斗菜属植物华北耧斗菜 *Aquilegia yabeana* Kitag.，全草入药，用于月经不调，产后瘀血过多，痛经，瘰疬，疮疖，泄泻，蛇咬伤；但未见各级药材标准收载。

【基　　原】柳叶菜科露珠草属露珠草 *Circaea lutetiana* L.。

【别　　名】水珠草。

【形态特征】多年生草本，高 40～70cm。茎：茎直立，光滑，节间略膨大。叶：叶对生；叶柄长 2～3.5cm；叶片卵状披针形或卵形，长 6～8cm，宽 2.5～4cm，先端短尖或渐尖，基部近圆形，边缘具疏齿，除边缘外近无毛。花：总状花序顶生或腋生，花序轴被短腺毛；花两性；萼筒卵状圆形，裂片 2，红紫色，长约 2mm；花瓣 2，倒卵形，先端 2 裂，较萼裂为短；雄蕊 2，外伸；子房下位，2 室，花柱细弱，外伸，柱头头状。果：果实坚果状，倒卵状球形，长 3.5mm，直径约 3mm，具 4 纵沟，外被钩状毛；果柄长为果实的 1～1.5 倍，疏被短毛，通常下垂。花期 6～7 月，果期 7～9 月。

【鉴别要点】总状花序、花序轴被毛、雄蕊和花柱外伸、萼筒 2 裂、红紫色，果实倒卵状球形如水滴状、具 4 纵沟、被钩状毛，果柄被短毛、常下垂。

【生境分布】生于山坡、灌木丛或林下。分布于东北地区及山东、河北、江苏、安徽、浙江、河南、广西、四川、贵州等地。

【药用部位】全草（露珠草）。

【采收加工】夏、秋二季采收，鲜用或晒干。

【性味归经】辛、苦，平。

【功能主治】宣肺止咳，理气活血，利尿解毒。用于外感咳嗽，脘腹胀痛，痛经，月经不调，经闭，泄泻，水肿，淋痛，疮肿，癣痒，湿疣。

【药材标准】未见各级药材标准收载。

【附　　注】露珠草的果实生于长果柄先端，倒卵状球形，下垂，其形犹如长果柄上的露珠；另外，因果实和果柄外被细毛，早晨露水容易凝结在上面而形成露珠，可能是这两个原因，故名露珠草、水珠草。

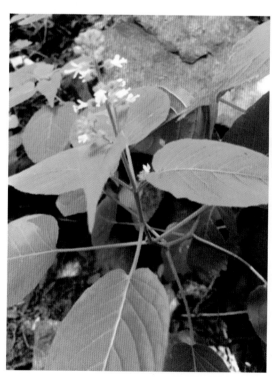
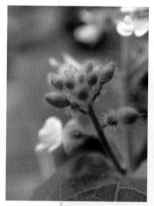
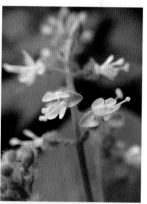
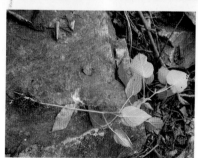

芦苇

【基　　原】禾本科芦苇属植物芦苇 *Phragmites communis* Trin.。

【别　　名】芦，苇，苇子，苇子草。

【形态特征】多年生高大草本。茎：地下茎粗壮，横走，节间中空，白色，节上具芽；地上茎高1～5m，直立，中空，节下通常具白粉。叶：叶2列，互生；叶鞘圆筒状，抱茎，叶舌有毛，叶舌长1～2mm，成一轮毛状；叶片扁平，线状披针形，灰绿色或蓝绿色，长15～60cm，宽2～5cm，边缘粗糙，先端渐尖。花：穗状花序排列成大型圆锥花序，顶生，长20～40cm，有时或更长，微下垂，下部梗腋间具白色柔毛；小穗通常有4～7花，长10～16cm，暗紫色或褐紫色，稀淡黄色，第1花通常为雄花，颖片披针形，内颖比外颖长约1倍；两性花具雄蕊3，雌蕊1，花柱2，柱头羽状。果：颖果椭圆形至长圆形，与内稃分离。花果期7～10月。

【鉴别要点】根茎横走且节间中空、白色、节上具芽，茎直立且具节、节间中空，叶扁平披针形、边缘粗糙、叶鞘抱茎、叶舌有毛，大型圆锥花序顶生、花序小枝具长柔毛。

【生境分布】生长于河流、池沼、岸边浅水中。分布于全国大部分地区。

【药用部位】根茎（芦根）、嫩茎（芦茎）、花序（芦花）、箨叶（芦竹箨）、叶（芦叶）、嫩苗（芦笋）。

【采收加工】芦根：全年均可采挖，除去芽、须根及膜状叶，鲜用或晒干。芦茎：夏、秋二季采收，晒干或鲜用。芦花：秋后采收，晒干。芦竹箨：春、夏、秋三季均可采收，晒干。芦叶：春、夏、秋三季均可采收，晒干。芦笋：春、夏二季采挖，洗净，鲜用或晒干。

【性味归经】芦根：甘，寒；归肺、胃经。芦茎：甘，寒；归心、肺经。芦花：甘，寒，无毒。芦竹箨：甘，寒。芦叶：甘，寒；归肺、胃经。芦笋：甘，寒。

【功能主治】芦根：清热泻火，生津止渴，除烦，止呕，利尿；用于热病烦渴，肺热咳嗽，肺痈吐脓，胃热呕哕，热淋涩痛。芦茎：清肺解毒，止咳排脓；用于肺痈吐脓，肺热咳嗽，痈疽。芦花：止血解毒；用于鼻衄，血崩，上吐下泻。芦竹箨：生肌敛疮，止血；用于金疮，吐血。芦叶：清热辟秽，止血，解毒；用于霍乱吐泻，吐血，衄血，肺痈。芦笋：清热生津，利水通淋；用于热病口渴、心烦，肺痈，肺痿，淋病，小便不利。

【药材标准】见书末中药材质量标准1、3、15、20、29、45、68、86、90、94、98、99。

【附　　注】芦苇的多个部位如根茎、嫩茎、花序、箨叶、叶、嫩苗均入药。同株植物多个部位入药的还有桑、莲、韭菜、芫荽等。

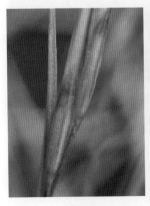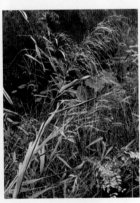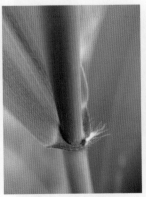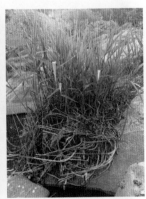

【基　　原】百合科鹿药属植物鹿药 *Smilacina japonica* A. Gray。

【别　　名】九层楼、盘龙七（《贵州民间药物》），偏头七、螃蟹七、白窝儿七、狮子七（《陕西中草药》），山糜子（《辽宁常用中草药手册》）。

【形态特征】多年生草本，高 30～60cm。茎：根茎横走，略呈圆柱状，直径 6～10mm，有时具膨大结节，肉质肥厚，有多数须根；地上茎单生，直立，有粗毛，中部以上具粗伏毛，下部有鳞片。叶：叶互生，着生于茎的上半部，叶 4～9 片，常 5～7 片，叶柄长 3～15mm，叶纸质，矩圆形、椭圆形或长圆形，长 6～16cm，宽 3～7cm，先端渐尖，基部圆形，两面疏被粗毛或近无毛。花：圆锥花序顶生，花序长 3～6cm，具粗短毛；花单生，花梗长 2～6mm，花被片 6，分离或仅基部稍合生，长圆形或长圆状倒卵形；花小，长约 3mm，白色；雄蕊 6，花丝基部贴生于花被片上，花药小；子房 3 室，每室有胚珠 1 颗，花柱与子房近等长，柱头几不裂。果：浆果近球形，直径 5～6mm，初绿色，有紫斑，成熟时黄色、淡黄色或红色。种子：种子 1～2 颗。花期 5～6 月，果期 8～9 月。

【鉴别要点】根茎横走、具节且肥厚，茎单一、直立、中部以上具伏毛、下部有膜质鞘，叶矩圆形，圆锥花序、花白色，浆果球形、成熟时黄色或红色。

【生境分布】生于林下及山坡阴处。分布于我国西南、西北、东北和华北等地区。

【药用部位】根茎及根（鹿药）。

【采收加工】春、秋二季采挖，洗净，晒干。

【性味归经】甘、苦，温。

【功能主治】补气益肾，祛风除湿，活血调经；用于劳伤，阳痿，偏头痛，风湿疼痛，跌打损伤，乳痈，月经不调。

【药材标准】未见各级药材标准收载。

【附　　注】鹿药的叶常为 7 片，故别名中多带有"七"字，如盘龙七、螃蟹七、白窝儿七、狮子七。其根茎可治偏头痛，故名偏头七。其叶呈多层排列，故名九层楼。鹿药嫩苗的形态类似于禾本科黍属的粮食作物糜子，故鹿药的嫩苗称作山糜子。

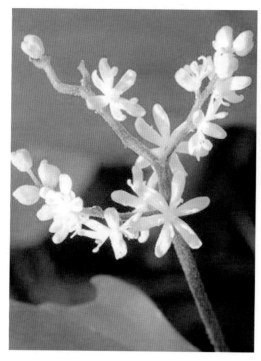
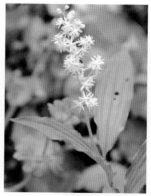
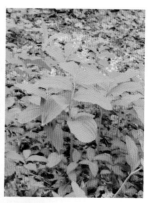
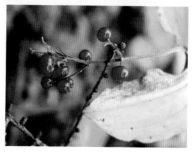

路边青

【基　　原】蔷薇科路边青属植物路边青 *Geum aleppicum* Jacq.。

【别　　名】水杨梅，草本水杨梅，兰布正（云南），蓝布正。

【形态特征】多年生草本，高 20～100cm，全株被开展长柔毛，稀无毛。根：须根多数，簇生，黄白色。茎：茎直立，上部分枝。叶：基生叶丛生，为不整齐的奇数羽状复叶，通常有小叶 7～13，叶柄长，顶生小叶最大，菱状卵形或宽扁圆形，长 5～10cm，宽 3～10cm，顶端急尖，基部心形至宽楔形，边缘常浅裂，有不规则粗大锯齿，上面绿色，下面色淡，两面被柔毛，侧生小叶较小，无柄，不等大的小叶间常夹生小裂片；茎生叶互生，小叶 3～5，卵形，3 浅裂或羽状分裂，基部有一托叶，叶柄短；茎生叶由下向上小叶逐渐减少。花：花单生于茎顶或 3 朵聚成伞房状，疏散排列，花梗粗壮，被柔毛；花瓣 5，黄色，宽卵形或类圆形，先端圆；萼片两轮，各 5，卵状三角形，外面被柔毛；雄蕊和雌蕊多数。果：聚合果倒卵球形，瘦果被长硬毛，花柱宿存部分无毛，顶端有钩状喙；果托被短硬毛，长约 1mm。花期 5～8 月，果期 7～9 月。

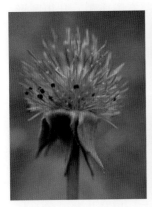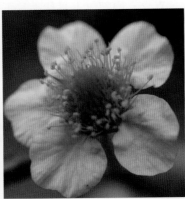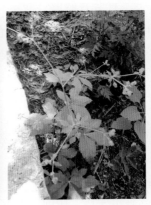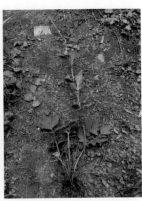

【鉴别要点】奇数羽状复叶、顶生小叶大、有托叶、大部分基生，花黄色、花梗粗壮且被毛、雄蕊和雌蕊多数，聚合果倒卵球形，瘦果被长硬毛、顶端有钩状喙。

【生境分布】生于山坡草地、沟边、河滩、林地及林缘。分布于我国东北、西北地区及山东、河南、湖南、湖北等地。

【药用部位】全草（蓝布正、水杨梅）。

【采收加工】夏、秋二季采收，洗净，晒干。

【性味归经】甘、微苦，凉。归肝、脾、肺经。

【功能主治】益气健脾，补血养阴，润肺化痰；用于气血不足，虚痨咳嗽，脾虚带下。

【药材标准】见书末中药材质量标准 1、3、8、23、37、94。

【附　　注】据资料记载，中药材"水杨梅"的来源还包括：茜草科水杨梅属植物水杨梅 *Adina rubella* Hance 的茎叶或花果序、蔷薇科植物日本水杨梅 *Aduba rubella* Hance 的全草、茜草科植物细叶水团花的地上部分，中药材"水杨梅根"来源于蔷薇科植物日本水杨梅的根茎及根、茜草科植物水杨梅的根、茜草科植物细叶水团花 *Adina rubella* (Sieb. Et Zucc.) Hance 的根；另外，中药材"蓝布正"的来源还包括：蔷薇科水杨梅属植物南水杨梅 *Geum japonicum* Thunb. var. *chinense* Bolle 的全草或根、蔷薇科水杨梅属植物柔毛路边青 *Geum japonicum* Thunb. var. *chinense* F.Bolle 的全草。按《中华人民共和国药典》（2015 年版），"蓝布正"来源于蔷薇科植物路边青 *Geum aleppicum* Jacq. 或柔毛路边青 *Geum japonicum* Thunb. var. *chinense* Bolle 的干燥全草；其他资料所记载的植物名称、拉丁名称与《中华人民共和国药典》（2015 年版）表述不一致，应以《中华人民共和国药典》（2015 年版）为准。

【基　　原】桑科葎草属植物葎草 *Humulus scandens* (Lour.) Merr.。

【别　　名】假苦瓜、苦瓜藤（《广州植物志》），锯锯藤（《贵州民间方药集》），五爪龙、牛跤迹（《福建民间草药》），老虎藤（《安徽药材》），拉拉藤（《江苏野生植物志》），穿肠草、拉拉秧（《东北药用植物志》），拉拉蔓（《河北药材》），过沟龙（《江西草药》），大叶五爪龙（《全国中草药汇编》），刺刺秧，刺刺藤，洋涩巴蔓，涩巴勒秧，涩涩秧。

【形态特征】一年或多年生蔓性草本，茎枝和叶柄均具倒向钩刺。茎：淡绿色，有纵条棱，可长达数米。叶：单叶对生；叶纸质，掌状 5 ～ 7 深裂，稀为 3 裂，裂片卵状三角形，边缘具锯齿，叶长宽均 7 ～ 10cm，基部心脏形，表面粗糙，疏生糙伏毛，背面有柔毛和黄色腺体；叶柄梢有六棱，长 5 ～ 10cm。花：花单性，雌雄异株；雄花为圆锥花序，长 15 ～ 25cm，花小，黄绿色；雌花序为短穗状花序，近球形，径约 5mm，苞片纸质，卵状披针形，顶端渐尖，具白色绒毛，子房为苞片包围，柱头 2，伸出苞片外。果：瘦果成熟时露出苞片外，淡黄色，扁球形。花期 6 ～ 10 月，果期 8 ～ 11 月。

【鉴别要点】茎有纵棱且具倒向钩刺、叶掌状分裂、叶柄具倒向钩刺，雌花序为短穗状花序、近球形、苞片卵状披针形、顶端渐尖、果成熟时不膨大。

【生境分布】生于路旁、沟边湿地、荒地、废墟、林缘灌木丛、村寨篱笆上。分布于我国大部分地区。

【药用部位】全草（葎草）、根（葎草根）、果穗（葎草果穗）、花序（葎草花）。

【采收加工】葎草：夏、秋二季选择晴天采收全草或割取地上部分，晒干。葎草根：秋季采挖，晒干。葎草果穗：秋季果实成熟时采摘，晒干。葎草花：夏、秋二季花序初开时采摘，晒干。

【性味归经】葎草：甘，苦，寒，无毒；归肺、肾经。葎草根、葎草果穗、葎草花：未见记载。

【功能主治】葎草：清热解毒，利尿消肿；用于肺结核潮热，肠胃炎，痢疾，感冒发热，小便不利，肾盂肾炎，急性肾炎，膀胱炎，泌尿系结石；外用治疗痈疖肿毒，湿疹，毒蛇咬伤。葎草根：用于石淋，疝气，瘰疬。葎草果穗：用于肺结核潮热，盗汗。葎草花：用于肿疖，湿疹，皮肤炎症。

【药材标准】见书末中药材质量标准 4、6、23、27、33、43、49、52、55、74、76、92、98。

【附　　注】葎草的茎枝和叶柄均具倒向钩刺，叶缘具锯齿，叶面具糙伏毛，给人以粗涩、钩挂之感；其又为蔓性缠绕草本，故名锯锯藤、割人藤、刺刺秧、刺刺藤、拉拉蔓、拉拉藤、拉拉秧、洋涩巴蔓、涩巴勒秧、涩涩秧、苦瓜藤、蛇干藤、蛇割藤。其叶常掌状 5 裂，故名五爪龙、大叶五爪龙。其叶掌状 5 ～ 7 深裂，形态似苦瓜叶，故名假苦瓜、苦瓜藤。

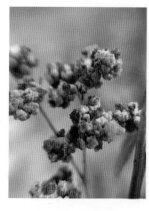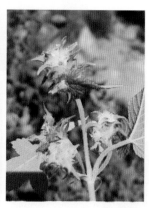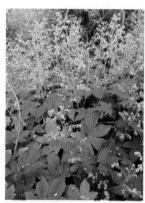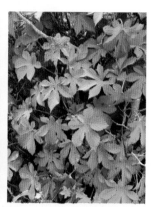

栾树

【基　　原】无患子科栾树属植物栾树 *Koelreuteria paniculata* Laxm.。

【别　　名】石栾树（浙江），黑叶树、木栏牙（河南），五乌拉叶（甘肃），乌拉、乌拉胶（河北），乌叶树（《河北植物志》）。

【形态特征】落叶灌木或乔木，高可达 10 米。茎：主干树皮厚，灰褐色至灰黑色；小枝暗黑色，具疣点，被柔毛。叶：叶互生，1～2 回单数羽状复叶，叶轴、叶柄均被皱曲的短柔毛或无毛；小叶 7～18 片，纸质，无柄或具极短的柄，对生或互生，卵形或卵状披针形，长 3～10cm，宽 3～6cm，先端短尖或短渐尖，基部钝形或截形，边缘锯齿状或分裂，齿端具小尖头。花：聚伞圆锥花序顶生，长 25～40cm，密被微柔毛，分枝长而扩展；苞片狭披针形，被小粗毛；花淡黄色，中心紫色；花梗长 2.5～5cm；萼片5，裂片卵形，边缘具腺状缘毛；花瓣 4，开花时向外反折，线状长圆形，长 5～9mm，被长柔毛，瓣片基部的鳞片初时黄色，开花时橙红色，参差不齐的深裂，被疣状皱曲的毛；雄蕊 8，花丝被疏长毛；雌蕊1，花盘有波状齿，子房三棱形。果：蒴果肿胀，长卵形，长 4～6cm，先端渐尖，具三棱，边缘有膜质薄翅 3 片，后期变为红色。种子：种子近球形，直径 6～8mm，黑色。花期 6～8 月，果期 9～10 月。

【鉴别要点】单数羽状复叶，聚伞圆锥花序、花淡黄色，蒴果膨胀、长卵形、先端尖、具三棱、边缘有膜质薄翅 3 片。

【生境分布】生于杂木林或灌木林中。分布于我国大部分地区；常作庭园观赏树栽培。

【药用部位】花（栾华）。

【采收加工】6～7 月采摘，阴干或晒干。

【性味归经】苦，寒；无毒。归肝经。

【功能主治】清肝明目；用于目赤肿痛，多泪。

【药材标准】未见各级药材标准收载。

【附　　注】除栾树花入药外，栾树常栽培作庭园观赏树种；栾树木材易加工，可制家具；栾树叶可作蓝色染料，栾树花可作黄色染料。

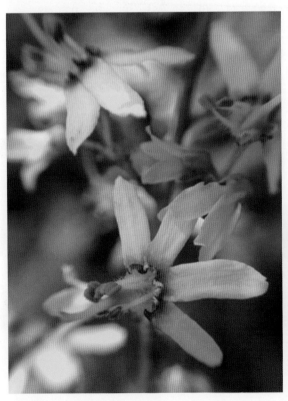
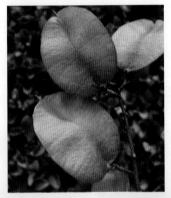
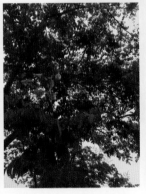
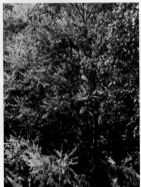

马齿苋

【基　　原】马齿苋科马齿苋属植物马齿苋 *Portulaca oleracea* L.。

【别　　名】长命苋、酱瓣豆草（《中国药用植物志》），蛇草（《南京民间草药》），酸味菜（《贵州民间方药集》），猪母菜、狮子草（《福建民间草药》），地马菜（《江苏植物药材志》），马蛇子菜、蚂蚁菜（《东北药用植物志》），马踏菜（《山东中药》），长寿菜（《中国药用植物图鉴》），耐旱菜（《中药志》）。

【形态特征】一年生草本，全株光滑无毛，肉质，高20～30cm。茎：茎圆柱形，平卧或斜向上，由基部四散，多分枝，长10～25cm，淡绿色，向阳面常带淡红褐色或紫色。叶：叶互生或近对生，叶柄极短；叶片扁平，肥厚肉质，倒卵形或匙形，似马齿状，长1～3cm，宽5～14mm，先端钝圆，有时微凹，基部阔楔形，全缘；上面深绿色，下面暗红色；中脉微隆起。花：花两性，直径4～5mm，常3～5朵丛生枝顶叶腋；苞片2～6，叶状；萼片2，对生，绿色，卵形，基部与子房联合；花瓣5，黄色，倒心形，先端微凹，基部合生；雄蕊8～12，花药黄色，雌蕊1，子房半下位，1室，花柱顶端4～6裂，线状。果：蒴果卵球形，棕色，盖裂。种子：种子多数，黑褐色，细小，直径不及1mm，具小疣状凸起。花期5～9月，果期6～10月。

【鉴别要点】肉质草本，茎圆柱形、基部多分枝、有时带紫色，叶马齿状，花小、黄色。

【生境分布】生于田野、荒地及路旁。分布于我国大部地区。

【药用部位】地上部分（马齿苋）、种子（马齿苋子）。

【采收加工】马齿苋：夏、秋二季采收，除去残根和杂质，洗净，略蒸或烫后晒干。马齿苋子：8～10月果实成熟时，割取地上部分，收集种子，干燥。

【性味归经】马齿苋：酸，寒；归肝、大肠经。马齿苋子：甘，寒；归肝、大肠经。

【功能主治】马齿苋：清热解毒，凉血止血，止痢；用于热毒血痢，痈肿疔疮，湿疹，蛇虫咬伤，便血，痔血，崩漏下血。马齿苋子：清肝明目；用于青盲白翳，泪囊炎。

【药材标准】见书末中药材质量标准1、3、15、23、29、45、56、68、86、90、94、98、99。

【附　　注】马齿苋为民间习惯食用的野菜品种，据说具有补肾壮阳的功效；另外，马齿苋抗干旱、抗炎热的性能强，不易枯萎或死亡，故名长命苋、长寿菜、耐旱菜。马齿苋的叶形似马齿和豆瓣，故名马齿苋、酱瓣豆草。马齿苋味酸，故名酸味菜。其匍地生长，犹如被骡马践踏过一样，故名地马菜、马踏菜。其被猪羊等家畜所爱采食，故名猪母菜。其根部常常见到蚂蚁窝，故名蚂蚁菜。关于马齿苋及其别名由来的民间传说，甚至神话传说，多不足信，仅可作为民间文化故事。

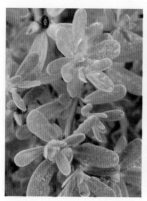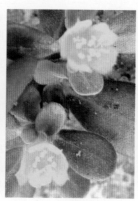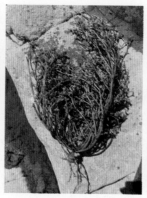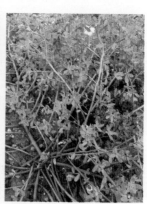

曼陀罗

【基　　原】茄科曼陀罗属植物曼陀罗 *Datura stramonium* Linn.。

【别　　名】曼荼罗，洋金花，闹羊花，大喇叭花，山茄子。

【形态特征】一年生草本，半灌木状，全株近于平滑或在幼嫩部分被短柔毛。茎：茎粗壮，下部木质化，圆柱状，淡绿色或带紫色。叶：叶互生，长 8～17cm，宽 4～12cm，叶片卵形或宽卵形，顶端渐尖，基部不对称楔形，边缘具不规则波状浅裂，裂片顶端急尖，侧脉每边 3～5 条，直达裂片顶端；叶柄长 3～5cm。花：花单生于枝杈间或叶腋，直立，有短梗；花萼筒状，筒部有 5 棱角，两棱间稍向内陷，基部稍膨大，顶端紧围花冠筒，5 浅裂，裂片三角形，花后自近基部断裂，宿存部分随果实而增大并向外反折；花冠漏斗状，下半部带绿色，上部白色、淡紫色或紫色，檐部 5 浅裂，裂片有短尖头；雄蕊不伸出花冠，花丝长约 3cm，花药长约 4mm；子房密生柔针毛，花柱长约 6cm。果：蒴果直挺，卵状，长 3～4.5cm，直径 2～4cm，表面具坚硬的针刺，或有时无刺而近平滑，成熟后淡黄色，规则 4 瓣裂。种子：种子卵圆形，稍扁，长约 4mm，黑色。花期 6～10 月，果期 7～11 月。

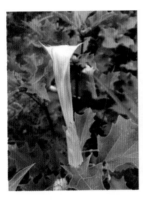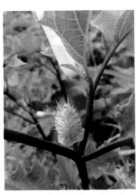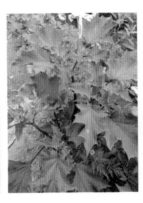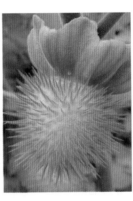

【鉴别要点】叶缘具不规则波状浅裂，花冠漏斗状、下半部带绿色、上半部白色或带紫、花长 7～10cm、蒴果直立、成熟时由上往下 4 瓣裂、常有长短不等的针刺。

【生境分布】生于田间、沟旁、道边、河岸、山坡。分布于全国各地。

【药用部位】茎（风茄梗、枫茄梗）、叶（曼陀罗叶）、果实或种子（曼陀罗子）。

【采收加工】风茄梗、枫茄梗：秋季果实采摘时同时收集，除去杂质，晒干。曼陀罗叶：7～8 月采收，晒干或烘干。曼陀罗子：夏、秋二季果实成熟时采收，亦可晒干后倒出种子。

【性味归经】风茄梗、枫茄梗：辛，温；有毒。曼陀罗叶：苦，辛。曼陀罗子：辛、苦，温；有毒；归肝、脾经。

【功能主治】风茄梗、枫茄梗：止痛，定喘；用于胃痛，风湿痛，寒哮气喘；外用治冻疮。曼陀罗叶：用于喘咳，痹痛，脚气，脱肛。曼陀罗子：平喘，祛风，止痛；用于喘咳，惊痫，风寒湿痹，泻痢，脱肛，跌打损伤。

【药材标准】见书末中药材质量标准 18、23、33、39、43、44、52、102。

【附　　注】按《中华人民共和国药典》（2015 年版），中药材"洋金花"的基原为茄科曼陀罗属植物白花曼陀罗 *Datura metel* L . 的干燥花，曼陀罗 *Datura stramonium* Linn. 及同属其他品种植物的花并不作为中药"洋金花"使用。曼陀罗 *Datura stramonium* Linn. 的叶作为中药材"曼陀罗叶"使用，并有部分药材标准收载；但依据《中药大辞典》等资料，中药材"曼陀罗根""曼陀罗叶""曼陀罗子"的基原均指白花曼陀罗和毛曼陀罗，此三种药材的基原并不包括曼陀罗 *Datura stramonium* Linn.；另有药材标准收录"曼陀罗子"的基原包括曼陀罗 *Datura stramonium* Linn.；曼陀罗各用药部位的基原不一致的情况，应引起注意。曼陀罗来源于梵语，为佛教术语，为音译。传说释迦牟尼成佛时，天降花雨，此花便是曼陀罗花。

牻牛儿苗

【基　　原】牻牛儿苗科牻牛儿苗属植物牻牛儿苗 *Erodium stephanianum* Willd.。

【别　　名】长嘴老鹳草 [《中华人民共和国药典》（2015 年版）]，太阳花（《河北植物志》）。

【形态特征】一年或两年生草本。根：根直生，细圆柱状，棕红色。茎：茎高 10 ～ 50cm，下部平铺地面，上部稍斜升，多分枝，具节，具柔毛。叶：叶对生，长卵形或长圆状三角形，二回羽状分裂，羽片 3 ～ 9 对，基部下延，小羽片线形，小叶有 1 ～ 3 粗齿，两面具疏柔毛；叶柄长 4 ～ 6cm；托叶线状披针形，渐尖，边缘膜质，两面微具柔毛。花：疏伞花序，常 2 ～ 5 朵花，腋生；总花梗长 5 ～ 15cm，被毛或无被毛；萼片 5，长圆形、倒卵形或卵状椭圆形，先端具芒，芒长 2 ～ 3mm，背面被短柔毛；花瓣 5，蓝紫色，倒卵形，具深红色纵脉，基部具白毛，先端钝圆或微凹；雄蕊花丝较短，花丝上部紫红色，花药亮黄色；子房密被银色长硬毛，子房上位，5 室；花柱 5，花柱联合成喙状。果：蒴果，长约 4cm，顶端有长喙，具密而极端的伏毛，成熟时 5 个果瓣与中轴分离，喙部自上而下呈螺旋状卷曲。种子：长圆形。花期 4 ～ 7 月，果期 7 ～ 9 月。

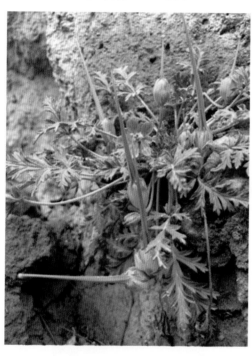
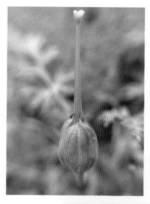
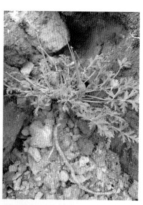
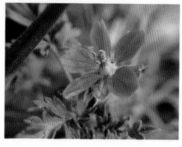

【鉴别要点】疏伞花序有花 2 ～ 5，萼片先端具芒，花蓝紫色，蒴果，喙长约 4cm、成熟时喙部呈螺旋状卷曲。

【生境分布】生于山坡和沟边。分布于东北、华东地区及内蒙古、河南、山东、河北、湖南、四川、陕西、甘肃、青海等地。

【药用部位】地上部分（老鹳草）。

【采收加工】夏、秋二季果实近成熟时采割，晒干。

【性味归经】辛、苦，平。归肝、肾、脾经。

【功能主治】祛风湿，通经络，止泻痢；用于风湿痹痛，麻木拘挛，筋骨酸痛，泄泻，痢疾。

【药材标准】见书末中药材质量标准 1、3、15、29、45、68、86、90、94、99。

【附　　注】牻牛儿苗的宿存花柱长 2.5 ～ 4cm，形似鹳喙且长，故名长嘴老鹳草。与老鹳草 *Geranium wilfordii* Maxim. 同科不同属，分别是牻牛儿苗属和老鹳草属。与老鹳草比较，牻牛儿苗的叶裂更深更多，常 2 ～ 5 朵花组成疏伞花序，总花梗更长，喙更长，喙部自上而下螺旋状卷曲。

毛黄栌

【基　　原】漆树科黄栌属植物红叶黄栌 *Cotinus coggygria* var.*pubescens* Engl.。

【别　　名】黄道栌、黄栌材（《中国树木分类学》），栌木（《经济植物手册》），月亮柴（《贵州植物药材调查》），红叶。

【形态特征】落叶灌木或小乔木，高 2～8m。茎：小枝具柔毛。叶：单叶互生；叶长 3～8cm，宽 2～6cm，近圆形、卵圆形至倒卵形，两面被毛，叶下面毛更密，先端圆或微凹，基部圆或阔楔形，全缘，秋季变红；侧脉 6～8 对，先端常分叉；叶柄细，长 1～4cm。花：花杂性，小型，大型圆锥花序顶生，被柔毛；萼片 5，披针形；花瓣 5，长圆形；雄蕊 5，短于花瓣；子房上位，1 室，具 2～3 短偏生花柱；果序长 5～20cm，有多数不育花的紫绿色羽毛状的细长宿存花梗。果：核果小，扁肾形，稍偏斜，直径 3～4mm，熟时红色。种子：种子肾形。花期 4～5 月，果期 6～7 月。

【鉴别要点】小枝、叶两面和圆锥花序被柔毛，萼片、花瓣和雄蕊均 5，小核果扁肾形。

【生境分布】生于向阳山坡。分于华北、西南地区及浙江、陕西等地。

【药用部位】根皮（黄栌根皮）、根（黄栌根、黄栌）、枝叶（黄栌枝叶、黄栌）。

【采收加工】黄栌根皮：全年可采，剥取根皮，晒干。根：全年可采，去净泥土，晒干。枝叶：夏、秋二季采收，分别晒干。

【性味归经】黄栌根皮：未见记载。根：辛、苦，凉。枝叶：苦，辛，寒；归肾、肝经。

【功能主治】黄栌根皮：用于妇女产后劳损。根：清热解毒，散瘀止痛；用于急性黄疸型肝炎，慢性肝炎，无黄疸肝炎，麻疹不出。枝叶：清热解毒，活血止痛；用于黄疸型肝炎，丹毒，漆疮，水火烫伤，结膜炎，跌打瘀痛。

【药材标准】见书末中药材质量标准 94。

【附　　注】毛黄栌的叶于秋季变红，颜色美丽，观赏性强。"香山红叶"为北京秋季一景，植物品种即为毛黄栌。

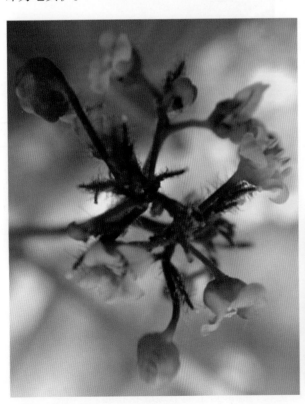
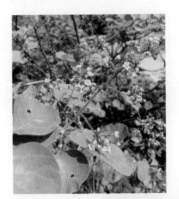
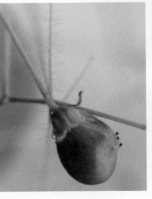
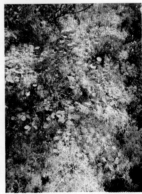

【基　　原】唇形科地笋属植物毛叶地瓜儿苗 *Lycopus lucidus* Tilrcz.var.*hirtus* Regel.。

【别　　名】地环秧、地溜秧（《河北药材》），草泽兰（《陕西中药志》），甘露秧（《中药材手册》），麻泽兰（贵州），矮地瓜儿苗（吉林），毛地笋、泽兰（《河北植物志》）。

【形态特征】多年生草本，高 30～80cm。茎：根茎横走，稍肥厚，白色；地上茎直立，不分枝，方形，有四棱角，中空，表面绿色，节上多呈紫红色，茎棱上被白色向上小硬毛，节上密被硬毛。叶：叶交互对生；披针形，长 4.5～11cm，宽 0.8～3.5cm，两端渐尖，边缘有锐齿，具缘毛，叶暗绿色，叶上面密被细刚毛状细硬毛，叶下面在肋和脉上被细刚毛状细硬毛；叶柄短或几无柄。花：轮伞花序腋生，花小，多数；苞片披针形，边缘有毛；萼钟形，先端 5 裂，裂片狭披针形，先端长锐尖；花冠白色，钟形，稍露出于花萼，长 4.5～5mm；上唇直立，下唇 3 裂，裂片几相等；能育雄蕊 2；子房矩形，4 深裂，着生于花盘上，花柱顶端 2 裂，伸出。果：小坚果扁平，长约 1mm，暗褐色。花期 6～9 月。果期 8～11 月。

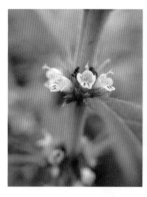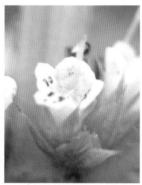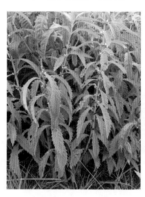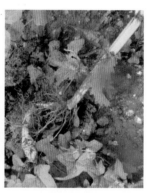

【鉴别要点】四棱茎棱被硬毛，茎节密被硬毛，叶缘有锐齿、具缘毛、叶两面被硬毛，轮伞花序腋生。

【生境分布】生于山野、灌木丛及草丛，分布于东北地区及河北、陕西、贵州、云南、四川等地。

【药用部位】地上部分（泽兰）、根茎（地笋）。

【采收加工】泽兰：夏、秋二季枝叶茂盛时采割，晒干。地笋：9～10 月采挖，晒干。

【性味归经】泽兰：苦、辛，微温；归肝、脾经。地笋：甘、辛，平。

【功能主治】泽兰：活血调经，祛瘀消痈，利水消肿；用于月经不调，经闭，痛经，产后瘀血腹痛，疮痈肿毒，水肿腹水。地笋：化瘀止血，益气利水；用于衄血，吐血，产后腹痛，黄疸，水肿，带下，气虚乏力。

【药材标准】见书末中药材质量标准 1、3、15、29、45、58、68、86、90、94。

【附　　注】毛叶地瓜儿苗常见于低洼湿地和溪流沿岸等沼泽地带，故名泽兰。其根茎肥厚，色白，形态似竹笋或地瓜，但地上部分多毛，故名毛地笋、毛叶地瓜儿苗。与地瓜儿苗比较，毛叶地瓜儿苗的叶面和叶背上多具硬毛，故加"毛叶"以区分。毛叶地瓜儿苗常见于田地庄稼的四周，故名地环秧、地溜秧。其质地与地瓜儿苗比较更显草质，其味辛，其植株与地瓜儿苗比较显矮小，故名草泽兰、麻泽兰、矮地瓜儿苗。中药材"地笋"为唇形科植物地笋或毛叶地笋的干燥根茎。

◆附：地瓜儿苗

唇形科地笋属植物地瓜儿苗 *Lycopus lucidus* Turcz.，毛叶地瓜儿苗是地瓜儿苗的变种，两者的区别在于：毛叶地瓜儿苗的茎棱上被白色向上小硬毛，节上密被硬毛；叶披针形，暗绿色，叶上面密被细刚毛状细硬毛，叶下面在肋和脉上被细刚毛状细硬毛，叶边具缘毛；两端渐尖，边缘有锐齿。按《中华人民共和国药典》（2015 年版），中药材"泽兰"的正品基原仅毛叶地瓜儿苗一种，地瓜儿苗的地上部分并不作为中药材"泽兰"使用。

茅苍术

【基　　原】菊科苍术属植物茅苍术 Atractylodes lancea (Thunb.) DC.。

【别　　名】茅术、南苍术、穹窿术。

【形态特征】多年生草本，高 30 ～ 80cm。根：须根多数，自根状茎下面生出。茎：根状茎肥大，横走，长块状或结节状，表皮黑褐色，里面黄白色；地上茎直立或上部少分枝。叶：叶互生，革质，卵状披针形或椭圆形，边缘具刺状齿；上部和中部叶多不裂或稍裂，从下到上叶柄渐短或无柄；下部叶常 3 ～ 5 浅裂或深裂，先端钝圆或稍尖，有柄或无柄。花：头状花序顶部单生，少数，直约 1cm，长约 1.5cm；外周有 1 列叶状苞片，苞片羽状深裂，裂片刺状；总苞片 6 ～ 8 层，先端尖，被微毛，外层长卵形，内层长圆状披针形；花两性与单性，多异株，两性花有羽状长冠毛；花冠白色，细长管状。果：瘦果，被黄白色毛。花期 6 ～ 8 月，果期 8 ～ 10 月。

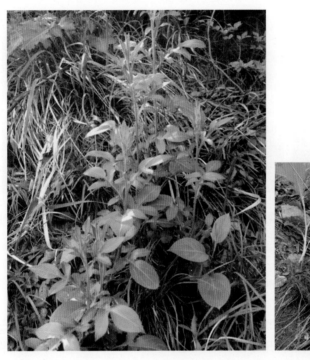
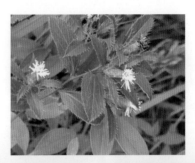
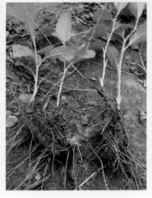
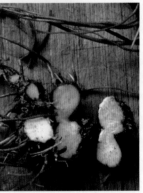

【鉴别要点】根茎肥大、长块状或结节状、表皮黑褐色、里面黄白色、断面有朱砂点，叶革质、边缘具刺状齿，头状花序、全为舌状花、花白色。

【生境分布】生于山坡、灌木丛下、草丛。主要分布于江苏、湖北、安徽、河南等地。

【药用部位】根茎（苍术、茅苍术、南苍术）。

【采收加工】春、秋二季采挖，除去泥沙，晒干，去须根。

【性味归经】辛、苦，温。归脾、胃、肝经。

【功能主治】燥湿健脾，祛风散寒，明目；用于湿阻中焦，脘腹胀满，泄泻，水肿，脚气痿躄，风湿痹痛，风寒感冒，夜盲，眼目昏涩。

【药材标准】见书末中药材质量标准 1、3、15、17、29、45、68、86、90、94、99。

【附　　注】茅苍术的道地产区为江苏茅山，故名茅术、茅苍术。其主产地包括江苏、湖北、安徽和河南等省，产区主要集中于我国南方地区，故名南苍术。按《中华人民共和国药典》（2015 年版），中药材"苍术"的基原包括菊科植物茅苍术 Atractylodes lancea (Thunb.) DC. 和北苍术 Atractylodes chinensis (DC.) Koidz.。

【基　　原】壳斗科栎属植物蒙栎 *Quercus mongolica* Fisch.。

【别　　名】蒙古栎（《中国树木分类学》），柞栎（《东北木本植物图志》），柞树、小叶槲（《中国高等植物图鉴》），青岗栎（《河北植物志》）。

【形态特征】落叶乔木，高达 30m。茎：树皮暗灰色，纵深裂；幼枝平滑，具棱，无毛，紫褐色。叶：单叶互生，多集生于小枝顶端；叶柄长 2 ～ 5mm，无毛；叶片倒卵形至长椭圆状倒卵形，长 7 ～ 19cm，宽 4 ～ 10cm，先端钝或急尖，基部窄圆形或耳形，边缘具深波状钝齿，幼时沿叶脉有毛，老时变无毛，侧脉 7 ～ 11 对。花：花单性，雌雄同株；雄花序穗状，下垂，生于新枝叶腋，雄花序长 5 ～ 7cm，轴近无毛，花被 6 ～ 7 裂，雄蕊通常 8；雌花花被 6 浅裂；壳斗环形，包围坚果 1/3 ～ 1/2，直径 1.5 ～ 2cm，高 0.8 ～ 1.5cm，壁厚，壳斗苞片小，狭披针形，排列紧密，背部具瘤状凸起，密被灰白色绒毛。果：坚果卵形至长卵形，直径 1.3 ～ 1.8cm，长 2 ～ 2.3cm，无毛。花期 5 ～ 6 月，果期 8 ～ 10 月。

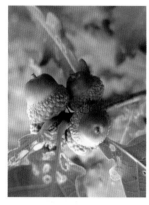 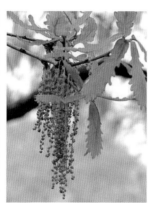 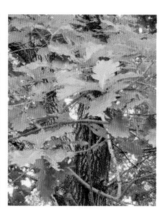 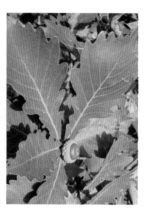

【鉴别要点】乔木，叶缘具波状齿，壳斗苞片鳞形、背部具瘤状凸起，坚果形。

【生境分布】生于山坡向阳干燥处的疏林中。分布于东北地区及山东、河北、山西、内蒙古等地。

【药用部位】果实（橡子）、树皮（柞树皮）、叶（柞树叶）。

【采收加工】橡子：冬季果实成熟后采收，连壳斗摘下，晒干后去除壳斗，再晒至足干。柞树皮：春季剥皮，刮去外面粗皮，晒干。柞树叶：夏、秋二季采摘嫩叶，鲜用或晒干。

【性味归经】橡子：苦，温。柞树皮：微苦、涩，平。柞树叶：微苦、涩，平。

【功能主治】橡子：涩肠固脱；用于泻痢脱肛，痔血。柞树皮：利湿，清热，解毒；用于肠炎腹泻，痢疾，黄疸，痔疮。柞树叶：清热止痢，止咳，解毒消肿；用于痢疾，肠炎，消化不良，支气管炎，痈肿，痔疮。

【药材标准】见书末中药材质量标准 35、83、96。

【附　　注】中药材"柞木叶""柞木皮""柞木根"分别为大风子科柞木属植物柞木 *Xylosma congestum* (Lour.) Merr. 的树叶、树皮和根；而中药材"柞树叶"和"柞树皮"则分别为壳斗科栎属植物蒙栎 *Quercus mongolica* Fisch. 的树叶、树皮；这几个药材的名称相近，仅一字之差，但基原不同，不可混淆。中药材"橡子"为壳斗科栎属植物蒙栎 *Quercus mongolica* Fisch. 的果实，而中药材"橡实"为同科同属植物麻栎 *Quercus acutissima* Carr. 或辽东栎 *Quercus liaotungensis* Koidz. 的果实，此点也应注意区分。

米口袋

【基　　原】豆科米口袋属植物米口袋 *Gueldenstaedtia verna* (Georgi) A.Boriss。

【别　　名】紫花地丁、地丁（山东、河南），萝卜地丁，痒痒草，猫耳朵草，米布袋（河北）。

【形态特征】多年生草本，全株被白色柔毛。根：主根圆锥状。茎：茎极缩短，在根茎上丛生。叶：叶为奇数羽状复叶，丛生于茎的顶端；小叶 9 ～ 21 枚，椭圆形、长圆形至卵形，长 4 ～ 22mm，宽 3 ～ 8mm，基部圆形或宽楔形，先端圆形或稍尖，全缘，两面密生白色柔毛，老叶近无毛；托叶卵状三角形至披针形。花：伞形花序总梗自叶丛中抽出，顶端有花 2 ～ 8 朵，总花梗具沟，被长柔毛；小花梗极短，长 2 ～ 4mm，苞片三角状线形；花萼钟状，长 5 ～ 8mm，萼齿 5，上 2 萼齿大；花冠紫堇色或蓝紫色，长 12 ～ 14mm。果：荚果圆筒状，长 15 ～ 22mm，直径 3 ～ 4mm，被长柔毛，含种子多数。种子：种子三角状肾形，直径约 1.8mm，具蜂窝状凹点，有光泽。花期 4 ～ 5 月，果期 5 ～ 6 月。

【鉴别要点】全株被白色柔毛，茎极短，奇数羽状复叶、丛生，伞形花序有花 2 ～ 8 朵，花色紫带蓝。

【生境分布】生于山坡、路旁、田边等。分布于东北、华北、华东地区及陕西、甘肃等地。

【药用部位】带根全草（甜地丁）。

【采收加工】秋季采挖，洗净，晒干。

【性味归经】苦、辛，寒。

【功能主治】清热解毒；用于疔疮痈肿，急性阑尾炎，化脓性炎症。

【药材标准】见书末中药材质量标准 4、7、8、10、16、26、30、46、48、64、69、78、79、80、87、94。

【附　　注】米口袋铺地生长，总花梗从叶丛中直立抽出，形态犹如植物紫花地丁，其根圆锥形类似红萝卜，故名紫花地丁、地丁、萝卜地丁。其茎叶具柔毛，有猫耳朵一般毛茸茸的感觉，皮肤接触有痒痒的感觉，故名痒痒草、猫耳朵草。其荚果圆筒状，内含细小种子多数，犹如盛米的口袋，故名米口袋。

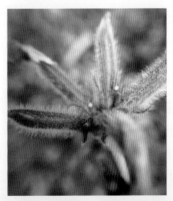

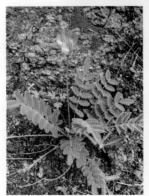

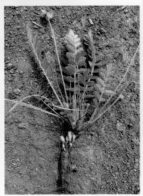

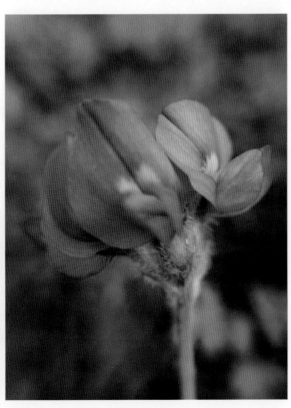

【基　　原】唇形科香薷属植物木香薷 *Elsholtzia stauntoni* Benth.。

【别　　名】紫荆芥、柴荆芥（《河北植物志》），野荆芥，华北香薷，鸡爪花。

【形态特征】多年生直立半灌木，高 0.7 ～ 2m。茎：茎上部多分枝，小枝下部近圆柱形，上部钝四棱形，具槽及细条纹，带紫红色，被灰白色微柔毛。叶：叶对生；叶披针形至椭圆状披针形，长 8 ～ 15cm，宽 2.5 ～ 4cm，先端渐尖，基部楔形，边缘除基部及先端全缘外具圆锯齿；上面绿色，除边缘及中脉被微柔毛外余部近无毛，下面白绿色，除中脉及侧脉略被微柔毛外余部无毛，密布细小腺点；侧脉 6 ～ 8 对，与中脉在上面明显凹陷，下面明显隆起；叶柄长 4 ～ 6mm，常带紫色，被微柔毛。花：穗状花序，长 8 ～ 12cm，生于茎顶或侧生小枝顶，为偏向一侧的轮伞花序组成；花梗长 0.5mm，总梗、序轴被灰白微柔毛；苞片披针形或线状披针形，长 2 ～ 3mm，常带紫色；花萼管状钟形，长约 2mm，宽约 1mm，外面密被灰白色绒毛，内面仅在萼齿上被灰白色绒毛，余部无毛，萼齿 5，近等大；果时花萼伸长，明显管状，长达 4mm，宽 1.5mm；花冠红紫色，长约 9mm，外面被白色柔毛及稀疏腺点，冠筒中部有斜向间断的毛环，冠檐二唇形，上唇直立，先端微缺，下唇开展，3 裂，中裂片近圆形，长约 3mm，侧裂片近卵圆，先端圆，较中裂片稍短；雄蕊 4，前对较长，较伸出，花丝丝状，无毛，花药卵圆形，2 室；花柱与雄蕊等长或略超出，先端近相等 2 深裂，裂片线形；子房无毛。果：小坚果椭圆形，光滑。花期 7 ～ 9 月，果期 8 ～ 10 月。

【鉴别要点】半灌木，茎带紫色，穗状花序偏向一侧、花红紫色，气味特异。

【生境分布】生于山谷、溪边、河流沿岸、山坡。分布于河北、山西、河南、陕西、甘肃等地。

【药用部位】地上部分（木香薷）。

【采收加工】夏季茎叶茂盛、花盛开时，再择晴天采割，除去杂质，阴干。

【性味归经】辛，微温。

【功能主治】发汗解表，祛暑化湿，利尿消肿；用于外感暑热，身热，头痛发热，伤暑霍乱吐泻，水肿。

【药材标准】未见各级药材标准收载。

【附　　注】木香薷的地上部分的形态和气味类似荆芥，茎带紫色，木质化，故名紫荆芥、柴荆芥、野荆芥。其多见于华北，故名华北香薷。大概是其花的 4 枚雄蕊较长，明显伸出花冠，犹如鸡爪，故名鸡爪花。

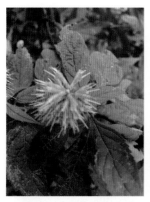
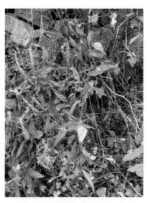
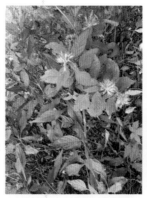
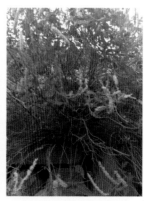

泥胡菜

【基　　原】菊科泥胡菜属植物泥胡菜 *Hemistepta lyrata* (Bunge) Bunge.。

【别　　名】石灰菜（《江苏野生食用植物》），糯米菜、猫骨头（《贵州草药》），剪刀草、绒球、苦郎头（《全国中草药汇编》），苦蓝头菜（《玉溪中草药》），石灰青（《浙江药用植物志》），猪兜菜（广西），艾草（海南岛），苦马菜，花苦荬菜。

【形态特征】一年生草本，高30～80cm。根：根圆锥形，有支根少数，肉质。茎：茎直立，具纵纹，光滑或有白色丝状毛，无分枝或有分枝。叶：基生叶呈莲座状，具柄，叶片倒披针状椭圆形，长7～21cm，叶片羽状分裂，先端裂片较大，三角形，有时3裂，侧裂片7～8对，裂片长椭圆状倒披针形，下面有白色蛛丝状毛；中部叶椭圆形，先端渐尖，羽状分裂，无柄；上部叶线状披针形至线形。花：头状花序多生于茎顶；总苞球形，直径约2cm，总苞片5～8层，覆瓦状排列，外层苞片卵形，外层较短，卵形，先端急尖，中层苞片椭圆形，先端渐尖，内层苞片线状披针形，各层苞片背面尖端下具紫红色鸡冠状附片1枚；管状花紫红色，长13～14mm，檐部5裂，裂片线形。果：瘦果椭圆形，长约2.5mm，具纵棱；冠毛白色，2层。花期4～5月，果期6月。

【鉴别要点】茎具纵棱，叶羽状裂，头状花序、苞片背面尖端下具紫红色鸡冠状附片1枚，管状花紫红色、檐部5裂。

【生境分布】生于山坡、山谷、平原、丘陵、林缘、林下、草地、荒地、田间、河边、路旁等处。分布于全国各地。

【药用部位】全草或根（泥胡菜）。

【采收加工】7～10月采收，鲜用或晒干。

【性味归经】辛、苦，寒。

【功能主治】清热解毒，散结消肿；用于痔漏，痈肿疔疮，风疹瘙痒，外伤出血，骨折。

【药材标准】未见各级药材标准收载。

【附　　注】泥胡菜的叶片背面有白色蛛丝状毛，显灰绿色，故名石灰菜、石灰青。其味苦，头状花序球形，故名绒球、苦郎头、苦蓝头菜。其叶片形态似艾草和苦马菜，故名艾草、花苦荬菜。泥胡菜莲座期叶片柔软，气味纯正，花期前茎秆脆嫩，水分多，纤维少，因此其花蕾和幼苗不仅为多数家畜所喜采食，可作为猪、禽、兔、马等家畜的优质饲草，也是人们春季食用的野菜，故名猪兜菜、苦马菜。江浙一带清明节有食用野菜青团的习俗，泥胡菜是青团常用的一种野菜，多与糯米合用，故名糯米菜，但此种食用方法现在已不多见。

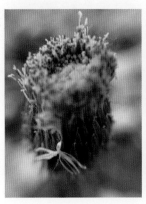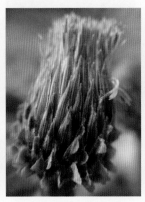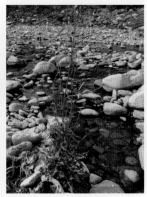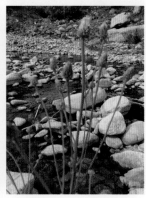

牛皮消

【基　　原】萝藦科白前属植物牛皮消 *Cynanchum auriculatum* Royle ex Wight.。

【别　　名】飞来鹤（《植物名实图考》），耳叶牛皮消（《中国药用植物志》），牛皮冻（湖南），隔山消（四川、贵州），隔山撬，白何首乌，何首乌（南京），瓢瓢藤，老牛瓢，七股莲（江苏）。

【形态特征】蔓状半灌木。根：宿根块状，表面黑褐色，断面白色，具乳汁。茎：具分枝，初具毛，后变光滑。叶：叶对生，具微毛；宽卵形至长卵圆形，长4～13cm，宽4～10cm，叶柄长3～9cm，顶端短渐尖，基部心形，叶背淡绿白色。花：聚伞花序伞房状，单生或双生，总花梗长3～12cm，花多数；花萼裂片卵状长圆形；花冠白色，辐状，裂片反折，内面具疏柔毛；副花冠浅杯状，裂片椭圆形，肉质，钝头，在每裂片内面的中部有1个三角形的舌状鳞片；花粉块每室1个，下垂；柱头圆锥状，顶端2裂。果：蓇葖果，单生或双生，细长角状，长8～10cm，径约1cm。种子：卵状椭圆形，扁平，稍有翅，种毛白色绢质。花期6～9月，果期7～11月。

【鉴别要点】半灌木，蔓状，全株具白色乳汁，花萼片长、花白色、花瓣裂片反折，细长蓇葖果单生或双生。

【生境分布】生于山坡、沟谷、路旁或林地。分布于华东、中南地区及河北、四川、贵州、云南、陕西、甘肃等地。

【药用部位】块根（白首乌）。

【采收加工】初春或秋季采挖块根，晒干或趁鲜切片晒干；亦可鲜用。

【性味归经】甘、微苦，平。归肝、肾、脾、肺经。

【功能主治】补肝肾，强筋骨，益精血，健脾消食，解毒疗疮；主治腰膝酸痛，阳痿遗精，头晕耳鸣，须发早白，心悸失眠，食欲不振，小儿疳积，产后乳汁稀少，疮痈肿痛，毒蛇咬伤。

【药材标准】见书末中药材质量标准9、10、76。

【附　　注】从植物形态、药用部位和功效而言，牛皮消类似于蓼科何首乌属植物何首乌，但其块根颜色稍浅，故别称为白首乌，或亦统称为何首乌。因其花常七朵一簇，花梗细长，花形犹如睡莲，故别称为七股莲。因其蓇葖果细长，犹如仙鹤的嘴喙一般，故别称为飞来鹤。又因其能够消食积、治疗腹胀积滞导致的腹部鼓胀如牛皮，且叶形似牛耳，块根埋藏山石深处，采收时需要撬石深挖，故又别称为耳叶牛皮消、牛皮冻（湖南）、隔山消（四川、贵州）、隔山撬。牛皮消蓇葖果成熟后2裂，犹如小小的家用水瓢，且蔓状缠绕生长，故又别称为瓢瓢藤、老牛瓢。

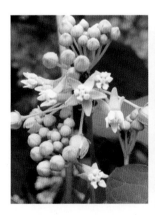 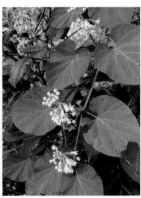 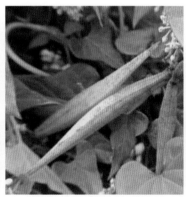 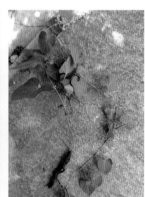

牛膝

【基　　原】苋科牛膝属植物牛膝 *Achyranthes bidentata* Bl.。

【别　　名】铁牛膝，杜牛膝，怀牛膝，怀夕，怀膝，土牛膝，淮牛膝，红牛膝，牛磕膝，牛盖膝，牛胳膝盖，山苋菜。

【形态特征】多年生草本，高 30～120cm。根：根细长圆柱形，直径 5～10mm，外皮土黄色。茎：茎直立，四棱形，绿色或带紫色，疏被柔毛或近无毛，节上对生分枝，节略膨大。叶：单叶对生；叶柄长 5～30mm；叶片膜质，椭圆形或椭圆状披针形，长 2～10cm，宽 1～5cm，先端渐尖，基部楔形或广楔形，全缘，两面被柔毛。花：穗状花序腋生或顶生，花序长 3～5cm，花期后反折，有白色柔毛，初时花序短、花紧密，其后伸长，连下部总梗在内长 15～20cm；花多数，密生，长约 5mm，下折贴近花梗；苞片 1，膜质，宽卵形，先端长渐尖，另有 2 枚针状小苞片，先端略向外弯曲，基部两侧各具 1 卵状膜质小裂片；花被片 5，绿色，直立，披针形，有光泽，长 3～5mm，具 1 中脉，边缘膜质；雄蕊 5，花丝细，基部合生，花药卵形，2 室，退化雄蕊顶端平或呈波状缺刻；子房长圆形，花柱线状，柱头头状。果：胞果长圆形，长 2～2.5mm，黄褐色，光滑。种子：种子 1 枚，长圆形，长约 1mm，黄褐色，花期 7～9 月，果期 9～10 月。

【鉴别要点】根长圆柱形、稍肉质，茎四棱形、对生分枝、节膨大，单叶对生，穗状花序、花期后小花反折而贴近花梗。

【生境分布】生于屋旁、林缘、山坡草丛、山野、路旁。分布于东北地区以外的我国大部分地区；现有大量栽培。

【药用部位】根（牛膝）、茎叶（牛膝茎叶）。

【采收加工】牛膝：冬季茎叶枯萎时采挖，除去须根和泥沙，捆成小把，晒至干皱后，将顶端切齐，晒干。牛膝茎叶：春、夏、秋三季均可采收，洗净，鲜用。

【性味归经】牛膝：苦、甘、酸，平；归肝、肾经。牛膝茎叶：苦、酸，平；归肝、膀胱经。

【功能主治】牛膝：逐瘀通经，补肝肾，强筋骨，利尿通淋，引血下行；用于经闭，痛经，腰膝酸痛，筋骨无力，淋证，水肿，头痛，眩晕，牙痛，口疮，吐血，衄血。牛膝茎叶：祛寒湿，强筋骨，活血利尿；用于寒湿痿痹，腰膝疼痛，淋闭，久疟。

【药材标准】见书末中药材质量标准 1、3、15、17、29、45、52、68、76、86、90、94、98、99。

【附　　注】陶弘景曰："牛膝……其茎有节似牛膝，故以为名也。"膝、膝盖、磕膝盖、髁膝盖、磕膝、髁膝，均指膝盖部位，故名在牛膝别名中多有体现。"夕"则为"膝"的不正规简写和谐音。

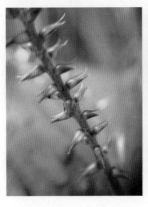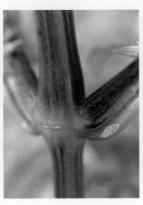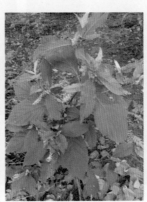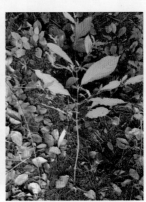

牛膝菊

【基　　　原】菊科牛膝菊属植物牛膝菊 *Galinsoga parviflora* Cav.。

【别　　　名】辣子草（白族），向阳花、珍珠草（佤族），铜锤草（云南）。

【形态特征】一年生草本，高 10 ～ 80cm。根：须根发达，近地面的茎及茎节常生出不定根。茎：茎纤细，基部稍粗壮，茎约 0.4cm，不分枝或自基部分枝，分枝斜升；全部茎枝疏被短柔毛和少量腺毛，茎基部和中部花期脱毛或稀毛；具茎节，主茎节间短，侧枝节间较长。叶：叶对生，卵形或长椭圆状卵形，长 1.5 ～ 5.5cm，宽 0.6 ～ 3.5cm；基部类圆形或狭楔形，顶端渐尖或钝；基出三脉或不明显五出脉，叶脉在叶下面稍凸起，在上面平；有叶柄，柄长 1 ～ 2cm；茎上部及花序下部的叶渐小，常为披针形；全部茎叶两面黏涩，被白色稀疏贴伏的短柔毛，沿脉和叶柄上的毛较密；边缘具浅钝齿或波状浅齿，花序下部的叶有时全缘或近全缘。花：头状花序半球形，有长花梗，常在茎枝顶端排成疏松的伞房花序；总苞半球形或宽钟状，总苞片 1 ～ 2 层，外层短，内层卵形或卵圆形；托片倒披针形或长倒披针形；舌状花 5 个，舌片白色，顶端 3 齿裂，筒部细管状，外面被稠密白色短柔毛；管状花花冠长约 1mm，黄色，下部被稠密的白色短柔毛。果：瘦果，黑褐色。花果期 7 ～ 10 月。

【鉴别要点】茎和叶被毛且具特异气味（甜奶味），叶揉搓有黏涩感，舌状花色、顶端 3 齿裂、管状花黄色。

【生境分布】生于林下、河谷、荒野、田间、溪边或路旁。分布于我国大部分地区。

【药用部位】全草（辣子草）、头状花序（向阳花）。

【采收加工】辣子草：夏、秋二季采收，晒干。向阳花：开花时采收，鲜用或晒干。

【性味归经】辣子草：辛，平。向阳花：微苦、涩，平。

【功能主治】辣子草：清热解毒，消炎，止咳平喘，止血；用于扁桃体炎，咽喉炎，急性黄疸型肝炎，外伤出血。向阳花：清肝明目；用于夜盲症，视力模糊及其他眼疾。

【药材标准】未见各级药材标准收载。

【附　　　注】牛膝菊全草味辛，故名辣子草。其头状花序生长朝向阳光，犹如向日葵，故名向阳花。其头状花序球形，花梗细长，花蕾期的形态犹如铜锤，故名铜锤草。

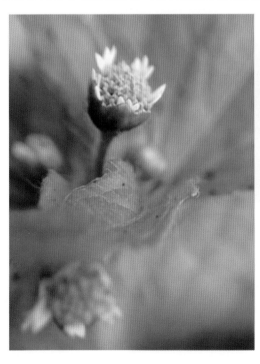
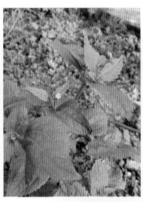
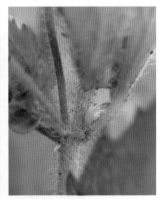
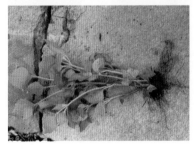

女娄菜

【基　　原】石竹科女娄菜属植物女娄菜 *Melandrium apricum* (Turcz.) Rohrb.。

【别　　名】罐罐花、对叶草、对叶菜（《贵州草药》），大叶金石榴（《浙江药用植物志》），土地榆、金打蛇（《福建药物志》）。

【形态特征】一年或两年 生草本，全株密被短柔毛。茎：茎直立，基部分枝，高 20 ～ 70cm，具节。叶：叶对生；上部叶无柄，下部叶具短柄；叶片线状披针形至披针形，长 3 ～ 6cm，宽 4 ～ 8mm，先端急尖，基部渐狭成柄；两面密生短柔毛，全缘。花：聚伞花序顶生或腋生，2 ～ 4 分歧；苞片小，披针形，具缘毛，紧贴花梗基部；花梗长短不一；萼筒长卵形，长 8 ～ 12mm，先端 5 齿裂具 10 脉，中脉紫色，缘部白色，外面具细柔毛；花瓣 5，淡红色或白色，倒披针形，长约 8.5mm，先端 2 裂，基部有爪，喉部有 2 鳞片；雄蕊 10，略短于花瓣，花丝细长；子房上位，花柱 3。果：蒴果椭圆形，先端 6 齿裂，外围萼与果近等长。种子：种子多数，细小，黑褐色，有瘤状凸起。花期 5 ～ 6 月，果期 7 ～ 8 月。

【鉴别要点】茎具节，叶对生，花萼筒呈罐状、具 10 脉、长 8 ～ 12mm、外面具细柔毛、花柱 3、花淡红色或白色。

【生境分布】生于山坡草地、旷野、路旁草丛中。分布于全国各地。

【药用部位】全草（女娄菜）、根（女娄菜根）。

【采收加工】女娄菜：夏、秋二季采收，除去泥沙，鲜用或晒干。女娄菜根：夏、秋二季采挖，晒干。

【性味归经】女娄菜：辛、苦，平；归肝、脾经。女娄菜根：苦、甘，平。

【功能主治】女娄菜：活血调经，健脾行水；用于月经不调，乳少，小儿疳积，虚浮。女娄菜根：利尿，催乳；用于小便短赤，乳少。

【药材标准】未见各级药材标准收载。

【附　　注】女娄菜的蒴果椭圆形，外围萼与果近等长，类似瓦罐；且花萼先端 6 齿裂，又形似石榴，故名罐罐花、大叶金石榴。其叶对生，故名对叶草、对叶菜。女娄菜的地上部分和根能调经催乳，用于月经不调和乳汁不出或乳少，能使经血和乳汁通畅、漏通无阻，故名女娄菜；编者认为，"娄"恐为"漏"的谐音也。

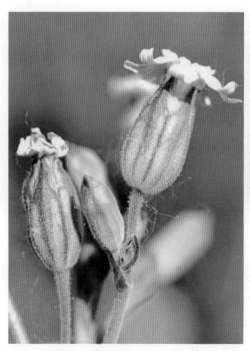
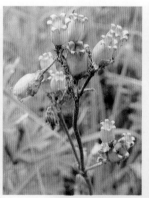
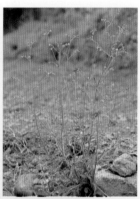
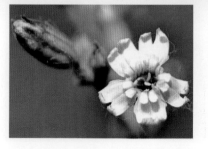

【基　　原】茜草科猪殃殃属植物蓬子菜 *Galium verum* L.。

【别　　名】铁尺草、月经草（《四川常用中草药》），黄牛尾（《单方验方新医疗法选编》），柳夫绒蒿、疗毒蒿、鸡肠草（《东北常用中草药手册》），黄米花。

【形态特征】多年生草本，高 30～40cm。根：根细长圆柱形，表皮棕褐色，生于地下根茎的结节处，稍显木质。茎：根茎圆柱形，粗长而弯曲，横走，显木质，表皮棕褐色；地上茎多数，丛生，直立，基部略带木质，四棱形，嫩时微有柔毛。叶：叶 6～10 枚轮生，狭线形，无柄，长 1～5cm，宽 1～2cm，上面嫩时有毛疏生，边缘向外反卷，下面有柔毛，中脉隆起。花：聚伞花序集成顶生的圆锥花序状，花序梗有灰白色细毛，花具短柄；萼筒全部与子房愈合；花冠辐状，淡黄色，花冠筒极短，裂片 4，卵形；雄蕊 4，伸出；子房 2 室，花柱 2，柱头头状。果：双悬果 2，扁球形，直径约 1.8mm，无毛。花期 6～7月，果期 8～9 月。

【鉴别要点】茎四棱、基部略木质，叶 6～10 枚轮生、线形、边缘向外反卷、叶背中脉隆起、无毛，花淡黄色，双悬果。

【生境分布】生于山坡灌木丛及旷野草地。分布于我国东北、西北地区至长江流域。

【药用部位】全草及根（蓬子菜）。

【采收加工】夏、秋二季采收全草，秋季挖根，洗净，鲜用或晒干。

【性味归经】微辛、苦，微寒。

【功能主治】清热解毒，活血通经，祛风止痒。用于肝炎，乳蛾肿痛，疔疮疖肿，稻田皮炎，荨麻疹，跌打损伤，妇女血气痛。

【药材标准】见书末中药材质量标准 28。

【附　　注】《救荒本草》："蓬子菜，生田野中，所在处处有之。其苗嫩时，茎有红紫线楞，叶似碱蓬叶微细，苗老结子，叶则生出叉刺，其子如独扫子大，苗叶味甜。"因其叶似植物碱蓬，故名蓬子菜。本植物的根在江苏、陕西等地区曾作中药材"茜草根"使用；实乃误也。

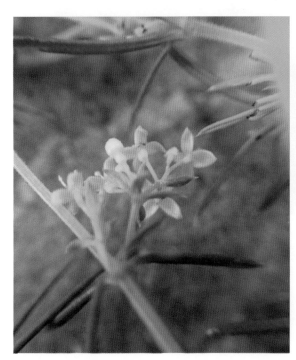
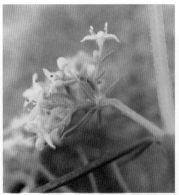
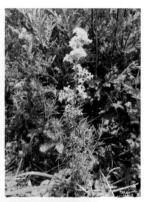
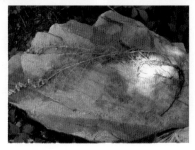

婆婆纳

【基　　原】玄参科婆婆纳属植物婆婆纳 *Veronica didyma* Tenore.。

【别　　名】双铜锤、双肾草（《民间常用草药汇编》），卵子草（《四川中药志》），石补钉（《湖南药物志》）。

【形态特征】一年生草本，高 10 ～ 25cm。茎：茎纤细，基部多分枝，基部铺散，斜上，被短柔毛。叶：单叶；茎下部叶对生，上部叶互生，有短柄；叶片卵形或近圆形，长 5 ～ 10mm，宽 6 ～ 7mm，先端钝，基部圆形，边缘具圆齿，两面被白色柔毛。花：总状花序顶生，多花密集成穗状，小花直径约 1cm；苞片叶状；花梗略短于苞片；花萼长 3 ～ 6mm，4 裂，裂片卵形，顶端急尖，疏被短硬毛；花冠淡紫色、蓝色、粉色或白色，直径 4 ～ 5mm，花瓣圆形至卵形；雄蕊 2，短于花冠；子房上位，2 室。果：蒴果近肾形，密被腺毛，略短于萼，宽 4 ～ 5mm，凹口约为 90º 角，裂片顶端圆，脉不明显，宿存花柱与凹口齐或略长。种子：种子背面具横纹，长约 1.5mm。花期 3 ～ 4 月，果期 5 ～ 8 月。

【鉴别要点】茎和叶被柔毛，叶近圆形、具圆齿，总状花序、多花密集成穗状、苞片叶状、花多蓝色带紫。

【生境分布】生于路边、墙脚、荒地。分布于我国大部地区。

【药用部位】全草（婆婆纳）。

【采收加工】3 ～ 4 月采收，鲜用或晒干。

【性味归经】甘、淡，凉。归肝、肾经。

【功能主治】补肾强腰，解毒消肿；用于肾虚腰痛，疝气，睾丸肿痛，妇女带下，痈肿。

【药材标准】未见各级药材标准收载。

【附　　注】婆婆纳的叶多对生，叶片肾圆形，功效又可补肾强腰，故名双铜锤、双肾草、卵子草。关于婆婆纳名字的由来，传说颇多，有的说是因为它的根在泥土里蔓延，很像婆婆纳的密密实实的鞋底；有的说是婆婆纳花瓣上的纹路像婆婆的皱纹；有的说是婆婆纳的果实形状很像老婆婆做针线活的道具……

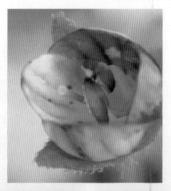
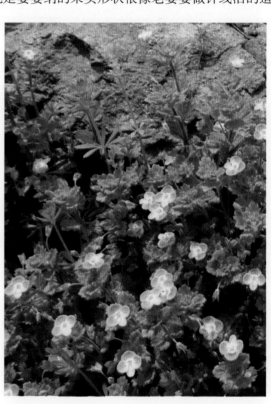
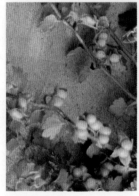
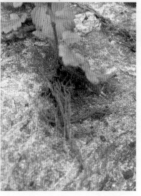

【基　　原】菊科蒲公英属植物蒲公英 *Taraxacum mongolicum* Hand.-Mazz.。

【别　　名】双英卜地（《贵州民间方药集》），黄花草、古古丁（《江苏植物志》），婆婆丁（《河北植物志》）。

【形态特征】多年生草本，全株含白色乳汁，高 10 ～ 25cm。根：根直伸，单一或有支根，扭曲圆柱形，外表皮棕褐色。叶：叶基生，排成莲座状；具叶柄，柄基部两侧扩大呈鞘状；叶片矩圆状披针形、倒披针形或倒卵形，长 6 ～ 15cm，宽 2 ～ 3.5cm，先端尖或钝，基部狭窄，下延成叶柄状，边缘浅裂或作不规则羽状分裂，裂片齿状或三角状，全缘或具疏齿，绿色或在边缘带淡紫色斑，被白色丝状毛。花：花葶单一或数个，从叶丛中抽出，直立，花葶上部密被白色丝状毛，花葶中空；头状花序单一，顶生，直径 2.5 ～ 3.5cm，全部为舌状花，两性；总苞片多层，外层较短，卵状披针形，先端尖，内层线状披针形，先端呈爪状，内外苞片先端均有小角状凸起；花托平坦；花冠黄色，长 1.5 ～ 1.8cm，宽 2 ～ 2.5mm，先端平截，常 5 齿浅裂；雄蕊 5，着生于花冠管上，花药合生成筒状，包于花柱外，花丝分离；雌蕊 1，子房下位，长椭圆形，花柱细长，柱头 2 裂，有短毛。果：瘦果倒披针形，长 4 ～ 5mm，宽约 1.5mm，外具纵棱，有横纹相连，并有多数刺状凸起，果顶具长 8 ～ 10mm 的喙，着生白色冠毛，冠毛长约 7mm。花期 4 ～ 5 月。果期 6 ～ 7 月。

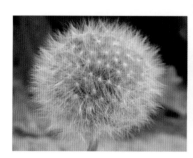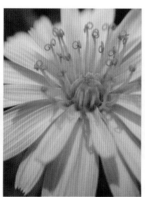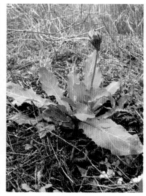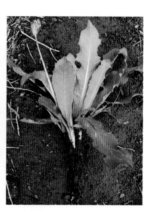

【鉴别要点】叶基生、呈莲座状、叶缘有裂、常带紫斑，花葶高挺、中空、头状花序、花黄色、花序托平坦，瘦果具喙、喙着生白色丝状冠毛，全株含白色乳汁。

【生境分布】生于山坡草地、路旁、河岸沙地及田野；分布于全国大部分地区；现有种植。

【药用部位】全草（蒲公英）。

【采收加工】春至秋季花初开时采挖，除去杂质，洗净，晒干。

【性味归经】苦、甘，寒。归肝、胃经。

【功能主治】清热解毒，消肿散结，利尿通淋；用于疔疮肿毒，乳痈，瘰疬，目赤，咽痛，肺痈，肠痈，湿热黄疸，热淋涩痛。

【药材标准】见书末中药材质量标准 1、3、15、29、45、68、83、86、90、94、98、99。

【附　　注】按《中华人民共和国药典》（2015 年版），中药材蒲公英为菊科植物蒲公英 *Taraxacum mongolicum* Hand.-Mazz.、碱地蒲公英 *Taraxacum borealisinense* Kitam. 或同属数种植物的干燥全草。菊科蒲公英属 *Taraxacum* F. H. Wigg. 全球属约 2000 余种，中国有 70 种、1 变种，广泛分布于全国各地。河北省除蒲公英、碱地蒲公英之外，还有白花蒲公英、亚洲蒲公英、橡胶草、芥叶蒲公英、红梗蒲公英、山蒲公英、异苞蒲公英等。基于《中华人民共和国药典》（2015 年版）没有明确蒲公英"同属数种植物"的具体范围和名称，因此在理论上讲，国内 71 种蒲公英均可入药作为"蒲公英"使用。

祁州漏芦

【基　　原】菊科漏芦属植物祁州漏芦 *Rhaponticum uniflorum* (L.) DC.。

【别　　名】大脑袋花、土烟叶（陕西），打锣锤（河南），老虎爪（山西），郎头花、狼头花、大口袋花、和尚头（内蒙古），独花山牛蒡、大花蓟（《中国高等植物图鉴》）。

【形态特征】多年生草本，高 30～100cm。根：主根粗大，直伸，圆柱形，直径 1～3cm。茎：根状茎粗厚，直径 1～2cm，上部密被残存叶柄；地上茎直立，单一不分枝，簇生或单生，有纵向条棱，密生蛛丝状毛及白色柔毛。叶：基生叶有长柄，叶柄长 6～20cm，被厚棉毛；基生叶及下部茎叶全为椭圆形，长 12～25cm，宽 5～10cm，羽状全裂呈琴形，裂片常再羽状深裂或深裂，两面均被蛛丝状毛或粗糙毛茸；中部及上部叶较小，有短柄或无柄。花：头状花序单生于茎顶，大形，直径 5～6.5cm；总苞宽钟状，基部凹，总苞片多层，具干膜质附片，外层短、卵形，中层附片宽，成掌状分裂，内层披针形，先端尖锐；花全部管状花，花冠淡紫色，长 2～3cm，下部条形，上部稍扩张成圆筒形，先端 5 裂；雄蕊5，花药聚合；子房下位，花柱伸出，柱头 2 裂，紫色。果：瘦果倒圆锥形，长 5～6mm，棕褐色，具四棱，有宿存之羽状冠毛。花期 4～7 月，果期 6～9 月。

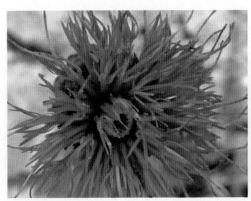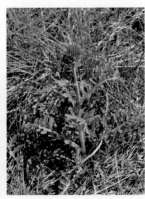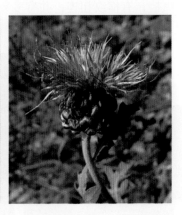

【鉴别要点】茎、叶柄和叶两面具柔毛，叶羽状全裂呈琴形、裂片常再裂，头状花序大、全为管状花、花淡紫色、花冠先端 5 裂。

【生境分布】生于向阳的山坡、草地、路边。分布于东北地区及内蒙古、河北、山东、山西、陕西、甘肃等地。

【药用部位】根（漏芦）、花序（追骨风、漏芦花）。

【采收加工】漏芦：春、秋二季采挖，除去须根和泥沙，晒干。追骨风、漏芦花：8～9 月采摘，晒干。

【性味归经】漏芦：苦，寒；归胃经。追骨风、漏芦花：苦，凉。

【功能主治】漏芦：清热解毒，消痈，下乳，舒筋通脉；用于乳痈肿痛，痈疽发背，瘰疬疮毒，乳汁不通，湿痹拘挛。追骨风、漏芦花：清热，解毒，活血，止痛；用于骨折，创伤出血，胸痛。

【药材标准】见书末中药材质量标准 1、3、15、29、35、45、68、83、86、90、94、99。

【附　　注】祁州漏芦的根可消痈下乳，用于乳汁不通；据传说，正因为这个功效，民间将此植物命名为"漏乳"，后人觉得这个名字不雅，便改为其谐音"漏芦"。祁州漏芦的花形圆大，与多种物件形似，故名大脑袋花、打锣锤、郎头花、狼头花、和尚头。其与菊科多种植物类似，故名独花山牛蒡，大花蓟。祁州为唐朝末年设置，为今河北省保定安国市，祁州为"漏芦"的道地产区，故名祁州漏芦。按《中华人民共和国药典》（2015 年版），中药材"禹州漏芦"和"漏芦"分开收录，后者即为祁州漏芦的干燥根。

【基　　原】十字花科荠菜属植物荠菜 *Capsella bursa-pastoris* (L.) Medic.。

【别　　名】菱角菜（《广州植物志》），地米菜、鸡脚菜（《贵州民间方药集》），假水菜（《陆川本草》），地地菜、烟盒草（《四川中药志》），上巳菜、荠只菜、蒲蝇花（《闽东本草》），饭锹头草、香芹娘、香料娘、香田荠（《浙江民间常用草药》），枕头草（《上海常用中草药》），植豉菜（《广西中草药》），香善菜，清明草，粽子菜，三角草，荠荠菜，地菜。

【形态特征】一年或两年生草本。根：主根细长圆柱形，白色，有支根多数。茎：茎直立，高20～50cm，常单一或于茎中上部分枝。叶：基生叶丛生，呈莲座状，羽状分裂，稀全缘，具长叶柄；茎生叶长圆形或狭披针形，长1～2cm，宽2～15mm，基部箭形抱茎，边缘有缺刻或锯齿，两面有细毛或无毛。花：小花多数，顶生或腋生组成总状花序，果期花序延长；萼4片，绿色，开展，卵形，基部平截，具白色边缘；花瓣4，白色，十字形开放，匙形或倒卵形，长2～3mm，有短爪；雄蕊6，4强，基部有绿色腺体；雌蕊1，子房三角状卵形，花柱极短。果：短角果呈倒卵状三角形或倒心状三角形，长5～8mm，宽4～7mm，无毛，扁平，先端微凹，具残存的花柱。种子：种子细小，长约0.8mm，20～25粒，成2行排列，倒卵形。花期3～5月，果期4～6月。

【鉴别要点】基生叶莲座状、羽裂，茎生叶抱茎，总状花序、花白色，短角果类心形、扁平、先端微凹、具残存的花柱。

【生境分布】生于田野、路边及庭园。分布于全国大部分地区；亦有栽培。

【药用部位】全草（荠菜）、花序（荠菜花）、种子（荠菜子）。

【采收加工】荠菜：3～5月采收，洗净，晒干。荠菜花：4～5月采收，晒干。荠菜子：6月间果实成熟时，采摘果枝，晒干，揉出种子。

【性味归经】荠菜：甘、淡、凉；归肝、心、肺经。荠菜花：甘，凉；归大肠经。荠菜子：甘，平；归肝经。

【功能主治】荠菜：凉肝止血，平肝明目，清热利湿；用于吐血，衄血，咯血，尿血，崩漏，目赤疼痛，眼底出血，高血压，赤白痢疾，肾炎水肿，乳糜尿。荠菜花：凉血止血，清热利湿；用于痢疾，崩漏，尿血，吐血，咯血，衄血，小儿乳积，赤白带下。荠菜子：祛风明目；用于目痛，青盲翳障。

【药材标准】见书末中药材质量标准9、23、38、47、52、62、75、76、85、92。

【附　　注】荠菜的角果呈三角形，形似菱角、粽子和中间凹下的枕头，故名三角草、菱角菜、粽子菜、枕头草。其基生叶较多，呈莲座状铺地生长，故名地地菜、地菜；其种子细小如米，故又称地米菜。荠菜味美可口，民间具有悠久的食用历史，其美名较多，如鸡脚菜、荠荠菜、荠只菜、香芹娘、香料娘、香田荠、香善菜、植豉菜、假水菜等。农历三月初三，南京等地有"三月三，荠菜花煮鸡蛋"的习俗，据说此传统来源于2000多年前的古老节日（上巳节），古人在这一天要举行重要仪式以消灾辟邪，祈求吉祥平安；荠菜故名上巳菜。荠菜初春较早开始生长，清明前后嫩苗已经初生，故名清明草。

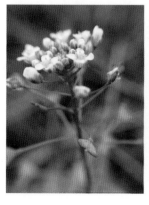
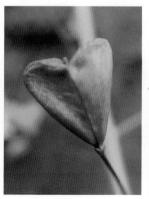
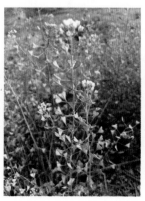
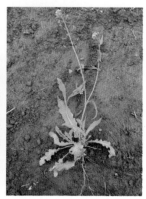

千屈菜

【基　　原】千屈菜科千屈草属植物千屈菜 *Lythrum salicaria* L.。

【别　　名】对叶莲（《贵州民间药物》），对牙草、铁菱角（《湖南药物志》），水柳（《河北植物志》），鸡骨草、大钓鱼竿、乌鸡腿（《四川常用中草药》），败毒草、蜈蚣草（《贵州中草药名录》），水槟榔（《广西药用植物名录》），水枝柳，马鞭草，棉包根。

【形态特征】多年生草本，高30～100cm，全体具柔毛，有时无毛。茎：茎直立，多分枝，具四棱。叶：叶对生或3叶轮生，叶片披针形或阔披针形，长4～6cm，宽8～15mm，先端稍钝或短尖，基部圆或心形，有时略抱茎，全缘，无柄。花：数朵簇生于叶腋组成小聚伞花序，花梗及总梗极短，花枝呈大型穗状花序，花两性；苞片阔披针形至三角状卵形，长5～12mm；花萼筒状，长6～8mm，具纵棱12条，裂片6，三角形，附属体线形；花瓣6，红紫色或淡紫色，长椭圆形，基部楔形；雄蕊12，6长6短；子房无柄，2室，花柱圆柱状，柱头头状。果：蒴果扁圆形，包于萼内，成熟时二瓣裂。种子：种子多数，细小。花期5～9月，果期7～10月。

【鉴别要点】茎四棱；叶形似柳树叶；大型穗状花序，花瓣6、紫色，花萼筒具纵棱12条，雄蕊6长6短。

【生境分布】生于河岸、湖畔、溪沟边和潮湿地。分布于全国各地。

【药用部位】地上部分或全草（千屈菜、千屈草），根（铁菱角）。

【采收加工】千屈菜、千屈草：夏、秋二季采收，鲜用或晒干。铁菱角：夏、秋二季采挖，除去泥沙，干燥，火燎除去须根。

【性味归经】千屈菜、千屈草：苦，寒；归大肠、肝经。铁菱角：苦，寒。

【功能主治】千屈菜、千屈草：清热解毒，收敛止血；用于痢疾，泄泻，便血，血崩，疮疡，溃烂，吐血，衄血，外伤出血。铁菱角：清热解毒，止血敛疮；用于痢疾，便血，血崩，吐血，衄血，外伤出血；外用治溃疡。

【药材标准】见书末中药材质量标准9、10、58。

【附　　注】千屈菜的叶常对生，故名对牙草。其叶形似柳叶，又多生于水边，习性如莲花，故名水柳、水枝柳、对叶莲。其功效清热解毒，故名败毒草。千屈菜的近地上部分形如马鞭，故名马鞭草。其生于沼泽地、沟渠边或滩涂等潮湿或浅水地带，多见于浅水和沟渠，故名千屈菜，编者认为"千屈"恐为"浅渠"的谐音也。其他别名，如铁菱角、鸡骨草、大钓鱼竿、乌鸡腿、蜈蚣草、棉包根等，编者则难解其名称由来。

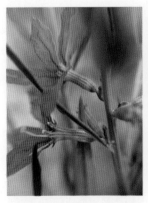 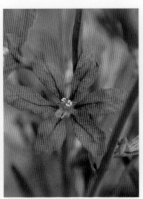 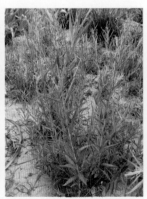 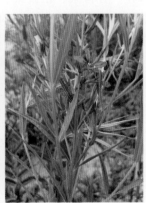

【基　　原】茜草科茜草属植物茜草 *Rubia cordifolia* L.。

【别　　名】红龙须（《贵州民间方药集》），沙茜秧（《河南中药手册》），五爪龙、满江红、九龙根（《江苏省植物药材志》），红梗子、挂拉豆、拈拈草、涩涩草、拉拉藤、拉拉秧（《山东中药》），小活血龙（《浙江民间草药》），金线草、红丝线、锯子草（《植物名实图考》），红茜（《江苏药材志》），活血草、破血草、破血丹、血见愁、活血丹、小活血、土丹参（《闽东本草》），红线草、锯锯草、锯锯藤、大锯锯藤、红茜草、血茜草、红根草、小女儿红、四轮草、四轮车、红内消、黏蔓草、拉拉蔓、草本入骨丹、穿骨草、山龙草、过山藤、大仙藤、铁血藤、小血藤、红根藤、鸭蛋藤、染蛋草等。

【形态特征】多年生攀援草本，茎棱、叶齿、叶缘、叶柄和叶背面叶脉上均生有倒刺。根：支根数条或数十条簇生，细长，外皮黄赤色。茎：茎四棱形，蔓生，多分枝。叶：叶通常四片轮生，叶片形状变异较大，披针形、长圆状披针形、三角状卵形或宽卵形，先端通常急尖，基部心形，上面粗糙，全缘，基出脉5。花：聚伞花序圆锥状，腋生或顶生，多回分枝，有花10余朵至数十朵；花小，淡黄色，花萼不明显；花冠辐状，直径约4mm，5裂，裂片卵形或卵状披针形，基部联合；雄蕊5，着生于花冠筒喉内，花丝较短；子房下位，2室，花柱上部2裂，柱头头状。果：浆果双头球形，直径5～6mm，肉质，绿色至红色，成熟时紫红色至紫黑色。花期6～9月，果期8～10月。

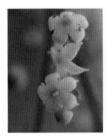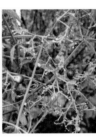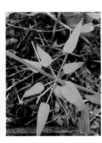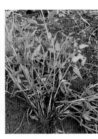

【鉴别要点】根表皮黄赤色，茎四棱、蔓生、具倒刺，叶常四叶轮生、具长柄，浆果双头球形、成熟时深紫色。

【生境分布】生于山坡路旁、沟沿、田边、灌木丛及林缘。分布于全国大部分地区。

【药用部位】地上部分（茜草藤）、茎叶（茜草茎）、根和根茎（茜草）。

【采收加工】茜草藤：夏、秋二季采收，切段，鲜用或晒干。茜草茎：夏、秋二季采收，晒干。茜草：春、秋二季采挖，除去泥沙，干燥。

【性味归经】茜草藤：苦，凉，无毒；归心、肝、肾、大肠、小肠、心包经。茜草茎：苦，寒；无毒。茜草：苦，寒；归肝经。

【功能主治】茜草藤：止血，行瘀；用于吐血，血崩，跌打损伤，风痹，腰痛，痈毒，疔肿。茜草茎：止血，行瘀；用于吐血，血崩，跌打损伤，风痹，腰痛，痈毒，疔肿。茜草：凉血，祛瘀，止血，通经；用于吐血，衄血，崩漏，外伤出血，瘀阻经闭，关节痹痛，跌仆肿痛。

【药材标准】见书末中药材质量标准1、3、15、20、29、45、56、68、83、86、90、93、94、99。

【附　　注】"茜"在古汉语中指带有"红"色之意，如茜纱（红纱）、茜衫（红色的衣衫）、茜红（绛红色）、茜绶（红色的印绶）；"茜草"其意指（根部）红色的草。另外，"茜"在古汉语中还有"青草茂盛"之意，如茜茜（青草茂盛的样子）；故而茜草其意也可指"生长茂盛"的草。

◆附：中国（华）茜草

茜草科茜草属植物中国（华）茜草 *Rubia chinensis* Regel et Maack.，与茜草同属。中国（华）茜草的茎直立，不具倒生短刺，叶背密生茸毛。其根茎入药，药材标准为《四川省中草药标准》（试行稿·第一批）（1977年版），四川省卫生局编。

苘麻

【基　　原】锦葵科苘麻属植物苘麻 *Abutilon theophrasti* Medic.。

【别　　名】青麻（《中国药用植物志》），野棉花、叶生毛（《湖南药物志》），磨盘单、车轮草（江西《草药手册》），点圆子单、馒头姆、孔麻（《上海常用中草药》），磨仔盾、毛盾草、野火麻（《福建药物志》），野芝麻、紫青、绿箐、野苘、野麻、鬼馒头草、金盘银盏（《新华本草纲要》），白麻（《河北植物志》）。

【形态特征】一年生亚灌木状草本，高 1～2m；栽培的可达 3～4m。茎：茎直立，茎枝密被柔毛。叶：叶互生；叶圆心形，长 5～18cm，先端长渐尖，基部心形，两面密被柔毛，边缘具圆齿，叶柄长 8～18cm，被柔毛；托叶早落。花：花单生于叶腋，花梗长 1～3cm，被柔毛；花萼杯状，绿色，密被短柔毛，下部呈管状，上部裂片 5，裂片卵形，长约 6mm，先端锐尖；花瓣 5，黄色，倒卵形，长约 1cm，瓣上具明显脉纹；雄蕊短；心皮 15～20，长 1～1.5cm，先端平截，密被柔毛，具扩展被毛的长芒 2，排列成轮状，密被柔毛。果：蒴果半球形，灰褐色，直径约 2cm，长约 1.5cm，分果瓣 15～20，被星状毛和长硬毛，顶端具长芒 2；蒴果成熟后开裂。种子：种子肾形，褐色，被柔毛。花期 7～8 月，果期 9～10 月。

【鉴别要点】全株密被柔毛，花黄色，蒴果半球形、分果瓣 15～20。

【生境分布】生于路旁、田野、荒地、堤岸。分布于全国各地；亦有栽培。

【药用部位】全草或叶（苘麻）、种子（苘麻子）、根（苘麻根）。

【采收加工】苘麻：夏季采收，鲜用或晒干。苘麻子：秋季采收成熟果实，晒干，打下种子，除去杂质。苘麻根：立冬后采挖，除去茎叶，晒干。

【性味归经】苘麻：苦，平；归脾、胃经。苘麻子：苦，平；归大肠、小肠、膀胱经。苘麻根：苦，平；归肾、膀胱经。

【功能主治】苘麻：清热利湿，解毒开窍；用于痢疾，中耳炎，耳鸣，耳聋，睾丸炎，化脓性扁桃体炎，痈疽肿毒。苘麻子：清热解毒，利湿，退翳；用于赤白痢疾，淋证涩痛，痈肿疮毒，目生翳膜。苘麻根：利湿解毒；用于小便淋沥，痢疾，急性中耳炎，睾丸炎。

【药材标准】见书末中药材质量标准 1、3、15、20、29、45、52、68、83、86、90、94。

【附　　注】苘麻茎皮的纤维性较强，古人常取皮作麻以编绳，故别名中多带有"麻"字，如白麻、孔麻、野火麻、野麻、野芝麻。其蒴果半球形，形如馒头、圆盾、圆盘和磨盘，故名鬼馒头草、馒头姆、毛盾草、磨仔盾、磨盘单、点圆子单、金盘银盏。其分果瓣多而形似车轮毂，故名车轮草。其叶大且形状似棉花叶，故名野棉花。其叶两面密被柔毛，故名叶生毛。"青""箐""苘"，字不同而音同，取其谐音也；故有别名绿箐、紫青、青麻、野苘。

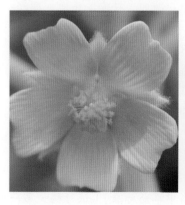 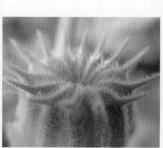 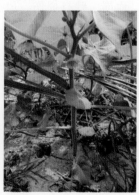 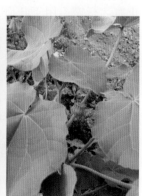

【基　　原】百合科葱属植物球序韭 *Allium thunbergii* G.。

【别　　名】山韭，野韭。

【形态特征】多年生草本。根：须根多数，簇生，黄白色。茎：鳞茎常单生，卵状、狭卵状或卵状柱形，直径 0.7 ～ 2.5cm；鳞茎外黑色或黑褐色，纸质，先端常破裂成纤维状，内皮带淡红色，膜质。叶：叶三棱线形，中空或基部中空，背面具 1 纵棱，呈龙骨状隆起，短于或略长于花葶，宽 1.5 ～ 5mm。花：花葶自叶丛中间抽出，圆柱状，中空，高 30 ～ 70cm，1/4 ～ 1/2 被疏离的叶鞘；总苞单侧开裂或 2 裂，宿存；伞形花序球状，具多而密集的花；小花梗近等长，比花被长 2 ～ 4 倍，基部具小苞片；花红色至紫红色；花被片椭圆形至卵状椭圆形，先端钝圆，长 4 ～ 6mm，宽 2 ～ 3.5mm，外轮舟状，较短；花丝等长，约为花被片长的 1.5 倍，锥形，无齿，仅基部合生并与花被片贴生；子房倒卵状球形，腹缝线基部具有有帘的凹陷蜜穴，花柱伸出花被外。果：蒴果扁球状。种子：黑色，有光泽，扁圆形。花果期 6 ～ 10 月。

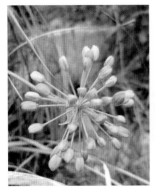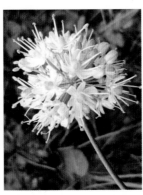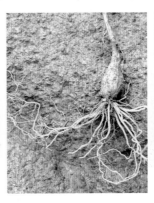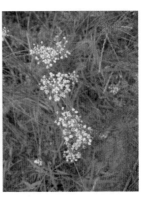

【鉴别要点】须根，鳞茎常单生、外皮污黑色，叶三棱线形、背面具纵棱，花序球状，全株具葱蒜气味。

【生境分布】生于山坡、草地或林缘。分布于东北地区及河北、山西、陕西、山东、江苏、台湾、河南、湖北等地。

【药用部位】全草（山韭）。

【采收加工】夏、秋二季采收，洗净，鲜用。

【性味归经】咸，平。归脾、肾经。

【功能主治】健脾开胃，固肾缩尿；用于脾胃气虚，饮食减少，肾虚不固，小便频数。

【药材标准】未见各级药材标准收载。

【附　　注】百合科葱属植物品种繁多。葱属植物多为多年生草本，大部分品种具葱蒜气味，地下肥厚叶鞘形成鳞茎，叶形多样但相似；因此应注意区分。其中，山韭、野韭为常见品种。按《中华人民共和国药典》（2015 年版），中药材"薤白"为百合科植物小根蒜 *Allium macrostemon* Bge. 或薤 *Allium chinensis* G. Don 的干燥鳞茎；球序韭（*Allium thunbergii* G.）的干燥鳞茎不作为薤白使用。

◆附：山韭、野韭

山韭为百合科葱属植物 *Allium Senescens* L.。

野韭为百合科葱属植物 *Allium ramosum* L.。

民间将多种形态和气味类似的葱属植物统称为"山韭"或"野韭"，因此民间俗称中的"山韭"或"野韭"并非植物学中的"山韭"或"野韭"；民间俗称或别称中的"山韭"可能因地区不同而代表不同品种，"野韭"亦如此，应注意区分。

瞿麦

【基　　原】石竹科石竹属植物瞿麦 *Dianthus superbus* L.。

【别　　名】竹节草（《中药志》），红花瞿麦，野麦，木碟花，剪刀花，十样景，十样景花，巨麦。

【形态特征】多年生草本，高达 1m。茎：茎丛生，直立，无毛，上部二歧分枝，节明显。叶：叶线形或线状披针形，长 1.5 ～ 9cm，宽 1 ～ 4mm，先端渐尖，基部成短鞘状抱茎，全缘，两面均无毛。花：花两性；花单生或数朵集成稀疏歧式分枝的圆锥花序；花梗长达 4cm；小苞片 4 ～ 6，排成 2 ～ 3 轮；花萼圆筒形，带淡紫红色，长达 4cm，先端 5 裂，裂片披针形，边缘膜质，有细毛；花瓣 5，淡红色、白色或淡紫红色，先端深裂成细线条，基部有长爪；雄蕊 10；子房上位，1 室，花柱 2，细长。果：蒴果长圆形，包在宿存的萼内。种子：种子黑色。花期 8 ～ 9 月，果期 9 ～ 11 月。

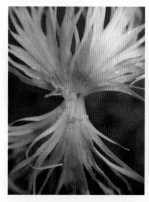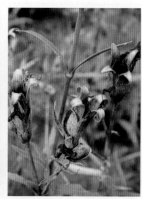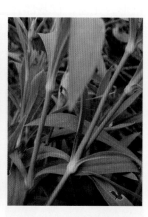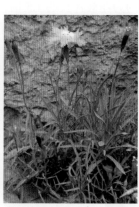

【鉴别要点】茎节明显，叶线形、基部抱茎，花瓣深细裂呈流苏状，花萼圆筒形、带淡紫红色、先端 5 裂、裂片先端渐尖。

【生境分布】生于山坡、草地、路旁或林下。分布于全国大部分地区；现有栽培。

【药用部位】地上部分（瞿麦）。

【采收加工】夏、秋二季采收，除去杂质，干燥。

【性味归经】苦，寒。归心、小肠经。

【功能主治】利尿通淋，活血通经；用于热淋，血淋，石淋，小便不通或淋沥涩痛，经闭瘀阻。

【药材标准】见书末中药材质量标准 1、3、15、29、45、68、83、86、90、94、98、99。

【附　　注】按《中华人民共和国药典》（2015 年版），中药材瞿麦的基原包括石竹科植物瞿麦和石竹 *Dianthus chinensis* L.。可能因瞿麦的茎具节，花色多为淡红色，其形如小麦茎节，故名竹节草、红花瞿麦、野麦、巨麦。其花盛开时平展，轮廓犹如盘碟，故名木碟花。其花形态犹如民间手工剪纸花，故名剪刀花。十样景、十样景花，大概是说瞿麦的花形多变，朵朵不同。

◆附：石竹

石竹科石竹属植物石竹 *Dianthus chinensis* L.，是中药材"瞿麦"的正品基原之一。石竹与瞿麦同科同属，其地上部分酷似瞿麦，但瞿麦的花瓣丝裂若流苏，而异于石竹；两者主要区别为还包括：石竹的苞片卵形，叶状，开张，长为萼筒的 1/2，先端尾状渐尖；萼筒长 2 ～ 2.5cm，裂片阔披针形；花瓣通常紫红色，先端浅裂成锯齿状。石竹栽培广泛，其变种较多，如兴安石竹、钻叶石竹、高山石竹、辽东石竹、长苞石竹、林生石竹、北石竹、蒙古石竹、丝叶石竹、长萼石竹、三脉石竹等，多作为庭院和环境绿化品种。石竹各变种入药的问题有待探讨。

曲枝天门冬

【基　　原】百合科天门冬属植物曲枝天门冬 *Asparagus trichophyllus* Bunge.。

【别　　名】毛叶天冬（《河北植物志》），糙叶天冬，霸天王，抓地龙。

【形态特征】多年生草本，近直立，高 60 ～ 100cm。根：根细，直径 2 ～ 4mm，稍肉质。茎：茎光滑，中部至上部呈明显的"之"字形；分枝基部先下弯而后上升，呈半圆形弯曲，小枝具软骨质齿；叶状枝常 4 ～ 8 枚一簇，刚毛状，略具 4 ～ 5 棱，直立或稍弯曲，长 7 ～ 18mm，粗 0.2 ～ 0.4mm，常略贴伏于小枝上，具明显的软骨质齿。叶：叶退化成鳞片状；茎上部的鳞片状叶的基部具长 1 ～ 3mm 刺状距，或成硬刺，分枝上的距不明显。花：花常 2 朵对生于叶腋，单性，雌雄异株，绿黄色或稍带紫色，花梗长 12 ～ 18mm，花梗中部稍上部位具关节；雄花花被片 6，披针形，长 6 ～ 8mm，宽 1.5 ～ 2mm，雄蕊 6，花丝中部以下贴生于花被片上，花药近长圆形；雌花小，花被片长 2.5 ～ 3.5mm。果：浆果球形，直径 6 ～ 7mm，成熟时红色。种子：3 ～ 5 颗，黑色。花期 5 ～ 7 月，果期 6 ～ 8 月。

【鉴别要点】茎呈"之"字形，分枝呈半圆形弯曲，刚毛状叶状枝常 4 ～ 8 枚一簇，花常 2 朵于叶腋对生、绿黄色带紫、花梗近中部具节，浆果球形、熟时红色。

【生境分布】生于山地、灌木丛、田边、荒地。分布于辽宁、河北、山西、内蒙古、陕西、宁夏、青海等地。

【药用部位】块根（曲枝天冬）。

【采收加工】春、秋二季采收，除去泥土，晒干。

【性味归经】甘、苦，凉。归肝经。

【功能主治】祛风除湿。用于风湿性腰腿痛，局部性水肿；外用治疮疡，瘙痒症，渗出性皮肤病，疮疖红肿。

【药材标准】未见各级药材标准收载。

【附　　注】曲枝天门冬茎的中上部呈明显的"之"字形曲折；并且分枝基部先下弯而后上升，呈半圆形弯曲；故名曲枝天门冬。其最小的枝呈叶状，常 4 ～ 8 枚一簇，刚毛状，故名毛叶天冬、糙叶天冬。

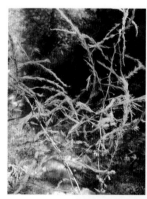
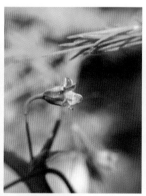
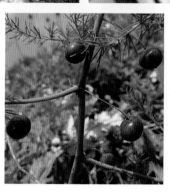
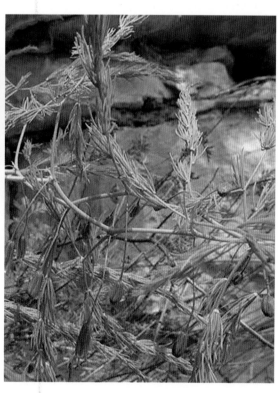

全叶马兰

【基　　原】菊科马兰属植物全叶马兰 *Kalimeris integrtifolia* Turcz. Ex DC.。

【别　　名】野粉花团（《河北植物志》），野白菊（湖北），全缘叶马兰，黄花三草，全叶鸡儿肠，扫帚花，全叶紫菀，扫帚鸡肠。

【形态特征】多年生草本，高 50～100cm。茎：茎直立，单生或数个丛生，中部以上有近直立的帚状分枝，被细硬毛。叶：叶互生；中部叶多而密，无柄，叶片条状披针形、倒披针形或长圆形，长 1.5～5cm，宽 0.3～0.6cm，先端钝或渐尖，基部渐狭，无柄，全缘，边缘稍反卷，叶下面灰绿色，两面密被粉状短绒毛，中脉在下面凸起；上部叶较小，条形。花：头状花序单生枝端，排成疏伞房状，直径 1～2cm；总苞半球形，直径 7～8mm，总苞片 3 层，覆瓦状排列，外层线形，内层长圆状披针形，顶端尖，上部草质，具粗短毛及腺点；舌状花 1 层，约 20 枚，舌片淡紫色，长约 11mm，宽约 2.5mm，管部长约 1mm，有毛；管状花黄色，花冠长约 3mm，管部长约 1mm，有毛。果：瘦果倒卵形，长约 2mm，宽约 1.5mm，浅褐色，扁平，有浅色边肋，或一面有肋而呈三棱形，上部有短毛及腺点；冠毛褐色，长 0.3～0.5mm，不等长，易脱落。花期 6～10 月，果期 7～11 月。

【鉴别要点】茎呈帚状分枝、被细硬毛，叶全缘、边缘稍反卷、两面密被毛，头状花序直径 1～2cm、舌状花 1 轮、淡紫色、管状花黄色。

【生境分布】生于山坡、林缘、灌木丛、路旁。分布于我国西部、中部、东部及北部地区。

【药用部位】全草（全叶马兰）。

【采收加工】8～9 月采收，晒干。

【性味归经】苦，寒。

【功能主治】清热解毒，止咳；用于感冒发热，咳嗽，咽炎。

【药材标准】未见各级药材标准收载。

【附　　注】全叶马兰的营养成分较高，对马、牛、羊、兔和猪等家畜有较好的适口性。其叶全缘；故名全叶马兰、全缘叶马兰。其花色紫，形态似紫菀，名全叶紫菀。其茎帚状分枝，分枝多且密而细硬，犹如扫帚，故名扫帚鸡肠、扫帚花。其花色初开时淡紫色，渐变粉色，最后变为近白色，故名野白菊、野粉花团。

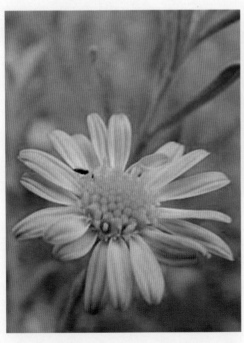
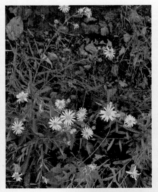
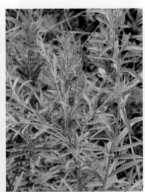
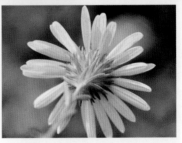

全叶延胡索

【基　　原】罂粟科紫堇属植物全叶延胡索 Corydalis repens Mandl et Muhld.。

【别　　名】土玄胡，土元胡，玄胡，元胡。

【形态特征】多年生草本。根：主根圆锥形，有支根数条，外表皮黄棕色。茎：地下块茎类球形，表皮黄棕色，直径 1～1.5cm，有时分瓣开裂，内质近白色；地上茎细长，基部以上具 1 鳞片，茎发自鳞片腋内，茎单一，自下部分枝多数。叶：叶 2 回 3 出复叶，小叶披针形至倒卵形，全缘或 3 裂，长 6～40mm，宽 5～20mm，上面沿中脉位置常具浅白色的条纹或斑点，光滑或边缘具粗糙的小乳突。花：总状花序顶生，具花 3～14 朵；苞片披针形至卵圆形，全缘或顶端稍分裂；花梗纤细，长 6～14mm，果期延长；花浅蓝色、蓝紫色或紫红色，外花瓣宽展，顶端下凹，上花瓣长 1.5～2cm，瓣片常上弯，距圆筒形，直或末端稍下弯，长 7～9mm；蜜腺体约贯穿距长的 1/2，渐尖；下花瓣略向前伸，长 6～8mm；内花瓣长 5～7mm，具半圆形的、伸出顶端的鸡冠状凸起；柱头小，扁圆形，具不明显的 6～8 乳突。果：蒴果宽椭圆形或卵圆形，长 8～10mm，具 4～6 种子，2 列。种子：种子直径约 1.5mm，光滑，种阜鳞片状，白色。花期 4～5 月，果期 6～7 月。

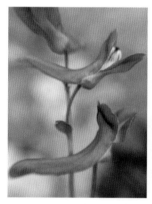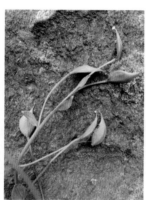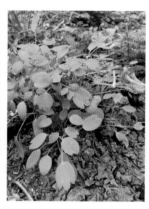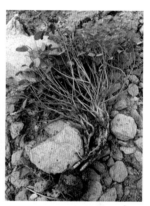

【鉴别要点】块茎类球形、表皮黄棕色，茎纤弱、分枝多，2 回 3 出复叶、常具浅白色斑纹，花蓝紫色，蒴果。

【生境分布】生于山地杂木林下、林缘、阴湿沟坡。分布于河北、山东、江苏、安徽、浙江、河南、黑龙江、吉林、辽宁等地。

【药用部位】块茎（土元胡）。

【采收加工】夏初茎叶枯萎时采挖，除去须根，洗净，置沸水中煮至恰无白心时，取出，晒干。

【性味归经】辛、苦，温。归肝、脾经。

【功能主治】活血，散瘀，理气，止痛；用于心腹腰膝诸痛，痛经，月经不调，产后瘀滞腹痛，崩漏，瘿瘤，跌打损伤。

【药材标准】未见各级药材标准收载。

【附　　注】按《中华人民共和国药典》（2015 年版），中药材"延胡索（元胡）"为罂粟科植物延胡索 Corydalis yanhusuo W.T.Wang 的干燥块茎；全叶延胡索的干燥块茎称为"土延胡索（土元胡）"，不为《中华人民共和国药典》（2015 年版）"延胡索（元胡）"的正品。

雀儿舌头

【基　　原】大戟科雀舌木属植物雀儿舌头 *Leptopus chinensis* (Bunge) Pojark.。

【别　　名】黑钩叶（《河北植物志》），草桂花（云南）。

【形态特征】多年生直立小灌木，高可达 3m，多分枝。茎：老枝表皮色深，浅褐紫色，小枝绿色或浅褐色，被毛或后变无毛，茎上部嫩枝和小枝条具棱。叶：叶互生；叶片膜质至薄纸质，卵形、近圆形、椭圆形或披针形，长 1 ～ 5cm，宽 0.4 ～ 3cm，顶端钝或具短尖，基部圆或宽楔形；叶上面深绿色，叶背浅绿色，嫩叶叶背具白色柔毛；叶柄纤细，长 2 ～ 10mm，侧脉每边 4 ～ 6 条，在叶面扁平，在叶背微凸起；托叶极小，褐色。花：花小，雌雄同株，单生或 2 ～ 4 朵簇生于叶腋；雄花：花梗丝状，长 6 ～ 10mm；萼片 5，卵形或宽卵形，基部合生，先端钝，长 2 ～ 4mm，宽 1 ～ 3mm，浅绿色，膜质，具有脉纹；花瓣 5，白色，倒卵状匙形，长 1 ～ 1.5mm，膜质；花盘腺体 5，分离，顶端 2 深裂；雄蕊 5，花丝离生，花丝丝状，花药卵圆形；雌花：萼片较大，先端尖；花瓣小，倒卵形；萼片与雄花的相同；花盘环状，10 裂至中部，裂片长圆形；子房近球形，3 室，每室有胚珠 2 颗；花柱 3，2 深裂。果：蒴果圆球形或扁球形，直径 6 ～ 8mm，基部有宿存的萼片；果梗长 2 ～ 3cm。花期 3 ～ 8 月，果期 5 ～ 10 月。

【鉴别要点】小灌木，花小、花丝远离、花梗细长，球形蒴果下垂、果梗细长。

【生境分布】生于山坡、田埂、山地灌木丛、林缘、路旁、岩崖或石缝中。分布于全国各地。

【药用部位】根（雀儿舌头）。

【采收加工】秋、冬二季采挖，洗净，晒干。

【性味归经】辛，温。归胃、大肠经。

【功能主治】理气止痛；用于脾胃气滞所致的脘腹胀痛，食欲不振，寒疝腹痛，下痢腹痛。

【药材标准】未见各级药材标准收载。

【附　　注】雀儿舌头的花萼 5、花瓣 5，花形和大小似桂花，故名草桂花。雀儿舌头的叶可用于制造杀虫农药。其嫩枝叶有毒，羊类多吃会致死。

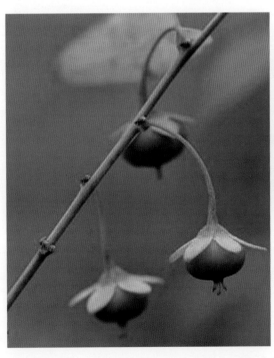
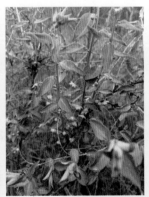
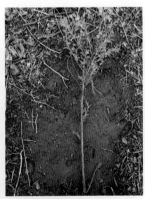
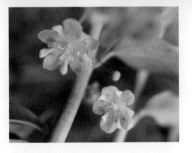

忍冬

【基　　原】忍冬科忍冬属植物忍冬 *Lonicera japonica* Thunb.。

【别　　名】右旋藤（《贵州民间方药集》），二花秧、银花秧（《河南中药手册》），金银藤（江西、云南），银藤（浙江、江苏），二色花藤（上海），二宝藤、右转藤（四川），子风藤（浙江），蜜桷藤（江西），鸳鸯藤（福建），老翁须（《常用中草药图谱》）。

【形态特征】多年生木质藤本。茎：茎中空，多分枝，幼枝密被短柔毛和腺毛。叶：叶对生；叶柄长4～10mm，密被短柔毛；叶片纸质，叶片卵形、长圆卵形或卵状披针形，先端短尖、渐尖或钝圆，基部圆形或近心形，全缘，两面和边缘均被短柔毛。花：花成对腋生；花梗密被短柔毛和腺毛；苞片2枚，叶状，广卵形或椭圆形；小苞片被短毛及腺毛；花萼短小，萼筒长约2mm，5齿裂，裂片卵状三角形或长三角形，先端尖，外面和边缘密被毛；花冠唇形，长3～5cm，上唇4浅裂，裂片先端钝形，花冠筒细长，外面被短毛和腺毛，下唇带状而反曲；花初开时为白色，2～3日后变为金黄色；雄蕊5，着生于花冠内面筒口附近，伸出花冠外；雌蕊1，子房下位，花柱细长，伸出。果：浆果球形，直径6～7mm，成熟时蓝黑色，有光泽。花期4～7月，果期6～10月。

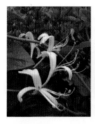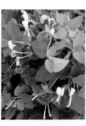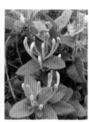

【鉴别要点】藤本，枝中空、枝和叶被柔毛，叶近椭圆形、对生，花成对、初为白色后变金黄色。

【生境分布】生于山野。除黑龙江、内蒙古、宁夏、青海、新疆、海南和西藏外，多省有分布；现多栽培。

【药用部位】茎枝（忍冬藤）、花蕾或带初开花（金银花）、叶（金银花叶）、果实（金银花子）。

【采收加工】忍冬藤：秋、冬二季采割，晒干。金银花：夏初花开放前采收，干燥。金银花叶：春、夏二季采收，晒干。金银花子：秋末冬初采收，晒干。

【性味归经】忍冬藤：甘，寒；归肺、胃经。金银花：甘，寒；归肺、心、胃经。金银花叶：甘，寒；归肺、胃经。金银花子：苦、微甘、涩，凉。

【功能主治】忍冬藤：清热解毒，疏风通络；用于温病发热，热毒血痢，痈肿疮疡，风湿热痹，关节红肿热痛。金银花：清热解毒，疏散风热；用于痈肿疔疮，喉痹，丹毒，热毒血痢，风热感冒，温病发热。金银花叶：清热解毒；用于伤风感冒。金银花子：清肠化湿；用于肠风泄泻，赤痢。

【药材标准】见书末中药材质量标准1、3、15、17、20、29、39、45、68、83、86、90、94、97、98、99。

【附　　注】按《中华人民共和国药典》（2015年版），中药材"忍冬藤"的来源仅有忍冬科忍冬属植物忍冬 *Lonicera japonica* Thunb. 一种。灰毡毛忍冬 *Lonicera macranthoides* Hand.-Mazz.、红腺忍冬 *Lonicera hypoglauca* Miq.、华南忍冬 *Lonicera confusa* DC.、黄褐毛忍冬 *Lonicera fulvotomentosa* Hsu et S.C. Cheng 的茎枝不作为"忍冬藤"使用，此四种植物的花蕾为中药材"山银花"。忍冬藤在秋末时，老叶枯落，但在其叶腋间又生新叶，新叶经冬不凋，故名"忍冬"。忍冬花初开为白色，后转为金黄色，黄白相间，故名"金银花"。

◆附：金银忍冬

忍冬科忍冬属植物金银忍冬 *Lonicera maackii* (Rupr.) Maxim.，又名"金银木"。其茎叶及花入药；于5～6月采花，夏、秋季采收茎叶，鲜用或切段晒干。茎叶及花，甘、淡，寒；功可祛风，清热，解毒。其与忍冬的区别是：直立灌木，浆果红色，花总梗短于叶柄。

日本续断

【基　　原】川续断科川续断属植物日本续断 *Dipsacus japonicus* Miq.。

【别　　名】续断（《河北植物志》）。

【形态特征】两年或多年生草本，高 80 ～ 140cm。根：根单一，粗壮，木质。茎：茎直立，多分枝，被白色柔毛，具棱和沟槽，沿棱有倒钩刺。叶：基生叶长椭圆形，通常 3 裂或不裂，有长柄；茎生叶对生，轮廓倒卵状椭圆形，长 8 ～ 20cm，宽 3 ～ 8cm，羽状深裂，裂片 3 ～ 5，中央裂片最大，先端具长尖，基部楔形，两侧裂片较小，基部下延成翼状，边缘有粗锯齿，两面被白色贴伏柔毛，背面叶脉上具钩刺；叶柄明显，向上渐无柄，柄上生有钩刺。花：头状花序顶生，球形或广椭圆形，长 2 ～ 3cm；总苞苞片多数，苞片线形；苞片多数，螺旋状排列，长倒卵形，顶端稍平截，中央有锥刺状长喙，喙有白色长刺毛；花小，花冠紫红色，漏斗状，4 裂，2 裂稍大；花萼盘状，浅 4 裂外被白毛；雄蕊 4，微伸出或不伸出于花冠外；子房下位，包于囊状小总苞中；小总苞四棱柱状，顶有 8 齿。果：瘦果楔状卵形，有明显 4 棱，长约 6mm，稍外露。花期 6 ～ 9 月，果期 8 ～ 10 月。

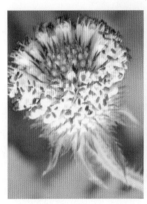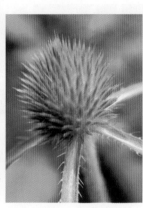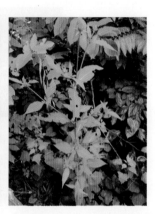

【鉴别要点】全株具刺毛，茎被白毛、具棱槽和倒钩刺，叶羽状深裂、边缘有粗齿、两面被白毛、背面叶脉具钩刺，头状花序类球形、苞片中央有锥刺状长喙、喙有白色长刺毛，花冠紫红色、漏斗状。

【生境分布】生于山坡草地较湿润处或溪沟旁。分布于东北、华北、华中、华东地区及陕西、四川、贵州等地。

【药用部位】根（日本续断）、种子（巨胜子）。

【采收加工】日本续断：秋季采挖，除去根茎及须根，洗净泥土，晒干，切片。巨胜子：秋季果实成熟后采收，打下种子，除去杂质，晒干。

【性味归经】日本续断：苦、辛、甘，微温。巨胜子：苦、辛，微温；归肝、肾经。

【功能主治】日本续断：补肝肾，行血脉，续筋骨，安胎；用于腰膝酸软，遗精，尿频，风湿痹痛，骨折筋伤，跌打损伤，崩漏下血，胎动不安。巨胜子：益肝肾，活血，乌须发；用于腰痛，崩漏带下，遗精，筋伤骨痛，黑发。

【药材标准】见书末中药材质量标准 37、53。

【附　　注】按《中华人民共和国药典》（2015 年版），中药材“续断”的基原为川续断科植物川续断 *Dipsacus asper* Wall. ex Henry；日本续断的根入药称为“日本续断”，并不作为中药材“续断”使用。另外，根据历代本草记载，中药材“巨胜子”的来源有多种，各地使用的品种复杂，“巨胜子”的来源还包括莴苣种子、茼蒿种子、续断种子、黄麻子、光明子、茺蔚子等，应注意区分。

乳浆大戟

【基　　原】大戟科大戟属植物乳浆大戟 *Euphorbia esula* Linn.。

【别　　名】猫眼草、打盆打碗（《河北植物志》），烂疤眼（俗称），华北大戟（《秦岭植物志》），新疆大戟（《中国沙漠植物志》），太鲁阁大戟（《台湾植物志》），岷县大戟（《云南植物研究》），东北大戟、松叶乳汁大戟、宽叶乳浆大戟（《东北草本植物志》），乳浆草（《北京植物志》）。

【形态特征】多年生草本，全株无毛。根：根圆柱状，不分枝或分枝，常曲折，外表皮褐色或黑褐色。茎：茎常丛生，稀单生，分枝或不分枝，具纵沟，高 30 ～ 60cm，直径 3 ～ 5mm。叶：叶线形、线状披针形、倒披针状线形，长 1 ～ 7cm，宽 2 ～ 6mm，先端尖或稍钝，基部楔形至平截，无叶柄，全缘；有时具不育枝，其上叶常细小而密，松针状，长 2 ～ 3cm，直径约 1mm，无柄。花：总花序为多歧聚伞花序，顶生，花序基部具 3 ～ 7 枚轮生苞叶，苞叶与茎生叶同形，长 1 ～ 3cm，宽 2 ～ 10mm，先端渐尖或钝，基部钝圆或微心形，无柄；伞幅 3 ～ 10，长 2 ～ 5cm；苞叶 2 枚，三角状宽卵形、肾状半圆形或半圆形，长 4 ～ 12mm，宽 8 ～ 15mm，先端渐尖或近圆，基部近平截；总苞钟状，高 2 ～ 3mm，边缘 5 裂，裂片半圆形至三角形；腺体 4，新月形，两端具角；子房卵圆形，3 室，花柱 3，柱头 2 裂。果：蒴果三棱状球形，直径 3 ～ 3.5mm。种子：种子卵球状，长约 2mm。花期 4 ～ 7 月，果期 6 ～ 8 月。

【鉴别要点】全株具白色乳汁，苞叶半圆形、2 枚合成圆形、小花位于中间，腺体新月形、两端具角。

【生境分布】生于路旁、山坡、林下、沟边、荒山、沙丘及草地。分布于全国各地（除海南、贵州、云南和西藏外）。

【药用部位】全草（猫眼草、乳浆草）。

【采收加工】夏季采收地上部分，除去杂质，晒干。

【性味归经】苦，凉；有毒。

【功能主治】利尿消肿，拔毒止痒；用于四肢水肿，小便淋痛不利，疟疾；外用于瘰疬，疮癣瘙痒。

【药材标准】见书末中药材质量标准 96。

【附　　注】乳浆大戟具白色乳汁，故名乳浆大戟、乳浆草。其常见于我国某些地区，故名华北大戟、新疆大戟、岷县大戟、太鲁阁大戟、东北大戟。乳浆大戟花的苞叶半圆形，2 枚合成圆形；中间有小花，形态似眼睛和盘碗，故名猫眼草、烂疤眼、打盆打碗。其叶形多变，能育枝的叶稍宽，不育枝的叶松针状，故名松叶乳汁大戟、宽叶乳浆大戟。

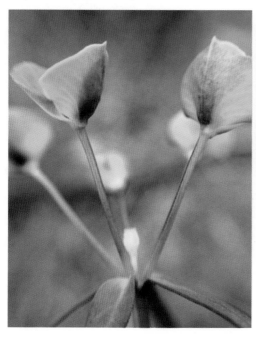
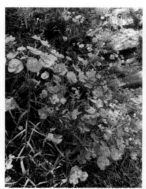
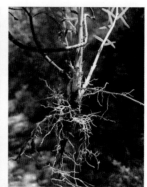
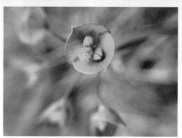

三裂绣线菊

【基　　原】蔷薇科绣线菊属植物三裂绣线菊 *Spiraea trilobata* L.。

【别　　名】石棒子、硼子（河北），团叶绣球（《中国树木分类学》），三裂叶绣线菊（《经济植物手册》），三桠绣球（《河北植物志》），三桠绣线菊。

【形态特征】多年生小灌木，高 1～2m。根：根木质，质硬，表皮棕褐色。茎：小枝细瘦，开展，稍呈"之"字形弯曲，嫩时褐黄色，无毛，老时暗灰褐色；冬芽小，外被数个鳞片。叶：叶片近圆形，长1.5～3cm，宽1.3～3cm；先端钝，常3裂，基部圆形、楔形或亚心形，边缘自中部以上有少数圆钝锯齿；两面无毛，下面色较浅，基部具 3～5脉；叶柄长 1～5mm。花：伞形花序具总梗，无毛，具花多朵；小花直径5～8mm，梗长6～13mm，无毛；苞片线形或倒披针形，上部深裂成细裂片；萼片三角形，先端急尖，内面具疏柔毛；花瓣宽倒卵形，先端常微凹，长宽均2.5～4mm，花瓣白色；雄蕊多数，比花瓣短；花盘环形，10深裂；子房被短柔毛，花柱顶生，比雄蕊短。果：蓇葖果，沿腹缝微具短柔毛或无毛，萼片直立，宿存。花期5～6月，果期7～8月。

【鉴别要点】小灌木，枝稍呈"之"字形，叶先端3裂，伞形花序、小花多数呈半球状、花白色。

【生境分布】生于岩缝、向阳坡地或灌木丛中。分布于东北地区及内蒙古、山东、山西、河北、河南、安徽、陕西、甘肃等地。

【药用部位】叶或果实。

【采收加工】未见权威报道。

【性味归经】未见权威报道。

【功能主治】活血祛瘀，消肿止痛。

【药材标准】未见各级药材标准收载。

【附　　注】三裂绣线菊的叶片先端3裂，故名三裂绣线菊。其枝分叉较多，常见三叉，故名三桠绣线菊、三桠绣球。其伞形花序圆似绣球，故别名中带有"绣"字。

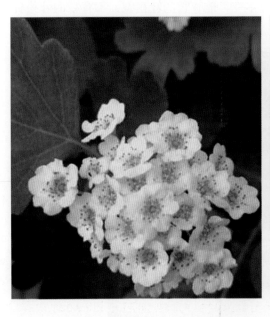
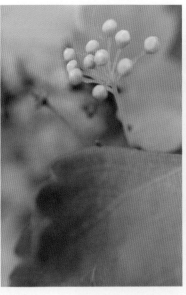
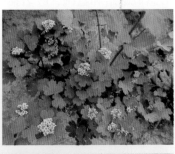
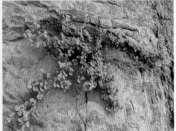

【基　　原】豆科两型豆属植物三籽两型豆 *Amphicarpaea trisperma* Baker.。

【别　　名】阴阳豆，两型豆，山巴豆（吉林），野毛扁豆。

【形态特征】一年生草本。茎：纤细，缠绕，长 80～100cm，分枝多，全株被长柔毛。叶：3 出羽状复叶；小叶两面疏被贴生伏毛；顶生小叶菱状卵形或卵形，长 2.5～7.5cm，宽 1.5～4cm，先端钝或锐，基部圆形或略宽楔形，全缘，疏生短毛；侧生小叶偏卵形，比顶生小叶稍小；托叶狭卵形，长 3～4mm，具数脉宿存；叶柄长 1.5～6.5cm，具硬毛。花：花有两型；由地上茎生出的腋生总状花序，具花 2～6 朵；苞片小，椭圆形，具长柔毛；萼钟状，萼齿 5，具长柔毛；花冠淡紫色或白色，旗瓣倒卵形，先端圆，基部有耳；翼瓣比旗瓣稍短，比龙骨瓣稍长；龙骨瓣椭圆形，侧稍凹，有爪。另一种花生于下部叶腋或分枝基部，无花冠或仅有花冠的遗留，有少数分离的雄蕊，受精后在地下结实。果：果实有两型；由地上部分完全花形成的荚果为线状长圆形或长圆形，扁平，镰刀状，先端有短尖，表面有黑褐色网状，沿腹缝线有长硬毛，常含种子 3 粒，种子肾状球形，棕褐色，有黑色斑纹；由地下不完全花形成的荚果为椭圆形，含种子 1 粒。花期 7～9 月，果期 8～10 月。

【鉴别要点】茎缠绕，3 出复叶，花和果两型，荚果种子常 3。

【生境分布】生于林缘、疏林下、山坡、湿草地或灌木丛中。分布于东北、华北、陕甘地区及江南各省。

【药用部位】块根（三籽两型豆）、地下果实（两型豆）。

【采收加工】三籽两型豆：夏、秋二季采挖，除去泥沙，晒干。两型豆：果实成熟时采收，晒干。

【性味归经】三籽两型豆：苦，凉；归心经。两型豆：未见相关记载。

【功能主治】三籽两型豆：消肿止痛；用于痈肿疮毒疼痛，头痛，骨痛，咽喉肿痛，外伤疼痛，关节红肿疼痛，脘腹疼痛。两型豆：清热利湿；用于妇女湿热带下，白带黄臭，阴部瘙痒。

【药材标准】见书末中药材质量标准 39、97。

【附　　注】因为三籽两型豆的花和果均分两型，两型之间的差异较大，故名两型豆。其地上荚果常含种子 3 粒，故名三籽两型豆。其果实分别位于地上和地下，故名阴阳豆。其地上荚果的形态犹如扁豆，且具毛，故名野毛扁豆。

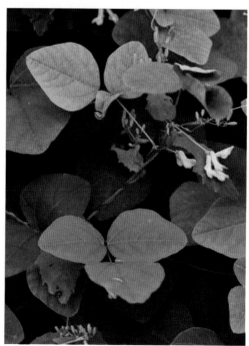
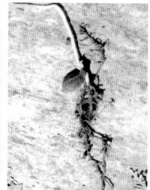
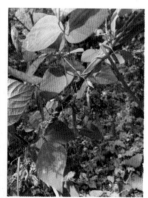
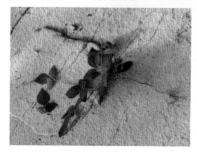

桑

【基　原】桑科桑属植物桑 *Morus alba* L.。

【别　名】家桑，荆桑，桑椹树，黄桑。

【形态特征】落叶乔木，高 3 ～ 7m 或更高。根：根皮黄棕色或红黄色，纤维性强。茎：树皮灰褐色，有条状浅纵裂；幼枝有毛或光滑。叶：单叶互生；叶片卵形或宽卵形，先端尖或钝，基部圆形或近心形，边缘有锯齿，上面鲜绿色，近光滑，下面叶脉上有短毛，脉腋有簇毛；托叶披针形，早落；叶柄长 1 ～ 2.5cm。花：花单性，雌雄花均成菜荑花序，腋生；雄花序比雌花序长，雄花序长 2 ～ 3.5cm，密生细毛；雌花序长 1 ～ 2cm，被毛；总花梗长 5 ～ 10mm，下垂，略被细毛；雄花无梗，花被片 4，宽椭圆形，绿色，雄蕊 4，中央有不育的雌蕊；雌花无梗，花被片 4，倒卵形，结果时变为肉质，无花柱，柱头 2 裂，宿存。果：聚花果（桑椹）长 1 ～ 2.5cm，初时绿色，成熟后黑紫色、红色或白色。种子：种子小。花期 4 ～ 5 月，果期 5 ～ 7 月。

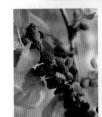
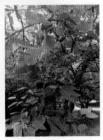

【鉴别要点】菜荑花序、腋生、雌花无花柱，聚花果、肉质多汁、味甜。

【生境分布】生于丘陵、山坡、村旁、田野等处。分布于全国各地；现多为人工栽培。

【药用部位】叶（桑叶）、根皮（桑白皮）、嫩枝（桑枝）、果穗（桑椹）、桑树皮液汁（桑皮汁）、结节（桑瘿）、枝条烧灼后沥出的汁液（桑沥）、根（桑根）、桑木灰（桑柴灰）、桑叶蒸馏液（桑叶露）、桑叶液汁（桑叶汁）、花序（桑椹花）。

【采收加工】桑叶：初霜后采收，除去杂质，晒干。桑白皮：秋末叶落时至次春发芽前采挖根部，刮去黄棕色粗皮，纵向剖开，剥取根皮，晒干。桑枝：春末夏初采收，去叶，晒干，或趁鲜切片，晒干。桑椹：4 ～ 6 月果实变红时采收，晒干，或略蒸后晒干。桑皮汁：用刀划破桑树枝皮，立即有白色乳汁流出，用洁净容器收取。桑瘿：冬季桑树修枝时，锯取老桑树上的瘤状结节，趁鲜时劈成不规则小块片，晒干。桑沥：取较粗枝条，将两端架起，中间加火烤，收集两端滴出的液汁。桑根：全年均可采挖，除去泥土和须根，鲜用或晒干。桑柴灰：初夏剪取桑枝，晒干后，烧火取灰。桑叶露：取鲜桑叶和清水置于蒸馏器中，加热蒸馏，收取蒸馏液，分装于玻璃瓶中，封口，灭菌。桑叶汁：摘破叶脉后渗出白色液汁，收集滴出的液汁。桑椹花：花期采收，鲜用或晒干。

【性味归经】桑叶：甘、苦，寒；归肺、肝经。桑白皮：甘，寒；归肺经。桑枝：微苦，平；归肝经。桑椹：甘、酸，寒；归心、肝、肾经。桑皮汁：苦，微寒。桑瘿：苦，平；归肝、胃经。桑沥：甘，凉；归肝经。桑根：微苦，寒；归肝经。桑柴灰：辛，寒。桑叶露：辛，微寒；归肝经。桑叶汁：苦，寒；归肝经。桑椹花：甘、酸，寒。

【功能主治】桑叶：疏散风热，清肺润燥，清肝明目；用于风热感冒，肺热燥咳，头晕头痛，目赤昏花。桑白皮：泻肺平喘，利水消肿；用于肺热喘咳，水肿胀满，尿少，面目肌肤水肿。桑枝：祛风湿，利关节；用于风湿痹证，肩臂、关节酸痛麻木。桑椹：滋阴补血，生津润燥；用于肝肾阴虚，眩晕耳鸣，心悸失眠，须发早白，津伤口渴，内热消渴，肠燥便秘。桑皮汁：清热解毒，止血；用于口舌生疮，外伤出血，蛇虫咬伤。桑瘿：祛风除湿，止痛，消肿；用于风湿痹痛，胃痛，鹤膝风。桑沥：祛风止痉，清热解毒；用于破伤风，皮肤疥疮。桑根：清热定惊，祛风通络；用于惊痫，目赤，牙痛，筋骨疼痛。桑柴灰：利水，止血，蚀恶肉；用于水肿，金疮出血，面上痣疵。桑叶露：清肝明目；用于目赤肿痛。桑叶汁：清肝明目，消肿解毒；用于目赤肿痛，痈疖，瘰疬，蜈蚣咬伤。桑椹花：生津止渴，促进消化；用于便秘。

【药材标准】见书末中药材质量标准 1、3、15、17、20、23、27、29、45、49、52、56、68、86、90、94、98、99。

【基　　原】胡颓子科沙棘属植物沙棘 *Hippophae rhamnoides* L.。

【别　　名】醋柳果，醋刺柳，醋柳，酸刺，酸刺子，酸柳柳，黄酸刺，酸刺刺，黑刺，沙枣，其察日嘎纳。

【形态特征】落叶灌木或小乔木，高 5 ～ 10m，具粗壮棘刺。茎：幼枝密被褐锈色鳞片。叶：叶互生或近对生，线形或线状披针形，长 2 ～ 6cm，宽 0.4 ～ 1.2cm，两端钝尖，下面密被淡白色鳞片，中脉明显凸起；叶柄极短。花：花先叶开放，雌雄异株；短总状花序腋生，花小，淡黄色，花被 2 裂；雄蕊 4；雌花花被筒囊状，顶端 2 裂。果：果为肉质花被筒包围，近球形，直径 5 ～ 10mm，成熟时橙黄色或橘红色；果梗短。花期 4 ～ 5 月，果期 8 ～ 10 月。

【鉴别要点】木质，枝具棘刺浆果近球形、成熟时橙黄色、味酸。

【生境分布】生于河边、高山、草原。分布于华北、西北地区及四川、西藏等地。

【药用部位】果实（沙棘）。

【采收加工】秋、冬二季果实成熟后或冻硬时采收，除去杂质，干燥或蒸后干燥。

【性味归经】酸、涩，温。归脾、胃、肺、心经。

【功能主治】健脾消食，止咳祛痰，活血散瘀；用于脾虚食少，食积腹痛，咳嗽痰多，胸痹心痛，瘀血经闭，跌仆瘀肿。

【药材标准】见书末中药材质量标准 1、3、15、17、29、32、45、47、62、68、86、93、94。

【附　　注】沙棘的枝叶似柳，茎枝具刺，果为橙黄色，果肉酸甜，故别名中多带有"柳""刺""酸""醋"字。其果肉沙面，形似小枣，故名沙枣。

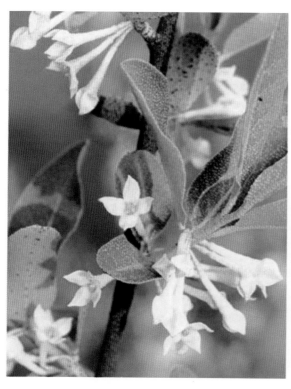
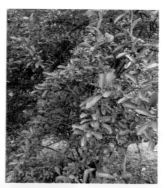
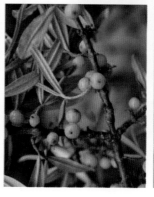
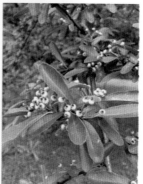

莎草

【基　　原】莎草科莎草属植物莎草 *Cyperus rotundus* L.。

【别　　名】香头草（《广州植物志》），野韭菜、猪荸荠、隔夜抽、地韭姜（《浙江中药手册》），地沟草（《广西中兽医药用植物》），小三棱、米珠子、绍缩草（《江苏植药志》），地贯草、猪鬃草、地糕草（《广西中药志》），吊马棕（《湖南药物志》），土香草（《泉州本草》）。

【形态特征】多年生草本。茎：根茎细长，匍匐生长，先端具肥大纺锤形的块茎，有时数个相连，外皮紫褐色，有棕毛或黑褐色的毛状物；地上茎高 15～95cm，直立，锐三棱形。叶：叶丛生于茎基部，叶鞘闭合包于茎上；叶窄线形，短于秆，长 20～60cm，宽 2～5mm，先端尖，全缘，具平行脉，主脉于背面隆起；鞘棕色，常裂成纤维状。花：花序复穗状，3～6 个在茎顶排成伞状，每个花序具 3～10 个小穗，具花 8～28 朵，线形，长 1～3cm，宽约 1.5mm，小穗轴具较宽的白色透明的翅；鳞片覆瓦状排列，膜质，卵形或长圆状卵形，长约 3mm，中间绿色，两侧紫红色或红棕色，具脉 5～7 条；雄蕊 3，花药线形；花柱长，柱头 3。果：小坚果长圆状倒卵形，三棱状。花期 5～8 月，果期 7～11 月。

【鉴别要点】块茎纺锤形，茎四棱；叶窄线形；复穗状花序，小穗排列在辐射枝所延长的花序轴上，小穗鳞片呈 2 列排列、鳞片有脊和不明显的少数脉，柱头 3；小坚果三棱形。

【生境分布】生于山坡草地、田地、水沟边、水滩地等处。分布于华北、中南、西南地区及辽宁、河北、山西、陕西、甘肃、台湾等地。

【药用部位】茎叶（莎草）、根茎（香附、香附子）。

【采收加工】莎草：春、夏二季采收，洗净，鲜用或晒干。香附、香附子：秋季采挖，燎去毛须，置沸水中略煮或蒸透后晒干，或火燎后直接晒干。

【性味归经】莎草：苦、辛，凉；归肝、肺经。香附、香附子：辛、微苦、微甘，平；归肝、脾、三焦经。

【功能主治】莎草：行气开郁，祛风止痒，宽胸利痰；用于胸闷不舒，风疹瘙痒，痈肿。香附、香附子：疏肝解郁，理气宽中，调经止痛；用于肝郁气滞，胸胁胀痛，疝气疼痛，乳房胀痛，脾胃气滞，脘腹痞闷，胀满疼痛，月经不调，经闭痛经。

【药材标准】见书末中药材质量标准 1、3、15、20、29、45、56、68、83、86、90、94、98、99。

【附　　注】香附的块茎相附相连而生，其根味香，可以制香料，故名香附、香头草、土香草。其地上茎三棱形，故名小三棱。其生长于水边，故名地沟草。其根茎连续生长，根茎长，形如小荸荠，故名地贯草、猪荸荠。

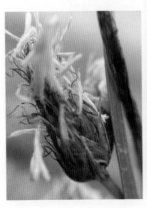 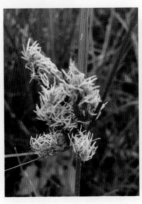 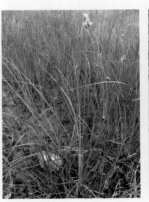 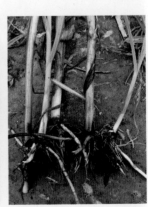

【基　　原】葡萄科葡萄属植物山葡萄 *Vitis amurensis* Rupr.。

【别　　名】野葡萄。

【形态特征】木质攀援藤本，长约 15m。茎：茎皮暗褐色，枝直立、半直立或匍匐；夏季绿色或红色，秋季褐色；小枝圆柱形，有棱，嫩枝初有细毛，后变无毛；卷须与叶对生。叶：叶阔卵圆形，长 10～15cm，宽 8～6cm，先端尖，基部心形，3～5 裂或不裂，边缘齿较小，上面暗绿色，沿脉有短毛；叶柄长 4～12cm，初时被蛛丝状绒毛，以后脱落无毛，秋季变红；托叶膜质，褐色。花：花小，雌雄异株，为多花圆锥花序，花序与叶对生。雄花序形状不等，长 7～12cm，具稀疏丝状毛，花萼盘形，雄蕊 5 或 7；雌蕊退化；雌花序有分枝，总花轴长 9～15cm，具稀疏柔毛，花萼盘形；花瓣 5，黄绿色，顶端黏合，基部开裂，雄蕊 5，退化，花药内向。子房短。果实：浆果球形，直径约 1cm，成熟时紫黑色，浓被蓝粉，味酸带甜。种子：种子 2～3 粒，倒卵圆形，顶端微凹，稍带红色。花期 5～6 月，果期 7～9 月。

【鉴别要点】藤本，枝、叶、花序和果实类似葡萄，圆锥花序，花瓣顶端黏合、基部开裂、花谢时整个脱落，浆果直径约 1cm、成熟时紫黑色、外被蓝粉、味酸甜。

【生境分布】生于山坡、沟谷或灌木丛中。分布于东北、华北地区及山东、江苏、安徽、浙江等地。

【药用部位】果实（山葡萄）、根（山葡萄根）、茎叶（山葡萄藤）。

【采收加工】山葡萄：8～9 月果实成熟时采收，鲜用或晒干。山葡萄根和山葡萄藤：全年可采集，洗净，切片，晒干。

【性味归经】山葡萄：酸，凉。山葡萄根：甘、酸、微苦，平。山葡萄藤：甘，平；归肺、脾、肝、肾经。

【功能主治】山葡萄：清热利尿；用于烦热口渴，尿路感染，小便不利。山葡萄根：舒筋活血，消肿止痛，清热解毒，祛风除湿，散瘀破结；用于肺痈，肠痈，腹泻，呕吐，风湿痹痛，瘰疬，风湿性腰腿痛，风湿性关节炎，淋巴结核，腰肌劳损，久年筋骨痛，淋巴肉瘤，乳腺癌，食道癌。山葡萄藤：利尿，清热，止血；用于慢性肾炎，小便不利，消化道出血，外伤出血，外洗疮毒，脚气水肿，小便白浊，小便涩痛，湿热黄疸，调经，带下。

【药材标准】见书末中药材质量标准 65。

【附　　注】山葡萄对土壤条件的要求不严，多种土壤都能生长良好；但需要排水良好，山葡萄耐旱怕涝。山葡萄现多为野生，但也有采取扦插繁殖的方法进行人工栽培。山葡萄的果实酸甜可口，可鲜食和用于酿酒。

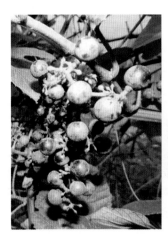
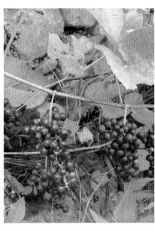
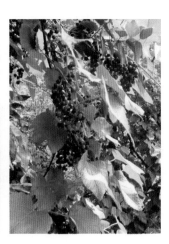

山皂荚

【基　　原】豆科皂荚属植物山皂荚 *Gleditsia japonica* Miq.。

【别　　名】山皂角，皂荚树，皂角树，悬刀树，荚果树，乌犀树，日本皂荚。

【形态特征】落叶乔木，高可达 25m。茎：小枝绿褐色、紫褐色或脱皮后呈灰绿色，微有棱，具分散的白色皮孔，光滑无毛；刺略扁，粗壮，紫褐色至棕黑色，常分枝，长 2～15cm。叶：叶为一回偶数羽状复叶，3～4 叶丛生，有小叶 16～22，纸质至厚纸质，长椭圆形或卵状椭圆形，小叶长 1～4cm，宽 8～15mm，先端圆钝，有时微凹，基部阔楔形或圆形，微偏斜，全缘或具波状疏圆齿，上面被短柔毛或无毛，微粗糙，有时有光泽，下面基部及中脉被微柔毛，老时毛脱落；网脉不明显；小叶柄极短；新枝上的叶为二回偶数羽状复叶，有羽片 2～12。花：雌雄异株；花有短柄；雄花呈细长总状花序，花瓣 4，黄绿色，雄蕊 8；雌花呈穗状花序，花萼与花瓣与雄花相似，花柱 1，柱头头状。果：荚果扁平带形，长 20～35cm，宽 2～4cm，不规则扭转或弯曲作镰刀状，先端具长 5～15mm 的喙，果瓣革质，暗红褐色或棕黑色，常具泡状隆起，无毛，有光泽。种子：种子多数，椭圆形，褐色，光滑。花期 4～6 月，果期 6～11 月。

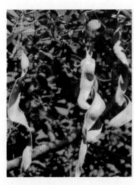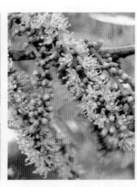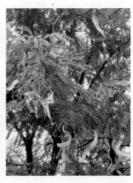

【鉴别要点】乔木，枝干具刺，刺略扁、近对生、粗壮，偶数羽状复叶，荚果扭转、具泡状隆起。

【生境分布】生于向阳山坡、谷地、溪边、路旁。分布于辽宁、河北、山东、河南、江苏、安徽、浙江、江西、湖南；亦有栽培。

【药用部位】果实（皂角）、棘刺（皂角刺）。

【采收加工】皂角：秋季果实成熟时采摘，晒干。皂角刺：全年均可采收，干燥；或趁鲜切片，干燥。

【性味归经】皂角：辛，温；有小毒。皂角刺：辛，温。

【功能主治】皂角：祛痰开窍；用于中风或癫痫，痰涎壅盛者，痰多咳嗽。皂角刺：活血祛瘀，消肿，下乳；用于淋巴结结核，乳腺炎，恶疮，痈肿不溃。

【药材标准】未见各级药材标准收载。

【附　　注】按《中华人民共和国药典》（2015 年版），中药材"大皂角"和"皂角刺"分别为豆科植物皂荚 *Gleditsia sinensis* Lam. 的干燥成熟果实和干燥棘刺；山皂荚 *Gleditsia japonica* Miq. 的果实和棘刺并不作为"大皂角"和"皂角刺"的正品使用，此点应注意。皂荚和山皂荚为同科同属植物，两者的果实和棘刺形态相似，容易被混淆。两者药用部位的区别为：①皂荚的荚果较肥厚且粗长，顺直而不扭转；山皂荚的荚果瘦薄且细短，扭曲而不顺直，种子处的泡状隆起明显。②皂荚的棘刺粗壮而大，刺的分枝为互生；山皂荚的棘刺相对细弱而小，刺的分枝对生或茎对生。

◆附：野皂荚

　　豆科皂荚属植物野皂荚 *Gleditsia microphylla* Gordon ex Y. T. Lee，与皂荚、山皂荚同科同属，但其果实和棘刺并不入药。我国野皂荚资源十分丰富，蕴藏量极大，国内现有将野皂荚嫁接成皂荚树的成功示范，此项技术可有效将野生非药用资源转变成药用资源，该技术成本低、风险小、易操作、收益高，值得推广。

山茱萸

【基　　　原】山茱萸科山茱萸属植物山茱萸 *Cornus officinalis* Sieb. et Zucc.。

【别　　　名】药枣（《四川中药志》），实枣儿，肉枣，枣皮，红枣皮。

【形态特征】落叶乔木，高 4～10m。茎：树皮和枝皮灰褐色，小枝细圆柱形，无毛或稀被贴生短柔毛。叶：单叶对生，叶片椭圆形或长椭圆形，长 5～7cm，宽 2.5～4.5cm，先端渐尖，基部宽楔形或近于圆形，全缘，上面绿色，无毛，下面浅绿色，稀被白色短柔毛，脉腋密生淡褐色丛毛，中脉在上面明显，下面凸起，侧脉 5～7 对，弧形平行排列；叶柄细圆柱形，长 0.6～1.2cm，上面有浅沟，下面圆形，稍被贴生疏柔毛。花：伞形花序簇生于小枝顶端，有卵形总苞片 4；花序梗粗壮，长约 2mm，微被灰色短柔毛；花小，两性，先叶开放；花萼 4，阔三角形；花瓣 4，舌状披针形，黄色，向外反卷；雄蕊 4，与花瓣互生，花丝钻形，花药椭圆形，2 室；花盘垫状，无毛；子房下位，花托倒卵形，密被贴生疏柔毛，花柱圆柱形，柱头截形；小花梗纤细，密被疏柔毛。果实：核果长椭圆形，长 1.2～1.5cm，直径 5～7mm，成熟后红色至紫红色。种子：种子长椭圆形，长约 12mm，两端钝圆，有几条不整齐的肋纹。花期 4～6 月，果期 8～10 月。

【鉴别要点】乔木，叶脉密生锈毛、侧脉 5～7 对、弧形平行排列，伞形花序、花黄色、花瓣向外反卷，核果长椭圆形、成熟后红色、味酸。

【生境分布】生于山坡灌木林中。分布于陕西、河南、山西、山东、安徽、浙江、四川等地；多有栽培。

【药用部位】果肉（山茱萸）。

【采收加工】秋末冬初果皮变红时采收果实，用文火烘或置沸水中略烫后，及时除去果核，干燥。

【性味归经】酸、涩，微温。归肝、肾经。

【功能主治】补益肝肾，收涩固脱；用于眩晕耳鸣，腰膝酸痛，阳痿、遗精、遗尿、尿频，崩漏、带下，大汗虚脱，内热消渴。

【药材标准】见书末中药材质量标准 1、3、15、20、29、45、68、86、90、94、99。

【附　　　注】山茱萸的核果形态似枣，故又称为药枣、肉枣、枣皮等。

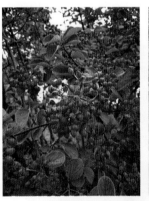

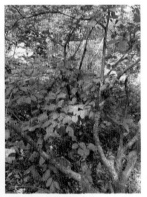

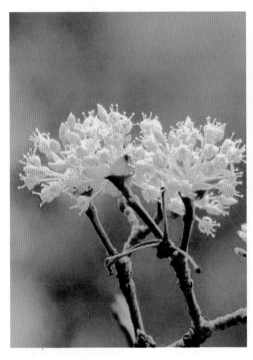

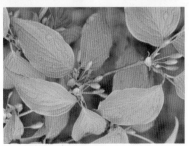

商陆

【基　　原】商陆科商路属植物商陆 *Phytolacca acinosa* Roxb.。

【别　　名】水萝卜（《中国药用植物志》），湿萝卜（《贵州民间方药集》），野萝卜（《中草药通讯》），白母鸡、长不老（《南京民间药草》），狗头三七（《药材资料汇编》），抓消肿、牛萝卜、春牛头（《四川中药志》），下山虎、牛大黄（《湖南药物志》），金七娘、猪母耳、金鸡母（《福建药物志》），花商陆、见肿消（贵州、云南），土冬瓜、抱母鸡、土母鸡、章柳、菝羊菜、地萝卜、山萝卜（云南、四川、广西、福建）。

【形态特征】多年生草本，高 70～150cm，全株光滑无毛。根：主根粗壮，圆锥形，肉质，外皮淡黄色，横长皮孔多数，支根数条。茎：茎直立，多分枝，绿色或紫红色，具纵沟。叶：叶互生；叶片椭圆形或卵状椭圆形，长 12～25cm，宽 5～10cm，先端急尖或渐尖，基部楔形而渐狭，全缘，侧脉羽状，主脉明显；叶柄长 1.5～3cm，基部稍扁宽，上面具槽，下面半圆形。花：总状花序顶生或侧生枝顶，花序直立，长 10～15cm；花两性，径约 8mm，具小梗，小梗基部有苞片 1 及小苞片 2；花萼通常 5，偶为 4，卵形或长方状椭圆形，初白色，后变淡红色；无花瓣；雄蕊 8～10，花药淡粉红色；心皮 8～10，离生，但紧密靠拢。果：浆果扁球形，有宿萼，径约 7mm，通常由 8 个分果组成，熟时紫黑色。种子：种子肾圆形，扁平，黑色。花期 5～8 月，果期 8～10 月。

【鉴别要点】主根粗壮、肉质、外皮淡黄色、有横长皮孔，茎具纵沟，总状花序、直立，扁球形浆果由 8 个分果组成、熟时紫黑色。

【生境分布】生于疏林下、林缘、路旁、山沟等潮湿处。分布于我国大部分地区，主产于河南、安徽、湖北等地。

【药用部位】根（商路）、花（商陆花）、叶（商陆叶）。

【采收加工】商路：秋季至次春采挖，除去须根和泥沙，切块或片，晒干或阴干。商陆花：7～8 月花期采收，晒干或阴干。商陆叶：春、夏二季采收，鲜用或晒干。

【性味归经】商路：苦，寒，有毒；归肺、脾、肾、大肠经。商陆花：微苦、甘，平；归心、肾经。商陆叶：未见记载。

【功能主治】商路：逐水消肿，通利二便，外用解毒散结；用于水肿胀满，二便不通，外治痈肿疮毒。商陆花：化痰开窍；用于痰湿上蒙，健忘，嗜睡，耳目不聪。商陆叶：清热解毒；用于痈肿疮毒。

【药材标准】见书末中药材质量标准 1、3、15、29、45、68、83、86、90、94。

【附　　注】商陆的根粗壮肥厚，形态类似萝卜，其又常见于潮湿处，故名水萝卜、湿萝卜、野萝卜、牛萝卜、地萝卜、山萝卜。商陆的功效有逐水消肿，故名抓消肿、见肿消。商路的花和浆果可观赏性强，故名花商陆。其根形似大黄，故名牛大黄。过去民间有用商路炖老母鸡，据传可治跌打损伤留下的后遗症，也许因为此故，故有别名白母鸡、猪母耳、金鸡母、抱母鸡、土母鸡，但应警惕其毒性。

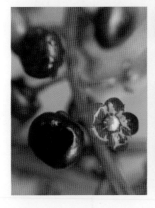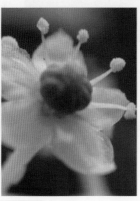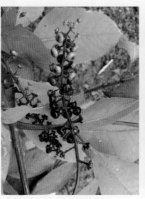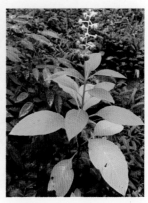

蛇莓

【基　　原】蔷薇科蛇莓属植物蛇莓 *Duchesnea indica*（Andr.）Focke。

【别　　名】老蛇泡（《贵州民间方药集》），蛇蓉草、三脚虎、蛇波藤（《福建民间草药》），蛇八瓣（《安徽药材》），龙衔珠（《民间常用草药汇编》），小草莓、地杨梅（《陆川本草》），蛇不见（《江西民间草药》），金蝉草（《贵阳民间药草》），三叶藨（《四川中药志》）。

【形态特征】多年生草本，多少被毛。茎：根茎短，粗壮；地上茎多数，长而纤细，匍匐，茎长30～100cm，有柔毛，在节处生不定根。叶：基生叶数个；茎生叶互生，均为掌状3出复叶，叶柄长1～5cm，有柔毛；托叶窄卵形至宽披针形，长5～8mm；小叶3，具小叶柄，倒卵形至棱状长圆形，长2～4cm，宽1～3cm，先端钝，边缘有钝锯齿，两面有柔毛或上面无毛，两侧小叶较小而基部偏斜。花：花单生于叶腋，直径1.5～2.5cm；花梗长3～6cm，疏被长毛；萼片5，卵形，长4～6mm，先端锐尖，外面有散生柔毛；副萼片5，倒卵形，长5～8mm，比萼片长，先端常具3～5锯齿；花瓣5，倒卵形，长5～10mm，黄色，先端圆钝；雄蕊20～30；心皮多数，离生；花托球形或长椭圆形，鲜红色，覆以多数红色的小瘦果，并为宿萼所围绕。果：瘦果卵形，长约1.5mm，光滑或具不明显凸起，鲜时有光泽。花期4～6月，果期5～8月。

【鉴别要点】茎匍匐，掌状3出复叶，花黄色，花托近球形、鲜红色、覆以多数红色小瘦果，聚合果多汁、味甜。

【生境分布】生于山坡、河岸、草地、潮湿之处。分布于辽宁以南各地。

【药用部位】全草（蛇莓）、根（蛇莓根）。

【采收加工】蛇莓：夏、秋二季采收，鲜用或晒干。蛇莓根：夏、秋二季采挖，晒干。

【性味归经】蛇莓：甘、苦，寒，有毒；归肺、肝、大肠经。蛇莓根：苦、甘，寒；归肺、肝、胃经。

【功能主治】蛇莓：清热，凉血，消肿，解毒；用于热病，惊痫，咳嗽，吐血，咽喉肿痛，痢疾，痈肿，疔疮，蛇虫咬伤，烫火伤。蛇莓根：清热泻火，解毒消肿；用于热病，小儿惊风，目赤红肿，痄腮，牙龈肿痛，咽喉肿痛，热毒疮疡。

【药材标准】见书末中药材质量标准4、10、12、23、26、37、48、52、92。

【附　　注】蛇莓形态似草莓和杨梅，故曰蛇莓、小草莓、地杨梅。蛇莓果实鲜红，状似覆盆，如蛇张口；蛇莓果实有毒，据传食此物者会中毒而亡，其毒甚于蛇，故别名中多带有"蛇"字，如老蛇泡、蛇波藤、蛇蓉草、蛇八瓣、蛇不见。其叶为掌状3出复叶，故名三脚虎、三叶藨。其花托为鲜红色类球形，覆以红色小瘦果，并为宿萼所围绕，如有物包珠，故名龙衔珠。

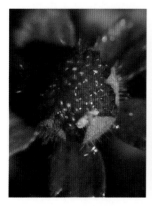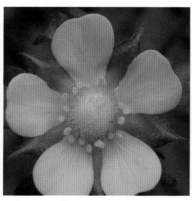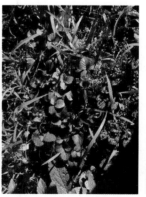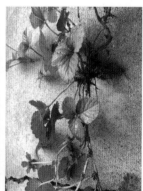

石防风

【基　　原】伞形科前胡属植物石防风 *Peucedanum terebinthaceum* (Fisch) Fisch ex Turcz.。

【别　　名】山香菜（辽宁），哈丹 – 疏古日根（内蒙古），前胡（《中华本草》），射香草（《陕甘宁青中草药选》），小芹菜。

【形态特征】多年生草本，高 30 ～ 120cm。根：主根长圆锥形，表皮灰黄色或黑褐色，质坚硬，木质化，老株常多根；根茎部位稍粗，其上存留棕色叶鞘纤维。茎：通常为单茎，圆柱形，具纵条纹，无毛，有光泽，从茎基部开始有分枝。叶：叶互生；叶片轮廓为椭圆形至三角状卵形，叶片长 6 ～ 18cm，宽 5 ～ 15cm；基生叶及茎下部叶具柄，基部鞘状抱茎，叶片 2 回 3 出羽状全裂，一回裂片卵形至披针形，最终裂片披针形，边缘缺刻齿状，通常两面无毛；基生叶有长柄，下部叶具短柄；上部叶与基生叶同形，但较小，无叶柄，仅有宽阔叶鞘抱茎，边缘膜质。花：复伞形花序，伞辐 10 ～ 16，不等长，带棱角近方形，花序梗顶端有短绒毛或糙毛；小伞形花序柄长 1 ～ 2.5cm，含花 20 ～ 30 朵；总苞片通常无或有 1；小总苞片 6 ～ 10，线形；萼齿明显，细长锥形；花瓣白色。果：双悬果，椭圆形或卵状椭圆形，长 3.5 ～ 4mm，宽 2.5 ～ 3.5mm，无毛，有光泽，背部扁压，背棱和中棱线形凸起，侧棱翅状；每棱槽内有油管 1，合生面油管 2。花期 7 ～ 9 月，果期 9 ～ 10 月。

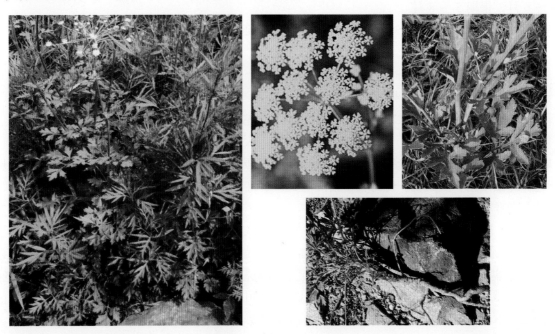

【鉴别要点】主根长圆锥形、根茎上残留叶鞘纤维，茎具纵纹，叶羽状全裂、叶鞘抱茎，复伞形花序、伞辐 10 ～ 16、小伞有花 20 ～ 30 朵，双悬果。

【生境分布】生于山坡草地、林下及林缘。分布于东北地区及内蒙古、河北等地。

【药用部位】根（石防风）。

【采收加工】秋、冬二季采挖，洗净晒干。

【性味归经】苦、辛，凉。归肺、肝经。

【功能主治】散风清热，降气祛痰；用于感冒咳嗽，痰喘，头风眩痛，支气管炎咳喘，妊娠咳嗽等。

【药材标准】未见各级药材标准收载。

【附　　注】石防风为伞形科植物，具有伞形科植物的普遍形态特征和气味，与同科的芹菜、香菜（芫荽）、前胡等相像，故名小芹菜、山香菜、前胡。中药材"防风"为伞形科防风属植物防风 *Saposhnikovia divaricata* (Turcz.) Schischk. 的干燥根。药用植物石防风与防风同科不同属；石防风的根不作为中药材"防风"使用。

石生蝇子草

【基　　原】石竹科蝇子草属植物石生蝇子草 *Silene tatarinowii* Regel。

【别　　名】山女娄菜（《中国高等植物图鉴》），鹅耳七（湖北、四川），土洋参、西洋参（湖北）。

【形态特征】多年生草本。根：根圆柱形或纺锤形，黄白色。茎：茎匍匐或斜升，高 30～80cm，多分枝，分枝疏散，疏生短柔毛，有时茎基部节上生有不定根。叶：叶披针形或卵状披针形，长 2～5cm，宽 5～20mm，基部宽楔形或渐狭成柄状，顶端渐尖，两面疏被短柔毛，基出脉 3。花：二歧聚伞花序顶生，具花 3～7，花序疏松；花梗细，长 1～2cm，密被白色短柔毛；苞片和小苞片叶状，长圆状披针形，具柔毛；花萼筒状，长 12～15mm，直径 3～5mm，基部略平截，萼外疏被短柔毛，具 10 条纵脉，纵脉绿色，萼齿 5，钝三角形，有时带紫色；花瓣 5，长圆形，淡粉红色或白色，长约 7mm，先端 4 裂，两侧裂片较小，基部渐狭成爪，喉部有 2 小鳞片状附属物；雄蕊 10，花丝细长；花柱 3，子房长圆形。果：蒴果卵形或狭卵形，与花萼近等长，3 瓣裂，裂瓣再 2 裂。种子：种子少数，扁肾形，长约 1mm，具疣状凸起。花期 7～8 月，果期 8～10 月。

【鉴别要点】茎匍匐或斜升，叶基出脉 3，花萼筒状、具 10 条纵脉、萼外疏被短柔毛，长 12～15mm，花柱 3，蒴果 3 瓣裂。

【生境分布】生于灌木丛、山坡、岩石缝。分布于东北、华北、西北地区及湖北等地。

【药用部位】块根。

【采收加工】秋季采挖，洗净，晒干。

【性味归经】甘，凉。归心、肺、脾经。

【功能主治】清热凉血，补虚安神；用于热入营血，心神不安，失眠多梦，惊悸，健忘。

【药材标准】未见各级药材标准收载。

【附　　注】石生蝇子草的茎叶似女娄菜，又生于山野，故名山女娄菜。其根肥大，黄白色圆柱形或纺锤形，形似参，故名土洋参、西洋参。

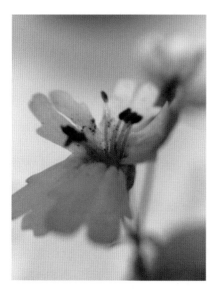 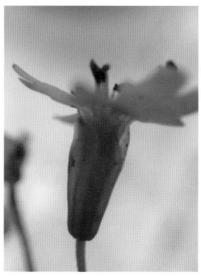 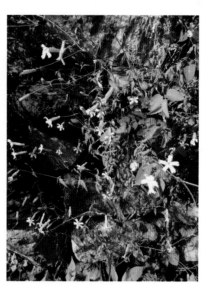

蜀葵

【基　　原】锦葵科蜀葵属植物蜀葵 *Althaea rosea* (L.) Cavan.。

【别　　名】棋盘花，麻杆花，一丈红，蜀季花，斗篷花，饽饽花，光光花，熟季花，端午花，铙钹花。

【形态特征】两年生草本，高可达2m。茎：茎直立，被星状簇毛或刚毛。叶：叶互生；叶柄长5～15cm，被星状长硬毛；托叶卵形，先端具3尖；叶近圆心形或长圆形，直径6～15cm，掌状3～7浅裂或波状边缘，裂片三角形，中裂片较大，两面均被星状毛和长硬毛，粗糙。花：花腋生，单生或近簇生，排列成顶生总状花序；花梗长1～2.5cm，果时延长，被星状长硬毛；小苞片杯状，常6～7裂，裂片卵状三角形，密被星状粗硬毛，基部合生；萼钟状，5齿裂，裂片卵状三角形，密被星状粗硬毛；花冠大，直径5～10cm，有红、紫、白、粉红、黄和黑紫等色；单瓣或重瓣，花瓣倒卵状三角形，皱褶明显，长3～5cm，先端凹缺，基部狭，爪被长髯毛；雄蕊柱无毛，长约2cm，花丝纤细，长约2mm，花药黄色；花柱分枝多数，微被细毛。果：果盘状，直径约2cm，被短柔毛，分果瓣近圆形，多数，背部具纵沟槽。种子：种子大。花果期5～9月。

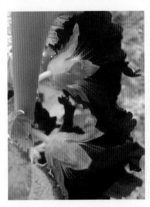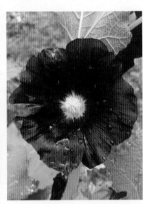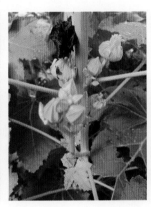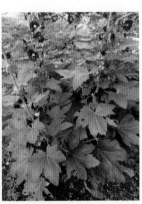

【鉴别要点】叶掌状浅裂或叶边缘呈波状、两面被毛，花冠大，果呈盘状、分果瓣多数。

【生境分布】原产于我国西南地区。现分布于我国华东、华中、华北、华南等地区；多为栽培。

【药用部位】根（蜀葵根）、茎叶（蜀葵苗）、花（蜀葵花）、种子（蜀葵子）。

【采收加工】蜀葵根：冬季采挖，刮去栓皮，洗净，切片，晒干。蜀葵苗：花期前采收，晒干。蜀葵花：夏、秋二季采收，晒干。蜀葵子：秋季果实成熟后摘取果实，晒干，打下种子，再晒干。

【性味归经】蜀葵根：甘、咸，微寒；归心、肺、大肠、膀胱经。蜀葵苗：甘，凉。蜀葵花：甘，寒。蜀葵子：甘，寒。

【功能主治】蜀葵根：清热利湿，凉血止血，解毒排脓；用于淋证，带下，痢疾，吐血，血崩，外伤出血，疮疡肿毒，烫伤，烧伤。蜀葵苗：清热利湿，解毒；用于热毒下痢，淋证，无名肿毒，水火烫伤，金疮。蜀葵花：和血润燥，通利二便；用于痢疾，吐血，血崩，带下，二便不通，疟疾，小儿风疹。蜀葵子：利尿通淋，解毒排脓，润肠；用于水肿，淋证，带下，乳汁不通，疮疥，无名肿毒。

【药材标准】见书末中药材质量标准26、33、34、36、47、48、56、62、83。

【附　　注】《中华人民共和国药典》（2015年版）中收载了"黄蜀葵花"，为锦葵科植物黄蜀葵 *Abelmoschus manihot* (L.) Medic 的干燥花冠。蜀葵 *Althaea rosea* (L.) Cavan. 的花作为中药材，其药材名称为"蜀葵花"，不能作为"黄蜀葵花"使用。蜀葵 *Althaea rosea* (L.) Cavan. 的果实扁圆盘状，类似棋子，故名棋盘花。其植株高大，茎秆直立且具毛，故名麻杆花、一丈红。其花初开的时间为五月，正值端午节前后，故名端午花。其花期长，春、夏、秋三季均可开花，故名蜀季花、熟季花。其花形大，花形似铙钹等物件，故名斗篷花、饽饽花、铙钹花。其原产于我国西南地区（四川），故名"蜀葵"。

【基　　原】薯蓣科薯蓣属植物薯蓣 *Dioscorea opposita* Thunb.。

【别　　名】蛇芋（《浙江中药志》），白苕（《四川中药志》），野白薯（《湖南药物志》），山板薯（《广西中药志》），山药，怀山药，淮山药，土薯，山薯，山芋，野薯，白山药。

【形态特征】多年生缠绕草质藤本。茎：地下块状根茎长圆柱形，垂直生长，长可达 1.5m，断面具黏液，干时白色；地上茎右旋，无毛，常略带紫红色。叶：单叶，茎下部叶互生，中部以上叶对生，很少 3 叶轮生；叶片变异大，卵状三角形、宽卵形或戟形，长 3 ～ 16cm，宽 2 ～ 14cm，顶端渐尖，基部深心形、宽心形或近截形；边缘常 3 浅裂至 3 深裂，中裂片卵状椭圆形至披针形，侧裂片耳状、圆形、近方形至长圆形；幼苗期叶片一般为宽卵形或卵圆形，基部深心形；叶具 7 ～ 9 条基出弧形叶脉；叶柄细；叶腋内常有珠芽（零余子）。花：雌雄异株，花序穗状；雄花序乳白色，具香气，近直立，数枚着生于叶腋，花被片 6，雄蕊 6，花丝粗端；雌花序下垂，苞片 2，1 ～ 3 个着生于叶腋。果：蒴果，倒卵状扁圆形，具 3 翅，外面有白粉。种子：种子着生于每室中轴中部，四周具薄翅。花期 6 ～ 9 月，果期 7 ～ 11 月。

【鉴别要点】茎缠绕，根茎长圆柱形、断面具黏液、麻舌，叶心形、基出弧形脉、叶腋具珠芽，穗状花序，蒴果具三翼翅。

【生境分布】生于山坡、山谷、溪边、草丛和林中。分布于我国南北各地；现多栽培。

【药用部位】块茎（山药）、茎叶（山药藤）、珠芽（零余子）。

【采收加工】山药：冬季茎叶枯萎后采挖，切去根头，洗净，除去外皮和须根，干燥，习称"毛山药片"；或除去外皮，趁鲜切厚片，干燥，称为"山药片"；也有选择肥大顺直的干燥山药，置清水中，浸至无干心，闷透，切齐两端，用木板搓成圆柱状，晒干，打光，习称"光山药"。山药藤：7 ～ 10 月采收，切段晒干或鲜用。零余子：秋季采收，切片晒干或鲜用。

【性味归经】山药：甘，平；归脾、肺、肾经。山药藤：甘，平。零余子：甘，平；归肾经。

【功能主治】山药：补脾养胃，生津益肺，补肾涩精；用于脾虚食少，久泻不止，肺虚喘咳，肾虚遗精，带下，尿频，虚热消渴；麸炒山药补脾健胃，用于脾虚食少，泄泻便溏，白带过多。山药藤：用于皮肤湿疹，丹毒。零余子：补虚，益肾，强腰；用于虚劳。

【药材标准】见书末中药材质量标准 1、3、15、20、29、45、68、86、90、94。

【附　　注】野生薯蓣多生于山坡、山谷林下，故名山药。薯蓣的块茎，断面色白，故名白苕、白山药。其味麻舌，故名麻山药。其形、质地、生长情况和口感与番薯相似，故名野白薯、土薯、山板薯、山薯、野薯。其形、质地和口感又似芋，故名山芋、蛇芋。人工栽培品种的药材质量，自古以河南旧时的怀庆府、旧时的淮阴地区为佳，故名怀山药、淮山药。

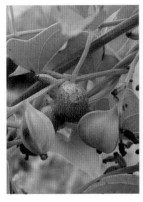
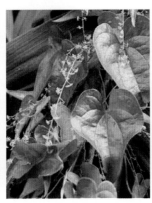
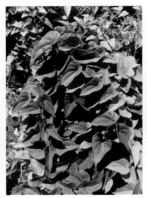
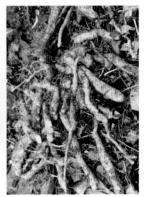

水棘针

【基　　原】唇形科水棘针属植物水棘针 Amethystea caerulea L.。

【别　　名】山油子，土荆芥，细叶山紫苏。

【形态特征】一年生草本。茎：茎直立，高 0.3 ～ 1m，多分枝呈圆锥形；茎四棱形，紫色或紫蓝色，被疏柔毛。叶：叶对生；叶柄长 0.7 ～ 2cm，紫色或紫绿色，具狭翅；叶片纸质或近膜质，三角形或近卵形，3 深裂，裂片披针形，边缘具粗齿；叶片上面绿色或紫绿色，微被柔毛，下面色淡，无毛，中肋隆起。花：圆锥花序由聚伞花序组成，顶生或腋生；苞叶与茎叶同形，较小；小苞片线形；花萼钟形，外面被乳头状凸起及腺毛，内面无毛，具 10 脉，其中脉隆起，萼齿 5，三角形，边缘具缘毛，果时花萼增大；花冠蓝色或紫蓝色，冠筒藏于花萼内或略伸出花萼，冠檐二唇形，外面被腺毛，上唇 2 裂，长圆状卵形或卵形，下唇略大，3 裂，中裂片近圆形；雄蕊 4，前对能育，后对为退化雄蕊，着生于上唇基部，花丝细弱，无毛，花药 2 室，花柱细弱，先端不相等 2 浅裂；花盘环状。果：小坚果倒卵状三棱形，背面具网状皱纹，腹面具棱，果脐大。花期 8 ～ 9 月，果期 9 ～ 10 月。

【鉴别要点】茎四棱形、带紫色，叶对生、叶柄具狭翅、叶 3 深裂、叶缘具粗齿，圆锥花序、花色蓝带紫。

【生境分布】生于田边、旷野、沙地、河滩、路边及溪旁。分布于华北、东北、西北地区及山东、安徽、河南、湖北、四川、云南等地。

【药用部位】全草（水棘针）。

【采收加工】夏季采收，切段，晒干。

【性味归经】辛，平。归肺经。

【功能主治】疏风解表，宣肺平喘；用于感冒，咳嗽气喘。

【药材标准】未见各级药材标准收载。

【附　　注】水棘针的叶对生，叶形似荆芥，故名土荆芥。其叶带紫色，类似紫苏但窄细，故名细叶山紫苏。其果富含油脂，故名山油子。

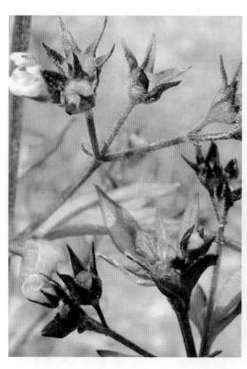
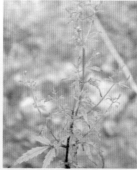
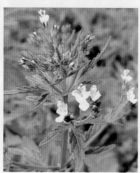
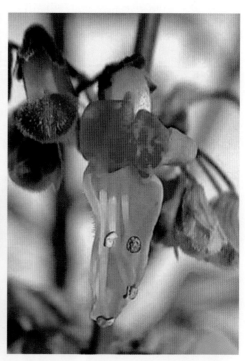

【基　　原】蓼科蓼属植物水蓼 Polygonum hydropiper L.。

【别　　名】柳蓼、川蓼（《植物学大辞典》），辣蓼、辣柳草、辣子草（《云南中草药》），水红花（《昆明药用植物调查报告》《云南中草药》），药蓼子草、红蓼子草（《重庆草药》），白辣蓼（《中国药用植物图鉴》），胡辣蓼（《东北植物药材图志》），痛骨消（《广西药用植物名录》），红辣蓼（《常用中草药彩色图谱》），斑蕉草（《广西中草药》），水辣蓼、小叶辣蓼（《浙江民间常用草药》），假辣蓼。

【形态特征】一年生草本。茎：茎直立或下部匍匐，高 20～80cm，茎绿色或带红紫色，无毛；节部常膨大，具须根。叶：叶互生；叶片披针形或椭圆状披针形，长 4～9cm，宽 0.5～1.6cm，先端渐尖，基部楔形，全缘，两面密生腺点，无毛或叶脉及叶缘有小刺状毛；叶柄短；托鞘圆筒状，膜质，褐色，顶端截形，有短缘毛。花：穗状花序腋生或顶生，常下垂，花排列稀疏，下部的花常间断；苞钟状，浅绿色，口部紫红色，有短缘毛或无，苞片内疏生花 3～4 朵，花梗细而伸出苞外；花被 5 裂，卵形或长圆形，淡绿色或粉红色，有腺点；雄蕊 5～8；雌蕊 1，花柱 2～3。果：瘦果扁卵形，一面平一面凸，少有 3 棱形，暗褐色，微有光泽，包于宿存花被内。花期 7～8 月，果期 8～10 月。

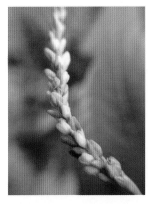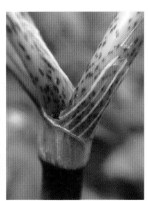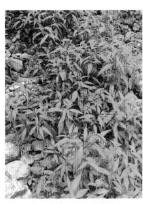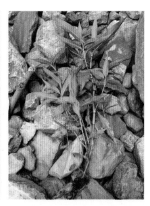

【鉴别要点】茎具膨大的节，托叶鞘圆筒状、上部平截、有短缘毛，穗状花序、常弯垂、花被有腺点，瘦果扁卵形，一面平一面凸。

【生境分布】生于湿地、河滩、水边或浅水中。分布于我国大部分地区。

【药用部位】全草（辣蓼）、根（水蓼根）、果实（蓼实）。

【采收加工】辣蓼：7～8 月花期间采收地上部分，晒干。水蓼根：7～9 月开花时采挖，洗净，鲜用或晒干。蓼实：秋季果实成熟时采收，除去杂质，阴干。

【性味归经】辣蓼：辛、苦，平；归脾、胃、大肠经。水蓼根：辛，温。蓼实：辛，温。

【功能主治】辣蓼：行滞化湿，散瘀止血，祛风止痒，解毒；用于湿滞内阻，脘闷腹痛，泄泻，痢疾，小儿疳积，崩漏，血滞经闭，痛经，跌打损伤，风湿痹痛，便血，外伤出血，皮肤瘙痒，湿疹，风疹，足癣，痈肿，毒蛇咬伤。水蓼根：活血调经，健脾利湿，解毒消肿；用于月经不调，小儿疳积，痢疾，肠炎，疟疾，跌打肿痛，虫蛇咬伤。蓼实：化湿利水，解毒散结；用于吐泻腹痛，水肿，小便不利，癥积痞胀，痈肿疮疡，瘰疬。

【药材标准】见书末中药材质量标准 7、8、10、13、23、26、37、48、52、73、74、94。

【附　　注】水蓼味辛辣，常见于水间，故别名中常带有"辣""水"字眼，如辣蓼、辣柳草、辣子草、胡辣蓼、水辣蓼、水红花、小叶辣蓼、假辣蓼。其茎常带红色；其花蕾为红色，花开后花瓣为白色；故名红辣蓼、红蓼子草、白辣蓼。值得注意的是，水蓼别名水红花，而中药材"水红花子"并不是它的果实，而是红蓼 Polygonum orientale L. 的干燥成熟果实。水蓼别名辣蓼，其地上部分入药称为"辣蓼"；而中药材"辣蓼草"则是柳叶蓼 Polygonum Lapathifolium L. 的全草。

水芹

【基　　原】伞形科水芹菜属植物水芹 *Oenanthe javanica* (Blume) DC.。

【别　　名】水芹菜（《滇南本草》），野芹菜（《湖南药物志》），细本山芹菜，刀芹，蜀芹，马芹，河芹，小叶芹。

【形态特征】多年生湿生或水生草本，全株光滑无毛。根：须根多数，浅黄白色。茎：茎基部匍匐，茎上部直立，圆柱形，高可达1米，中空，上部多分枝，常伸出水面，下部节略膨大，茎表面绿色，有纵条纹。叶：基生叶有柄，柄长达10cm，基部有叶鞘；叶片轮廓三角形，1～2回羽状分裂，末回裂片卵形至菱状披针形，长2～5cm，宽1～2cm，边缘有齿或圆齿状锯齿；茎上部叶无柄，裂片和基生叶的裂片相似，较小。花：复伞形花序顶生，花序梗长2～16cm；无总苞；伞辐6～16，不等长，长1～3cm，直立和展开；小总苞片2～8，线形，长2～4mm；小伞形花序有花20余朵，花柄长2～4mm；萼齿线状披针形，长与花柱基相等；花瓣5，白色，倒卵形，先端向内凹入，基部具短爪；雄蕊5，花丝长而微弯，花药线形而短；子房下位，2室，每室有胚珠1，花柱叉状，基部圆柱形。果：双悬果椭圆形或近圆锥形，上端有宿存的萼齿和花柱，长2.5～3mm，宽2mm，侧棱较背棱和中棱隆起，木栓质；分生果横剖面近于五边状的半圆形。花期5～6月，果期7～9月。

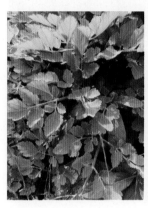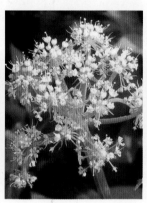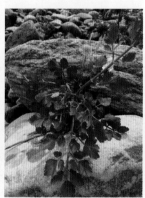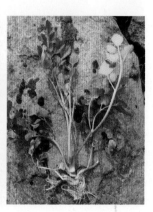

【鉴别要点】茎中空、有纵棱，1～2回羽状复叶、有叶鞘，复伞形花序、花白色，全株形似芹菜。

【生境分布】生于浅水、低洼湿地、池沼或水沟中。分布于全国各地。

【药用部位】根及地上部分（水芹）、花（芹花）、茎枝（水芹、石龙芮）。

【采收加工】水芹：夏、秋二季挖根，洗净晒干或鲜用；9～10月采割地上部分，晒干。芹花：6～7月花开时采收，晒干。茎枝（水芹、石龙芮）：秋季采收地上部分，去除叶及杂质，留取茎枝，晒干。

【性味归经】水芹：①根：甘，平；②地上部分：甘、辛，凉；归肺、胃经。芹花：苦，寒；无毒。茎枝（水芹、石龙芮）：甘、辛，凉。

【功能主治】水芹：①根：清热利湿，止血，降血压；用于感冒发热，呕吐，腹泻，尿路感染，崩漏，带下，高血压。②地上部分：清热，利水；用于暴热烦渴，黄疸，水肿，淋病，带下，瘰疬，痄腮。芹花：用于脉溢。茎枝（水芹、石龙芮）：未见权威资料。

【药材标准】见书末中药材质量标准9、52。

【附　　注】水芹形态酷似芹菜，属水生野生植物，故名水芹菜、河芹、野芹菜、细本山芹菜；其叶较芹菜小，故名小叶芹。《上海市中药材标准》（1994年，上海市卫生局编）收录了水芹 *Oenanthe javanica* (Blume) DC.的茎枝，药材名称为"水芹"或"石龙芮"；但根据其他多个药材标准和资料，中药材"石龙芮"为毛茛科毛茛属植物石龙芮 *Ranunculus sceleratus* L.的干燥全草；此两种"石龙芮"药材，殊不相同，应引起注意。

酸浆

【基　　原】茄科酸浆属植物酸浆 *Physalis alkekengi* L.。

【别　　名】天泡果（《贵州民间方药集》），泡泡草，泡子草、扑扑子草（《福建民间草药》），打朴草（《闽南民间草药》），菇蔫儿，姑娘儿，红姑娘，红菇娘，花姑娘（《民间常用草药汇编》），姑娘花（《四川武隆药用植物图志》），挂金灯，金灯笼，锦灯笼（《山西中药志》），鬼灯，鬼灯笼（《浙江民间草药》），灯笼果（《铁岭县志》），包铃子（《安徽药材》），端浆果、野胡椒（《江苏植物药材志》），水辣子、浆水罐、勒马回（《陕西中药志》），叶下灯。

【形态特征】多年生草本，高 35～100cm。茎：根状茎横走；地上茎直立，基部略带木质，多单生，常不分枝，略扭曲，表面具棱，光滑无毛。叶：叶互生，叶柄长 8～30mm，叶片卵形至广卵形，先端急尖或渐尖，基部楔形或广楔形，下延至叶柄，全缘，边缘具稀疏不规则的缺刻或呈波状。花：花单生于叶腋，花梗长 1～1.5cm；花冠钟形，5 裂，裂片广卵形，先端急尖，花白色，直径 1.5～2cm，开花时直立，后向下弯曲，密生柔毛，果期也不脱落；花萼绿色，阔钟状，密生柔毛，先端 5 裂，萼齿三角形，花后萼筒膨大，变为橙红或深红色，呈灯笼状将浆果包裹；雄蕊 5，着生在花冠的基部，花药长圆形，黄色，基部着生，花丝丝状；子房上位，卵形，2 室，花柱线形，柱头细小，不明显。果：浆果球形，直径约 1.2cm，光滑无毛，初时绿色或浅黄色，成熟时橙红色；宿存花萼厚膜质，果期膨大如灯笼，长可达 4.5cm，具 5 棱角，橙红色或深红色，无毛，疏松地包围在浆果外面。种子：种子多数，细小，肾形，淡黄色。花期 5～9 月，果期 6～10 月。

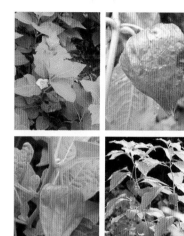

【鉴别要点】花白色、花冠幅状、花药黄色，花萼成熟时红色、膨胀且包裹浆果，浆果球形、直径约 1.2cm、成熟时橙红色。

【生境分布】生于村旁、路边、旷野、山坡及林缘等处。除西藏外，全国各地均有分布；亦有栽培。

【药用部位】全草（酸浆）、根（酸浆根）、宿萼或带果实的宿萼（锦灯笼、挂金灯）。

【采收加工】酸浆：夏、秋二季采收，鲜用或晒干。酸浆根：夏、秋二季采挖，鲜用或晒干。锦灯笼、挂金灯：秋季果实成熟、宿萼呈红色或橙红色时采收，干燥。

【性味归经】酸浆：酸、苦，寒；归肺、脾经。酸浆根：苦，寒，无毒；归肺、脾经。锦灯笼、挂金灯：苦，寒；归肺经。

【功能主治】酸浆：清热毒，利咽喉，通利二便；用于咽喉肿痛，肺热咳嗽，黄疸，痢疾，水肿，小便淋涩，大便不通，黄水疮，湿疹，丹毒。酸浆根：清热，利水；用于疟疾，黄疸，疝气。锦灯笼、挂金灯：清热解毒，利咽化痰，利尿通淋；用于咽痛音哑，痰热咳嗽，小便不利，热淋涩痛；外治天疱疮，湿疹。

【药材标准】见书末中药材质量标准 1、3、15、23、29、45、68、86、90、94、99。

【附　　注】酸浆的宿存花萼为薄膜质，且在果实成熟时膨大，犹如灯笼、铃铛或呈大泡状，故别名中多带有"灯笼""泡""铃"等字，如泡泡草，泡子草、天泡果、挂金灯、金灯笼、锦灯笼、鬼灯、鬼灯笼、灯笼果、叶下灯、包铃子。酸浆为浆果，水分含量高，故名端浆果、浆水罐。酸浆的形态类似于胡椒，故名野胡椒、水辣子。酸浆的宿存花萼在浆果成熟后逐渐枯萎变蔫，民间俗语称此种植物萎缩的现象为"菇蔫"（音：gu nian），后期花萼和浆果均为红色，故别名中多带有"姑娘"和"红"字，"姑娘"恐为"菇蔫"的谐音，如菇蔫儿、姑娘儿、红姑娘、红菇娘、花姑娘、姑娘花。别名"勒马回"的由来可能因为其药效神奇，具有勒马而回的峻力，依其疗效命名。

◆ 附：小酸浆

　　茄科酸浆属植物小酸浆 *Physalis minima* L.，与酸浆的区别是：植株矮小，分枝不直立，横卧地上或斜生，花冠为黄色，花萼裂片短，果萼较小。其果实入药，功效为清热解毒，但未见各级药材标准收载。

酸枣

【基　　原】鼠李科枣属植物酸枣 *Ziziphus jujuba* Mill.var.*spinosa* (Bunge) Hu ex H.F.Chou。

【别　　名】棘，棘子，野枣，山枣，葛针。

【形态特征】落叶灌木或小乔木，高 1～4m。茎：老枝灰褐色，幼枝绿色，小枝呈之字形；分枝基部具刺 1 对，1 枚为直针刺，长达 2～3cm，1 枚为反曲刺，长 5～7mm。叶：叶互生；叶片椭圆形至卵状披针形，长 1.5～5cm，宽 1～3cm，先端短尖，边缘有细齿，基出脉 3；叶柄短；托叶细长，针状。花：花 2～3 朵簇生于叶腋，小形；花萼 5 裂，裂片卵状三角形；花瓣 5，黄绿色，与萼片互生；雄蕊 5，与花瓣对生；花盘明显，10 浅裂；子房椭圆形，埋于花盘中，花柱 2 裂。果：核果肉质，近球形或长圆形，长 0.7～1.2cm，成熟时暗红色。花期 6～7 月，果期 9～10 月。

【鉴别要点】木质，分枝基部具刺 1 对、1 枚为直针刺、1 枚为反曲刺，花小、花黄绿色，核果肉质、近球形、成熟时暗红色味酸带甜。

【生境分布】生于向阳或干燥的山坡、山谷、丘陵、平原、路旁及荒地。分布于华北、西北地区及山东、江苏、安徽、河南、湖北、四川等地。

【药用部位】种子（酸枣仁）、果肉（酸枣肉）、根皮（酸枣根皮）、根（酸枣根）、树皮（酸枣树皮）、棘刺（棘针）、叶（棘叶）、花（棘刺花）。

【采收加工】酸枣仁：秋末冬初采收成熟果实，除去果肉和核壳，收集种子，晒干。酸枣肉：秋后果实成熟时采收，去除果核，晒干。酸枣根皮：全年均可采挖，剥取根皮，晒干。酸枣根：全年均可采挖，鲜用或晒干。酸枣树皮：全年均可采剥，洗净，晒干。棘针：全年可采，晒干。棘叶：春、夏二季采摘，鲜用或晒干。棘刺花：花初开时采收，阴干或烘干。

【性味归经】酸枣仁：甘、酸，平；归肝、胆、心经。酸枣肉：酸、甘，平。酸枣根皮：涩，温；归肾经。酸枣根：涩，温。酸枣树皮：涩，平。棘针：辛，寒；归心、肝经。棘叶：苦，平；归肝经。棘刺花：苦，平；归心、肝经。

【功能主治】酸枣仁：养心补肝，宁心安神，敛汗，生津；用于虚烦不眠，惊悸多梦，体虚多汗，津伤口渴。酸枣肉：止血，止泻；用于出血，腹泻。酸枣根皮：止血，涩精，收湿敛疮；用于便血，崩漏，滑精，带下，烧烫伤。酸枣根：安神；用于失眠，神经衰弱。酸枣树皮：敛疮生肌，解毒止血；用于烧烫伤，外伤出血，崩漏。棘针：清热解毒，消肿止痛；用于痈肿，喉痹，尿血，腹痛，腰痛。棘叶：敛疮解毒；用于臁疮。棘刺花：敛疮，明目；用于金刃创伤，瘘管，目昏不明。

【药材标准】见书末中药材质量标准 1、3、15、20、29、45、68。

【附　　注】酸枣形似大枣，但味酸，故名酸枣。其多为山中野生，故名野枣、山枣。其茎具刺，故名棘、棘子、葛针。

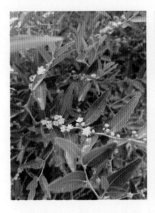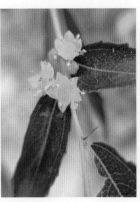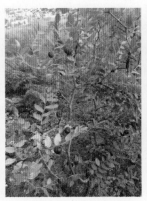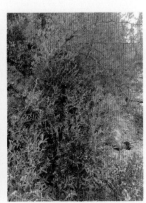

桃叶鸦葱

【基　　原】菊科鸦葱属植物桃叶鸦葱 *Scorzonera sinensis* Lipsch.et Krasch.ex Lipsch.。

【别　　名】老虎嘴（《河北植物志》）。

【形态特征】多年生草本，高 5～40cm，全株具白色乳汁。根：主根圆锥状，直伸，粗壮，直径可达 1.5cm，褐色或黑褐色，通常不分枝。茎：茎簇生或单生，不分枝，无毛，被白粉；茎基具鞘状残叶。叶：基生叶灰绿色，叶缘常呈皱波状，镰刀样弯曲，披针形、椭圆状披针形或线形，长 5～30cm，宽 0.3～5cm，无毛，被白粉，顶端急尖、渐尖或钝或圆形，向基部渐狭成长或短柄，柄基鞘状扩大，离基 3～5 出脉；茎生叶小，少数，鳞片状，披针形或长椭圆状披针形，近无柄，半抱茎。花：头状花序单生茎顶，长 2～3.5cm；总苞筒形，长 2～3cm，直径约 1.5cm，总苞片 3～4 层，外层三角形或偏斜三角形，中层长披针形，内层长椭圆状披针形，全部总苞片外面光滑无毛，顶端钝或急尖；舌状花黄色，带玫瑰色，长 2～3cm。果：瘦果圆柱状，有多数高起纵肋，长约 1.3cm，暗黄色，无毛；冠毛白色，长约 1.5cm，羽毛状，羽枝纤细。花果期 4～9 月。

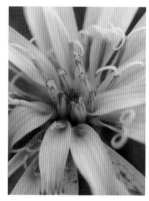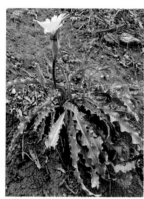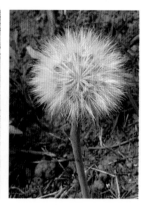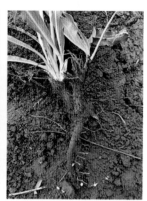

【鉴别要点】茎基具鞘状残叶，叶缘常呈皱波状、镰刀样弯曲，头状花序、总苞片 3～4 层、舌状花黄色带粉色，全株具白色乳汁。

【生境分布】生于山坡、丘陵地、沙丘、荒地或灌木林下。分布于江苏、河北、内蒙古、山东、甘肃、安徽、河南、辽宁、宁夏、山西等地。

【药用部位】根（桃叶鸦葱）。

【采收加工】夏、秋二季采挖，洗净，鲜用或晒干。

【性味归经】辛、凉。归肺、肝经。

【功能主治】清热解毒，解毒疗疮；用于外感风热，疔毒恶疮，乳痈。

【药材标准】未见各级药材标准收载。

【附　　注】据报道，桃叶鸦葱中含有丰富的蛋白质、粗纤维、胡萝卜素、烟酸、维生素 C 和菊糖等营养物质。北方省区，很多农村的老百姓在春天都有采食桃叶鸦葱的传统，没开花之前的花苞、茎叶等均可食用，可凉拌、蒸食，也可做馅儿，桃叶鸦葱味道清甜，风味独特。

◆附：细叶鸦葱

菊科鸦葱属植物细叶鸦葱 *Scorzonera pusilla* Pall.，与桃叶鸦葱同科同属。两者的区别是：细叶鸦葱的头状花序数个，在茎顶或枝顶排列成伞形花序；基生叶较窄长，长 20～40cm，宽 7～20mm；叶缘不呈皱波状。其干燥根入药，具有清热解毒、消炎、通乳的功效，但未见各级药材标准收载。

天冬

【基　　原】百合科天门冬属植物天冬 *Asparagus cochinchinensis* (Lour.) Merr.。

【别　　名】天门冬，三百棒，丝冬，老虎尾巴根，天冬草，明天冬，满冬。

【形态特征】多年生草本。根：块根肉质，簇生，长椭圆形或纺锤形，长 4～10cm，灰黄色。茎：茎细，攀援状，长可达 2m，有纵槽纹，分枝具棱或狭翅；叶状枝 2～3 枚簇生于叶腋，扁线形，长 1～3cm，宽 1～2mm，稍弯曲，先端锐尖。叶：叶退化为鳞片，主茎上的鳞状叶常变为下弯的短刺，先端长尖，基部有木质倒生刺，刺在茎上长 2.5～3mm，在分枝上较短或不明显。花：花 1～3 朵簇生叶腋，单性，雌雄异株，淡绿色，下垂；花梗长 2～6mm；雄花花被 6，排成 2 轮，长卵形或卵状椭圆形，长约 2mm，雄蕊 6，花药呈"丁"字形；雌蕊 1，子房 3 室，柱头 3 歧。果：浆果球形，直径 6～7mm，成熟时红色，具种子 1 颗。花期 5～7 月，果期 8 月。

【鉴别要点】块根肉质、类纺锤形，茎攀援状，叶状枝线形、扁平，花 1～3 朵簇生于叶腋、淡绿色。

【生境分布】生于山野林边、草丛或灌木丛中。分布于华东、中南、西南地区及河北、山西、陕西、甘肃、台湾等地；亦有栽培。

【药用部位】块根（天冬）。

【采收加工】秋、冬二季采挖，洗净，除去茎基和须根，置沸水中煮或蒸至透心，趁热除去外皮，洗净，干燥。

【性味归经】甘、苦，寒。归肺、肾经。

【功能主治】养阴润燥，清肺生津；用于肺燥干咳，顿咳痰黏，腰膝酸痛，骨蒸潮热，内热消渴，热病津伤，咽干口渴，肠燥便秘。

【药材标准】见书末中药材质量标准 1、3、15、29、45、68、83、86、94、98。

【附　　注】《滇南本草》记载："霜月其根始肥，故本草名为天冬。"天冬在经霜之后，其块根最为肥满，故编者以为其采挖时间以霜降之后为佳，"秋天冬"的质量恐不及"霜天冬"，此种情况犹如"春麻"的质量不及"冬麻"也。因其入冬之后块根粗大肥满，且其叶状枝如丝细长，故名天门冬、丝冬、天冬草、满冬。其块根多数，簇生，且形态犹如小棒槌，故名三百棒。天冬以块大、肥满、断面明亮者为佳，故名明天冬，此种情况亦如"明天麻"也。

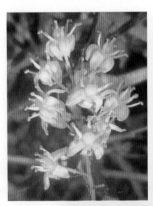
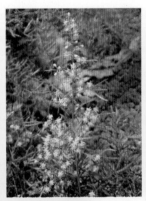
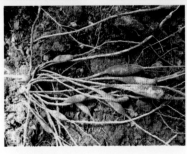
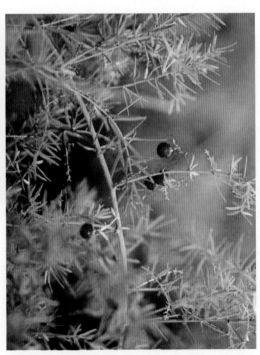

【基　　原】天南星科天南星属植物天南星 *Arisaema erubescens* (Wall.) Schott。

【别　　名】蛇芋头（湖南），蛇包谷（《昆明药用植物调查报告》），蛇六谷（《浙江农药志》），蛇木芋（《南方主要有毒植物》），麻蛇饭、蛇子麦、山包谷、刀口药、闹狗药、麻芋杆、一把伞（云南），打蛇棒（福建），山苞米（《辽宁主要药材》），山棒子，三棒子、药狗丹（《河北药材》），黄狗卵（浙江），狗爪半夏、麻芋子、血南星（四川），大扁老鸦芋头（《山东中药》），野魔芋（广西、云南），山魔芋（江西），野芋头（《中药材手册》），山蕃芋（广东），白南星（湖北、四川），南星，粉南星、蛇舌草、铁骨伞（湖北），斑杖（《南宁市药物志》），独角莲（湖北、江西、陕西），都土不礼（彝族）。

【形态特征】多年生草本，高 30～100cm。茎：块茎扁球形，外皮黄褐色，直径 2.5～5.5cm。叶：叶 1 片，基生；叶柄肉质，圆柱形，直立，长 40～55cm，下部成鞘，基部包有透明膜质长鞘，白绿色或散生污紫色斑块；叶片放射状全裂成小叶片，裂片 7～23，叶柄着生于叶片背部中央裂片集合处，使叶成盾状或伞状；小叶片窄椭圆形、披针形至长披针形，长 8～30cm，宽 1～7cm，先端渐尖，至末端呈细长尖尾，基部狭楔形，叶脉羽状，全缘，两面光滑无毛，上面绿色，下面淡绿色。花：花单性，雌雄异株，肉穗花序；花序梗长 30～70cm；佛焰苞绿色，偶为紫色带白色纵向条纹，长 1～10cm，先端具细长尖尾；花序轴肥厚，肉穗花序顶端有棒状附枝，长度不超过佛焰苞；雄花序纤细，棒状附肢细长，雄蕊序多数，每 2～4 枚雄蕊聚成一簇，花药黑紫色，孔裂；雌花密聚，棒状附肢肥厚粗长，子房卵形，花柱短。果：浆果，红色。种子：种子 1～2 粒，球形，淡褐色。花期 5～7 月，果期 9 月。

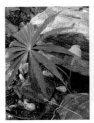 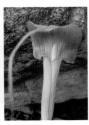 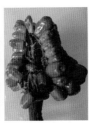 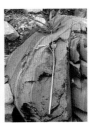

【鉴别要点】叶辐状全裂、小叶片排列呈伞状、先端具尖尾，佛焰苞先端具细长尖尾、肉穗花序顶端有棒状附枝、长度不超过佛焰苞。

【生境分布】生于山谷湿地、山坡林中、阴湿林中等阴湿处。分布于全国各地。

【药用部位】块茎（生天南星）。

【采收加工】秋、冬二季茎叶枯萎时采挖，除去须根及外皮，干燥。

【性味归经】苦、辛，温；有毒。归肺、肝、脾经。

【功能主治】散结消肿；外用治痈肿，蛇虫咬伤。孕妇慎用；生品内服宜慎。

【药材标准】见书末中药材质量标准 1、3、15、20、29、45、68、83、86、90、93、94、98、99。

【附　　注】天南星块茎的形态犹如芋头，故别名中常带"芋"字。其肉穗花序圆柱棒状，种子多数，佛焰苞半包合，形态类似于粗棍棒或苞米，故别名中常带有"棒""苞（包）"字。生天南星有毒，鸡犬食之中毒，故名药狗丹、闹狗药；其形似狗卵和狗爪，故名黄狗卵、狗爪半夏；其叶的形态似雨伞和莲叶，故名铁骨伞、一把伞、独角莲；其毒性较大，动物食之能导致机体麻痹，故别名中常带有"麻"字。其生长于阴暗潮湿之处，常见于腐叶山石之间，多为虫蛇出没之地，且可治蛇虫咬伤，故别名中常带有"蛇"字。天南星块茎粉性大，断面色白，故名白南星、南星、粉南星。其叶柄长圆棍状，有时具污紫色斑块，故名斑杖。

◆附：东北天南星

　　天南星科天南星属植物东北天南星 *Arisaema amurense* Maxim.，与天南星同属，均为中药材天南星的正品基原。两者的区别是：东北天南星叶裂片趾状排列，小叶片较宽、先端尖但没成细长尖尾状，佛焰苞先端无细长尖尾。

田旋花

【基　　原】旋花科旋花属植物田旋花 *Convolvulus arvensis* L.。

【别　　名】拉拉菀、野牵牛（《宁夏中草药手册》），车子蔓、曲节藤（《中国沙漠地区药用植物》），箭叶旋花，猪草，鸡儿弯，中国旋花。

【形态特征】多年生缠绕草本，茎叶近无毛。根：须根，生于根茎节结处。茎：根状茎横走，细长圆柱状，具节结，白色；地上茎平卧或缠绕，有棱。叶：叶互生，叶柄长 1～2cm；叶片戟形或箭形，长2～6cm，宽 1～4cm，全缘或 3 裂，先端近圆或微尖，基部心形或箭形、中裂片卵状椭圆形、狭三角形、披针状椭圆形或线性，侧裂片开展或呈耳形。花：花 1～3 朵腋生，花梗细长；苞片 2，线形；萼片倒卵状圆形，无毛或被疏毛；花冠漏斗形，粉红色或白色，长约 2cm，有不明显的 5 浅裂；雄蕊花丝基部肿大，有小鳞毛；子房 2 室，有毛，柱头 2，狭长。果：蒴果球形，无毛。种子：种子椭圆形，无毛。花期5～8 月，果期 7～9 月。

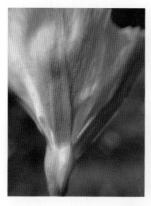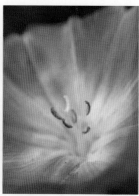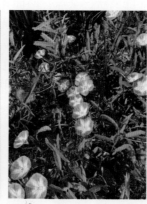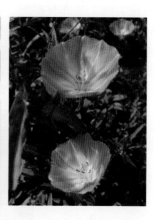

【鉴别要点】茎缠绕、茎叶近无毛，叶基部心形或箭形、叶片戟形或箭形，苞片 2、线形，花冠漏斗形、有不明显的 5 浅裂。

【生境分布】生于田野及村边草地。分布于东北、华北、西北地区及山东、江苏、河南、四川、西藏等地。

【药用部位】地上部分、花及根（田旋花）。

【采收加工】地上部分：夏、秋二季采收，鲜用。花：夏季花期采摘，阴干。根：秋季采挖，晒干。

【性味归经】辛、微咸，温，有毒。归肾经。

【功能主治】祛风止痒，止痛；用于风湿痹痛，牙痛，神经性皮炎。

【药材标准】未见各级药材标准收载。

【附　　注】田旋花全草有毒，据《哈萨克植物志》（1964）第七卷记载，马吃 26g 鲜草可致死。其毒性应引起注意。

◆附：打碗花

旋花科打碗花属植物打碗花 *Calystegia hederacea* Wall.，其根茎和花入药，功可健脾益气，促进消化、止痛等；但具有一定毒性。打碗花与田旋花均属于旋花科多年生缠绕草本，但不同属；打碗花属于打碗花属，田旋花属于旋花属。两者主要区别在于花苞片，打碗花的花苞两片，苞片大，紧包花萼，状似一碗打破后裂为两半，故名打碗花；而田旋花的两个花苞片很小，条形，且距离花萼很远，不紧包花萼。

【基　　原】大戟科铁苋菜属植物铁苋菜 *Acalypha australis* L.。

【别　　名】玉碗捧真珠、粪斗草（《福建民间草药》），凤眼草（《药材资料汇编》），痢疾草（《江西民间草药》），蚌壳草、铁灯碗（《四川中药志》），七盏灯（《重庆中药》），血布袋、布袋口（《中国药用植物图鉴》），皮撮珍珠、田螺草（《湖南药物志》），野苦麻（《闽东本草》），猫眼菜（《广州部队〈常用中草药手册〉》），寒热草（《上海常用中草药》），叶里仙桃、金盘野苋菜（《浙江民间常用草药》），沙罐草（《陕西中草药》），灯盏窝（《贵州草药》），金石榴、茶丝黄（《台湾药用植物志》），海蚌含珠，撮斗装珍珠，叶里含珠，野麻草。

【形态特征】一年生草本，高 0.2～0.6m，被柔毛。茎：茎直立，多分枝。叶：叶互生；椭圆状披针形、近菱状卵形或阔披针形，长 3～9cm，宽 1～5cm，顶端渐尖，基部楔形；边缘具圆齿，上面无毛，下面沿中脉具柔毛；基出脉 3 条，侧脉 3 对；叶柄长 2～6cm，具短柔毛；托叶披针形，长 1.5～2mm，具短柔毛。花：雌雄花同序，花序腋生，稀顶生，长 1.5～5cm，花序梗长 0.5～3cm，花序轴具短毛；雌花苞片 1～4 枚，卵状心形，花后增大，长 1.4～2.5cm，宽 1～2cm，边缘具三角形齿，外面沿掌状脉具疏柔毛，苞腋具雌花 1～3 朵，花梗无，萼片 3 枚，长卵形，长 0.5～1mm，具疏毛；子房具疏毛，花柱 3 枚，长约 2mm，撕裂 5～7 条；雄花生于花序上部，排列呈穗状或头状，雄花苞片卵形，长约 0.5mm，苞腋具雄花 5～7 朵，簇生，花梗长 0.5mm，雄花花蕾时近球形，无毛，花萼裂片 4 枚，卵形，长约 0.5mm；雄蕊 7～8 枚。果：蒴果近球形，直径 4mm，果皮被粗毛和小瘤体，3 瓣裂。种子：近卵状，长 1.5～2mm，种皮平滑，淡褐色。花期 7～9 月，果期 8～10 月。

【鉴别要点】穗状花序、花序短、花小、雌花如蚌，蒴果近球形、果皮被粗毛和小瘤体、3 瓣裂。

【生境分布】生于荒地、田间、路旁、山沟、山坡草地或林下。除西部高原或干燥地区外，我国大部分省区均有分布。

【药用部位】全草或地上部分（铁苋菜、血见愁）。

【采收加工】7～10 月采收，除去杂质，晒干。

【性味归经】苦、涩，凉。归心、肺、大肠、小肠经。

【功能主治】清热解毒，利湿，凉血止血，消积。用于肠炎，痢疾，泄泻，吐血，衄血，便血，尿血，崩漏，小儿疳积，痈疖疮疡，皮炎湿疹。

【药材标准】见书末中药材质量标准 8、23、59、94。

【附　　注】铁苋菜的蒴果近球形，形态圆似珠，故别名中常带有"珠"字，如玉碗捧珍珠、皮撮珍珠、海蚌含珠、撮斗装珍珠、叶里含珠。铁苋菜雌蕊的大型叶状苞片托举花果，形态似蚌、螺、盘、碗、罐、灯盏、布袋、粪斗或撮斗，故以这些物体来形象命名，如粪斗草、田螺草、蚌壳草、铁灯碗、金盘野苋菜、灯盏窝、七盏灯、沙罐草、血布袋、布袋口。其苞片包含果实的形态又似猫眼、凤眼和盘中仙桃，故名凤眼草、猫眼菜、叶里仙桃。其功效清热解毒，可用于肠炎、痢疾、泄泻，故名寒热草、痢疾草。铁苋菜茎的纤维性较强，故名野苦麻、野麻草。

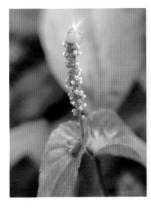
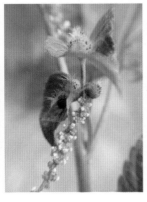
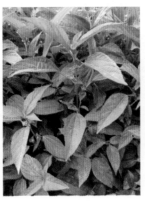
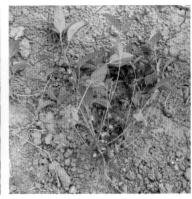

通泉草

【基　　原】玄参科通泉草属植物通泉草 *Mazus japonicus*(Thunb.) O. Kuntze。

【别　　名】绿兰花（《重庆草药》），脓泡药、汤湿草、猪胡椒、野田菜、鹅肠草、绿蓝花（《全国中草药汇编》），五瓣梅，猫脚迹，尖板猫儿草。

【形态特征】一年生草本，高 3 ～ 40cm，无毛或疏生短柔毛。根：主根直伸，灰白色；须根纤细，多数，散生或簇生。茎：茎直立或倾伏状斜升，着地部分于节上常生出不定根；常基部分枝，茎 1 ～ 5 或更多，分枝披散；茎上部略具四棱形，具纵向沟槽。叶：基生叶少数或多数，有时成莲座状或早落，倒卵状匙形至卵状倒披针形，长 2 ～ 6cm，顶端全缘或有不明显的疏齿，边缘具不规则的粗齿，基部楔形，下延成带翅的叶柄；茎生叶对生或互生，少数，近似基生叶。花：总状花序生于茎枝顶端，常在近基部即生花，伸长或上部成束状，花通常 3 ～ 20 朵，疏稀；花梗长约 1cm，果期伸长；花萼钟状，花期长约 6mm，果期多少增大，萼片 5，与萼筒近等长，卵形，先端急尖，脉不明显，萼片沿缘略带紫褐色；花冠白色、淡紫色或蓝色，长约 10mm，二唇形，上唇裂片卵状三角形，下唇中裂片较小，稍突出，倒卵圆形；子房无毛。果：蒴果球形，无毛。种子：种子小，多数，黄色，种皮上有不规则的网纹。花果期 4 ～ 10 月。

【鉴别要点】花萼钟状、萼片 5、与萼筒近等长、先端急尖，花冠二唇形，子房无毛；蒴果球形、无毛。

【生境分布】生于沙质河岸、湿草地、草坡、沟边、路旁及林缘。除内蒙古、宁夏、青海及新疆外，分布于全国各地。

【药用部位】全草（通泉草）。

【采收加工】春、夏、秋三季采收，洗净，鲜用或晒干。

【性味归经】苦，平。

【功能主治】止痛，健胃，解毒；用于偏头痛，消化不良，外用治疔疮、脓疱疮、烫伤。

【药材标准】未见各级药材标准收载。

【附　　注】通泉草喜湿，常见于河岸、湿草地等处，因为潮湿往往意味着水源就在附近；另外，通泉草民间用于治乳痈、乳泉不通；也许因为这两个原因，故名"通泉草"。

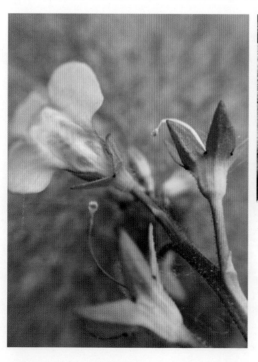
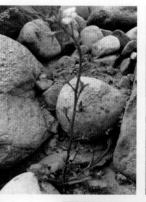
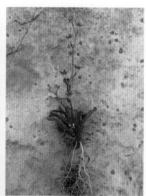
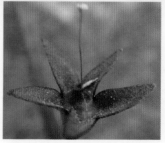

透骨草

【基　　原】透骨草科透骨草属植物透骨草 *Phryma leptostachya* L.。

【别　　名】药曲草（河北），黏人裙、前草（福建），一扫光（湖南、贵州、云南），倒刺草（广西），蝇毒草，接生草，毒蛆草。

【形态特征】多年生草本植物，高 30～100cm。茎：茎直立，四棱形，绿色或淡紫色；茎单一，上部有带花序的分枝，分枝叉开，被倒生短毛或于茎上部有展开的短毛，少数近无毛。叶：叶轮状对生；叶片卵状长椭圆形，长 3～16cm，宽 2～8cm，先端渐尖、尾状急尖或短尖，基部楔形、圆形或截形，叶基部常下延成翅；叶缘有多数钝锯齿或圆齿，两面沿脉被短毛，侧脉每侧 4～6 条；叶柄长 0.5～4cm，被短柔毛，有时上部叶柄极短或无柄。花：穗状花序顶生或腋生，被短毛，长 3～20cm，花序轴纤细，长 5～30cm；苞片和小苞片钻状；花小，多数，疏离，具短梗，于蕾期直立，开放时斜展至平展，花后反折；花萼筒状，5 纵棱，外面常有微柔毛，内面无毛，萼齿直立，花期上方萼齿 3，下方萼齿 2；花冠漏斗状筒形，蓝紫色、淡红色或白色，外面无毛，内面于筒部远轴面被短柔毛；筒部长 4～4.5mm，口部直径约 1.5mm；檐部 2 唇形，上唇直立，先端 2 浅裂，下唇平伸，3 浅裂，中央裂片较大；雄蕊 4，着生于花冠筒部内面的上部；花丝线形，花药肾状圆形；雌蕊无毛，子房斜长圆状披针形，花柱细长，柱头 2 唇形。果：瘦果狭椭圆形，包藏于宿存花萼内，反折并贴生于花序轴。种子：种子 1，种皮薄膜质。花期 6～9 月，果期 8～11 月。

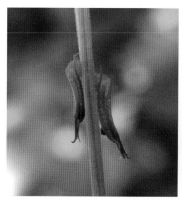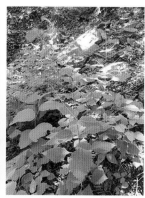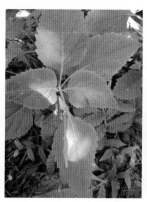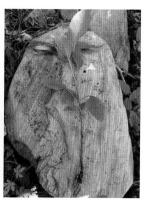

【鉴别要点】茎四棱，叶轮状对生、叶基部常下延成翅，穗状花序、花疏离，瘦果包于宿存花萼内、反折并贴生于花序轴。

【生境分布】生于阴湿山谷或林下。分布于全国各地；现多有人工栽种。

【药用部位】全草（透骨草）。

【采收加工】夏、秋二季采收，晒干。

【性味归经】甘、辛，温。归肺、肝经。

【功能主治】用于感冒，跌打损伤；外用治毒疮，湿疹，疥疮。

【药材标准】未见各级药材标准收载。

【附　　注】透骨草全株和瘦果被倒生短毛，易于附着衣服之上，故名倒刺草、黏人裙。经现代研究，透骨草根及叶的鲜汁或水煎液对菜粉蝶、家蝇和三带喙库蚊等多种幼虫有强烈毒性，民间用全草煎水来杀灭蝇蛆和菜青虫，故名一扫光、蝇毒草、毒蛆草、药曲草（"曲"恐为"蛆"的谐音）。透骨草可用于跌打损伤，故名接生草。

注：在各级药材标准中，名称为"透骨草"的植物来源有多种，如大戟科的地构叶，毛茛科的细叶铁线莲、黄花铁线莲，杜鹃花科的滇白珠，豆科的山野豌豆、狭山野豌豆、毛山野豌豆、广布野豌豆、大叶野豌豆、假香野豌豆，凤仙花科的凤仙花等。提示临床应用"透骨草"时应注意其基原。

秃疮花

【基　　原】罂粟科秃疮花属植物秃疮花 *Dicranostigma leptopodum* (Maxim.) Fedde。

【别　　名】秃子花（《陕西中草药》），勒马回（陕西），兔子花。

【形态特征】两年生或多年生草本，高约 40cm，全株含淡黄色汁液。根：根圆柱形。茎：茎多数，丛生，直立，上部分枝，疏生白色长柔毛。叶：基生叶蔟生，呈莲座状，具柄，长 6～15cm，宽约 4cm，叶片轮廓倒卵状披针形，不规则羽状浅裂或深裂，二回裂片疏生粗齿，表面绿色，下面灰绿色，疏生白色长柔毛；茎生叶小，无柄，苞片状，羽状中裂。花：生于茎顶排成伞房花序，直径约 3cm，花梗长 2～7cm，疏生毛；萼片 2，绿色，卵形，先端有尖，表面具长柔毛，花开时即脱落；花瓣 4，倒卵形，淡黄色；雄蕊多数，花丝扁平；子房圆柱形，柱头 2，胚珠多数。果：蒴果长圆柱形，长 5～9cm，成熟时自顶向基部裂为 2 瓣。种子：种子多数，棕褐色，卵形，表面具网纹。花期 3～5 月，果期 6～7 月。

【鉴别要点】全株含淡黄色乳汁，基生叶蔟生呈莲座状、不规则羽状裂，雄蕊多数、花黄色，蒴果长圆柱形。

【生境分布】生于丘陵、山坡、路边。分布于陕西、河北、河南、山西、甘肃等地。

【药用部位】带根全草（秃疮花）。

【采收加工】春、夏二季采挖带根全草，鲜用或阴干。

【性味归经】苦、涩，凉；有毒。归肺、心、胃经。

【功能主治】清热解毒，消肿止痛，杀虫；用于扁桃体炎，牙痛，淋巴结结核；外用治头癣，体癣。

【药材标准】见书末中药材质量标准 7。

【附　　注】秃疮花全草外用能治头癣、体癣和秃疮，故名秃疮花、秃子花；"兔子花"恐是"秃子花"谐音。

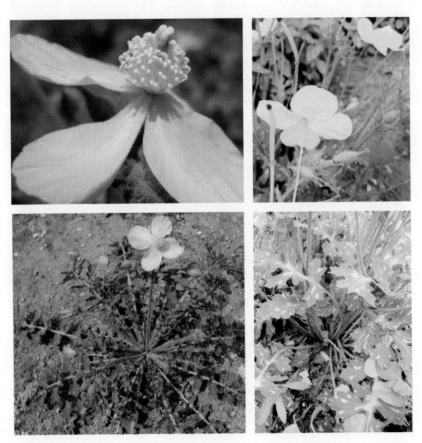

【基　　原】旋花科菟丝子属植物菟丝子 *Cuscuta chinensis* Lam.。

【别　　名】豆寄生（《植物学大辞典》），无娘藤（《贵州民间方药集》），豆阎王，黄丝，黄丝藤，鸡血藤，金丝藤。

【形态特征】一年生寄生草本。茎：茎纤细，线状，直径约 1mm，左旋缠绕，多分枝，黄色，随处生吸器，侵入寄主组织内。叶：无绿色叶，具三角状卵形的鳞片叶。花：花序侧生，少花或多花簇生呈小伞形或小团伞花序，近于无总花序梗；花苞片及小苞片小，鳞片状；花梗稍粗壮，长约 1mm；花萼杯状，中部以下联合，裂片三角状，先端 5 裂，顶端钝；花冠白色，钟形，长 2 ～ 3mm，5 浅裂，裂片三角形；雄蕊 5，着生于花冠裂片弯缺下处，花药长卵圆形，花丝几无；雌蕊短，子房 2 室，每室有 2 胚珠，花柱 2，外伸，柱头头状。果：蒴果扁球形，褐色，直径约 3mm，为宿存的花冠所包围，成熟时整齐周裂。种子：种子 2 ～ 4 粒，卵圆形或扁球形，长约 2mm，黄褐色，表面粗糙。花期 7 ～ 9 月，果期 8 ～ 10 月。

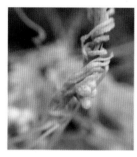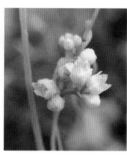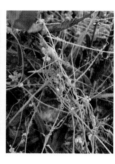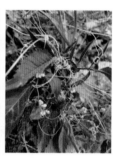

【鉴别要点】茎纤细而黄，茎无绿色叶、具鳞片叶，雄蕊着生于花冠裂片弯缺下处、柱头头状。

【生境分布】生于田边、荒地及灌木丛，寄生于豆科、菊科、藜科等植物。分布于全国大部分地区。

【药用部位】种子（菟丝子）、全草（菟丝、菟丝子藤）。

【采收加工】菟丝子：秋季果实成熟时采收，晒干，打下种子。菟丝、菟丝子藤：秋季采收全草，晒干。

【性味归经】菟丝子：辛、甘，平；归肝、肾、脾经。菟丝、菟丝子藤：甘、苦，平；归肝、肾、膀胱经。

【功能主治】菟丝子：补益肝肾，固精缩尿，安胎，明目，止泻；外用消风祛斑；用于肝肾不足，腰膝酸软，阳痿、遗精、遗尿、尿频，肾虚胎漏，胎动不安，目昏耳鸣，脾肾虚泻；外治白癜风。菟丝、菟丝子藤：清热解毒，凉血止血，健脾利湿；用于吐血，衄血，便血，血崩，淋浊，带下，痢疾，黄疸，便溏，目赤肿痛，咽喉肿痛，痈疽肿毒，痱子。

【药材标准】见书末中药材质量标准 1、3、15、20、29、33、45、51、56、68、86、90、94、99。

【附　　注】据民间传说，菟丝子能治兔子骨病，其形状又如细丝，故有名称"兔丝子"；后又因其是味草药，后人便在"兔"字上加上草字头，这样就成了"菟丝子"。此外，菟丝子加水浸泡再煮后，可露出黄白色卷旋状的胚，形如吐丝，谐音"菟丝"。菟丝子靠吸器侵入寄主，无根，民间以为此种现象犹如子之无母，故曰无娘藤。菟丝子茎细如丝，色黄，故有别名黄丝、黄丝藤、金丝藤。其多寄生于豆科植物，往往导致豆类死亡，故有别名豆阎王。

◆ 附：啤酒花菟丝子、金灯藤

啤酒花菟丝子为旋花科菟丝子属植物啤酒花菟丝子 *Cuscuta lupuliformis* Krocker。

金灯藤为旋花科菟丝子属植物金灯藤 *Cuscuta japonica* Choisy，也称为"日本菟丝子"。

两者与菟丝子同科同属，两者的种子均不作为正品"菟丝子"使用。按《中华人民共和国药典》（2015年版），中药菟丝子的来源仅包括旋花科植物南方菟丝子 *Cuscuta australis* R.Br. 和菟丝子 *Cuscuta chinensis* Lam. 两种植物的种子。

瓦松

【基　　原】景天科瓦松属植物瓦松 *Orostachys fimbriata* (Turcz.) Berg.。

【别　　名】石莲花、厝莲（《福建民间草药》），干滴落（《东北药用植物志》），猫头草、瓦塔（《河北药材》），天蓬草（《中药材手册》），瓦霜、瓦葱（《四川中药志》），酸塔、塔松、兔子拐杖、干吊鳖、石塔花、狼爪子、酸溜溜（《辽宁经济植物志》），瓦宝塔、瓦莲花、岩松、屋松、岩笋、瓦玉（《浙江民间常用草药》）。

【形态特征】两年生或多年生肉质草本，高 10～40cm，全株粉绿色，无毛，密生紫红色斑点。根：多分枝，须根状。茎：茎直立或略斜伸，单一不分枝。叶：茎基部叶莲座状，肥厚肉质，宽线形至披针形，长 3～5cm，宽 4～6mm，在近先端处稍扩展成一近圆形白色软骨质薄片，先端有流苏状齿，每齿中央有一针状尖头；茎上部叶互生，先端有细长尖，无软骨质部分，基部稍圆，无柄。花：圆锥花絮肥厚圆柱形，或下部稍大、分枝略长呈塔形，长 10～30cm；花瓣常为 5，膜质，长卵状披针形或长椭圆形，长约 5mm，先端有凸尖，基部稍联合，花淡红色，开后变浅；苞片叶状，较小，长约 5mm；花萼 5，稀为 4，淡绿色，窄卵形；雄蕊 10，2 轮排列，几乎与花瓣等长，花药暗紫色；心皮 5，近长圆形，分离。果：蓇葖果 5，先端细尖。花期 6～7 月，果期 8～10 月。

【鉴别要点】全株肥厚肉质，基生叶与茎生叶异形，基部叶有软骨质薄片、先端流苏状、中央有尖头，花序塔状、花淡红色。

【生境分布】生于屋瓦、墙头及岩石上。分布于全国各地。

【药用部位】全草（瓦松）。

【采收加工】夏、秋二季花开时采收，晒干或鲜用。

【性味归经】酸、苦，凉。归肝、肺、脾经。

【功能主治】凉血止血，解毒，敛疮。用于血痢，便血，痔血，疮口久不愈合。

【药材标准】见书末中药材质量标准 1、3、15、52、59、78、80、90、94、99。

【附　　注】瓦松形如莲花、宝塔，味酸，常见于岩石和屋瓦，故别称中多带有"莲""塔""酸""屋""瓦""石"等字眼。

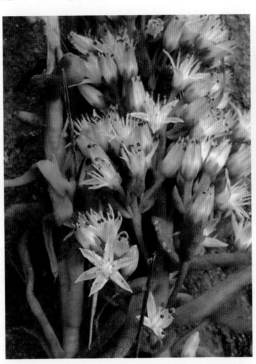
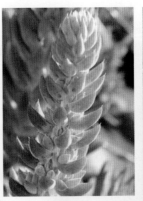
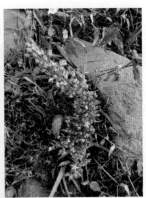
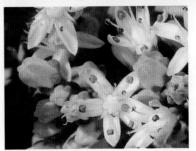

【基　　原】豆科野豌豆属植物歪头菜 *Vicia unijuga. A. Brown.*。

【别　　名】野豌豆、豆菜（《贵州民间药物》），山野豌豆（《新华本草纲要》），两叶豆苗（《河北植物志》《中国主要植物图说·豆科》），豌豆花（《青海常用中草药手册》），豆苗菜（河南、山东），山豌豆、鲜豆苗（山东），偏头草（青海），豆叶菜（江西），歪头草，歪脖菜，草豆。

【形态特征】多年生草本，高40～100cm。根：主根直径约2.5cm，须根发达，表皮黑褐色。茎：根茎粗壮，近木质；地上茎通常直立，数茎丛生，具细棱，嫩枝疏被柔毛，老时渐脱落，茎基部表皮红褐色或紫褐红色；卷须不发达而变为针刺。叶：小叶2，卵状披针形或近菱形，长3～10cm，宽1.5～5cm，先端渐尖，边缘具小齿状，基部斜楔形，两面无毛或疏被微柔毛；托叶戟形或近披针形，边缘有不规则齿蚀状；叶轴末端为细刺尖头；偶见卷须。花：总状花序单一，稀有分支，呈圆锥状复总状花序，长于叶，长4.5～7cm；花8～20朵，一面向密集于花序轴上部；花萼紫色，钟状，萼齿5，萼齿明显短于萼筒；花冠蓝紫色、紫红色或蓝色，长10～15mm；旗瓣倒提琴形，中部缢缩，先端圆有凹，翼瓣先端钝圆，龙骨瓣短于翼瓣；子房线形，具柄，花柱上部四周被白色短毛。果：荚果扁长圆形，长2～3.5cm，宽0.5～0.7cm，无毛，表面棕黄色，近革质，两端渐尖，先端具喙，成熟时腹背开裂，果瓣扭曲。种子：种子3～7粒，扁圆球形，种皮黑褐色，革质，直径0.2～0.3cm。花期6～8月，果期8～10月。

【鉴别要点】茎具棱，小叶成对、偏向茎的一侧，总状花序偏向花序轴的一侧、花色紫带蓝，荚果扁长。

【生境分布】生于山地、林缘、草地、沟边及灌木丛。分布于东北、华北、华东、西南等地区。

【药用部位】全草（歪头菜）。

【采收加工】8～10月采挖，切段，晒干。

【性味归经】甘，平。归肝、脾、肾经。

【功能主治】补虚，调肝，理气止痛，清热，利尿；用于虚劳，胃痛，头痛，水肿，疔毒。

【药材标准】未见各级药材标准收载。

【附　　注】歪头菜的总状花序歪向花序轴的一侧，一对小叶也偏向茎的一侧，故名歪头菜、偏头草、歪头草、歪脖菜。歪头菜的小叶两两成对，植株形态似豆苗，故名两叶豆苗、豆苗菜、鲜豆苗。歪头菜地上部分形似豌豆，故名野豌豆、山野豌豆、山豌豆、豆菜、豆叶菜、豌豆花、草豆。

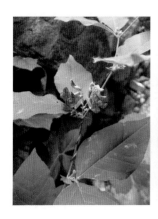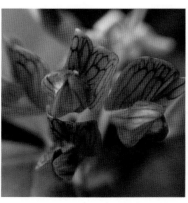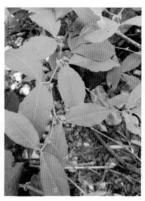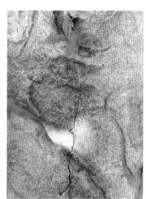

委陵菜

【基　　原】蔷薇科委陵菜属植物委陵菜 *Potentilla chinensis* Ser.。

【别　　名】翻白草、白头翁、黄州白头翁（《本草推陈续编》），翻白菜、根头菜、野鸠旁花（《中国药用植物志》），天青地白、小毛药、虎爪草（《贵州民间方药集》），老鸦翎、老鸦爪（《山东中药》），野鸡膀子、痢疾草（《长白山植物药志》）。

【形态特征】多年生草本，高 20～70cm。根：根粗壮，圆柱形，稍木质化。茎：花葶直立或上升，被稀疏短柔毛及白色绢状长柔毛。叶：基生叶为羽状复叶，有小叶 5～15 对，叶柄被短柔毛及绢状长柔毛；小叶片对生或互生，上部小叶较长，向下逐渐变小，无柄，长圆形、倒卵形或长圆披针形，长 1～5cm，宽 0.5～1.5cm，边缘羽状中裂，裂片三角卵形、三角状披针形或长圆披针形，顶端急尖或圆钝，边缘向下反卷，上面绿色，被短柔毛或脱落几无毛，中脉下陷，下面被白色绒毛，沿脉被白色绢状长柔毛；茎生叶与基生叶相似，但叶片对数较少；基生叶托叶近膜质，褐色，外面被白色绢状长柔毛，茎生叶托叶草质，绿色，边缘锐裂。花：伞房状聚伞花序，花梗长 0.5～1.6cm，基部有披针形苞片，外面密被短柔毛；花直径通常 0.8～1cm；萼片 5，三角卵形，顶端急尖；副萼片 5，带形或披针形，顶端尖，比萼片短约 1 倍且狭窄，外面被短柔毛及少数绢状柔毛；花瓣 5，黄色，宽倒卵形，顶端微凹，比萼片稍长；花柱近顶生，柱头扩大。果：瘦果卵球形，深褐色，有明显皱纹。花果期 4～10 月。

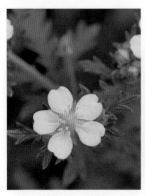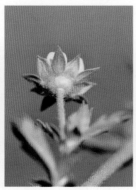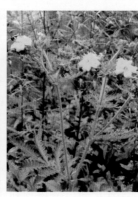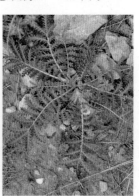

【鉴别要点】基生叶多，花葶直立，羽状复叶、小叶片羽状中裂、上面绿色下面被白色绒毛，伞房状聚伞花序，花黄色。

【生境分布】生于山坡、草地、沟谷、林缘、灌木丛及疏林下。分布于东北、华北、中南、西南地区及江苏、浙江、安徽、江西、山东等地。

【药用部位】全草或带根全草（委陵菜）、根（委陵菜根）。

【采收加工】委陵菜：春季未抽茎时采挖，除去泥沙，晒干。委陵菜根：夏、秋二季采挖，除去泥沙，晒干。

【性味归经】委陵菜：苦，寒；归肝、大肠经。委陵菜根：未见记载。

【功能主治】委陵菜：清热解毒，凉血止痢；用于赤痢腹痛，久痢不止，痔疮出血，痈肿疮毒。委陵菜根：祛风湿，解毒；用于痢疾，风湿筋骨疼痛，瘫痪，癫痫，疮疥。

【药材标准】见书末中药材质量标准 1、3、15、23、29、45、68、74、83、86、94。

【附　　注】委陵菜的叶上面绿色，叶下面被白色绒毛，颜色发白，故名翻白草、翻白菜、天青地白。其全株具毛，故名小毛药。其叶为复叶，羽状，具毛，犹如羽翎，故名老鸦翎、野鸡膀子、野鸠旁花。小叶长圆，边缘羽状中裂，裂片顶端急尖，边缘向下反卷，且被短柔毛，犹如动物爪子一般，故名虎爪草、老鸦爪。其形态似毛茛科植物白头翁，故名白头翁、黄州白头翁。其根粗壮，肥大，故名根头菜。委陵菜凉血止痢，用于赤痢腹痛、久痢不止，故名痢疾草。

另有同科同属植物如西山委陵菜、朝天委陵菜、多茎委陵菜、绢毛匍匐委陵菜、匍匐委陵菜，在此不再一一赘述。

【基　　原】卫矛科卫矛属植物卫矛 *Euonymus alatus* (Thunb.) Sieb.。

【别　　名】八树、四棱锋、芸杨，鬼见愁（《中国树木分类学》），四面锋、篦箕柴（《浙江中药手册》），风枪林（《中国药用植物志》），山鸡条子（《东北药用植物志》），四面戟（《药材学》），千层皮、刀尖茶、雁翎茶、四棱茶（《辽宁经济植物志》）。

【形态特征】落叶灌木，高 2～3m，全体光滑无毛。茎：茎多分枝；小枝常呈四棱形，带绿色，枝上常生有扁条状木栓翅，翅宽 0.2～1cm，棕褐色。叶：单叶对生；叶片倒卵形、椭圆形至宽披针形，稍膜质，长 2～6cm，宽 1.5～3.5cm，先端短尖或渐尖，边缘具细锯齿，基部楔形或宽楔形，上面深绿色，下面淡绿色，秋时呈红色，主脉在叶的两面均稍隆起；叶柄长约 2mm。花：聚伞花序腋生，有花 3～9 朵，花小，两性，淡黄绿色；萼 4 浅裂，裂片半圆形，边缘有不整齐的毛状齿；花瓣 4，近圆形，边缘有时呈微波状；雄蕊 4，花丝短，着生在花盘上，子房与花盘合生。果：蒴果椭圆形，绿色或紫绿色，1～3 室，分离，表面光滑。种子：种子椭圆形或卵形，淡褐色，外被橘红色假种皮。花期 5～6 月，果期 9～10 月。

【鉴别要点】灌木，枝干生有木栓翅，聚伞花序、花淡黄绿色，蒴果。

【生境分布】生于山野、杂木林中。分布于我国北部、中部、华东及西南地区；亦有栽培。

【药用部位】具翅状物的枝条或翅状附属物（鬼箭羽）。

【采收加工】全年均可采收；割取枝条后，取其嫩枝，晒干；或收集其翅状物，晒干。

【性味归经】苦，辛，寒。归肝经。

【功能主治】破血通经，解毒消肿，杀虫；用于癥瘕结块，心腹疼痛，闭经，痛经，崩中漏下，产后瘀滞腹痛，恶露不下，疝气，历节痹痛，疮肿，跌打伤痛，虫积腹痛，烫火伤，毒蛇咬伤。

【药材标准】见书末中药材质量标准 4、7、8、10、23、37、52、53、55、58、60、63、74、76、78、90。

【附　　注】《本草纲目》记载："刘熙《释名》言齐人谓箭羽为卫。此物干有直羽，如箭羽矛刃自卫之状，故名。"卫矛枝条上四面有羽，故名四棱锋、四面锋、四面戟、四棱茶、雁翎茶。其栓翅形态如刀片，故名刀尖茶。其栓翅由多层栓皮组成，故名千层皮。卫矛枝翅奇特，秋叶红艳，果熟色红，甚为美观，可作为观赏树木。

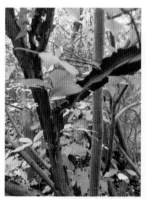
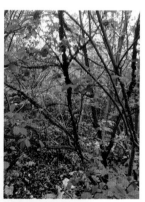
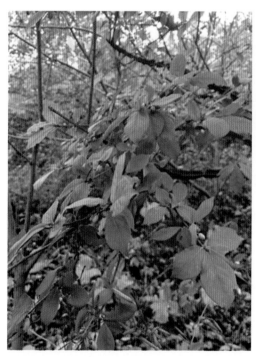
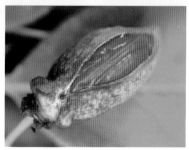

乌头叶蛇葡萄

【基　　　原】葡萄科蛇葡萄属植物乌头叶蛇葡萄 *Ampelopsis aconitilolia* Bunge.。

【别　　　名】马葡萄（河南），附子蛇葡萄（《经济植物手册》），掌叶草葡萄、草白蔹（《河北植物志》），乌头叶白蔹、草血蔹、过山龙、草葡萄、洋葡萄蔓、狗葡萄、野母猪藤、独占岗。

【形态特征】多年生木质藤本。根：根外皮紫褐色，内皮淡粉红色，具黏性。茎：茎圆柱形，具皮孔，有纵棱纹，髓白色，幼枝疏被黄绒毛，卷须2～3叉分枝，相隔2节间断与叶对生。叶：叶互生，广卵形，3～5掌状复叶；小叶片全部羽裂，裂片披针形或菱状披针形，长4～9cm，宽1.5～6cm，顶端渐尖，边缘有大圆钝锯齿，无毛，或幼叶下面脉上稍有毛；叶柄较叶短，长1.5～2.5cm，无毛或被疏柔毛，小叶几无柄；托叶膜质，褐色，卵状披针形，顶端钝，无毛或被疏柔毛。花：花序为疏散的伞房状复聚伞花序，通常与叶对生或假顶生，花序梗长1.5～4cm，无毛或被疏柔毛；花梗长1.5～2.5mm，几无毛；花小，黄绿色，花萼不分裂；花瓣5，卵圆形，花盘边平截，花瓣分离，开花时伸展；雄蕊5，花药卵圆形，长宽近相等；子房2室，子房下部与花盘合生，花柱细。果：浆果近球形，直径0.6～0.8cm，有种子2～3颗，成熟时橙黄色。种子：种子倒卵圆形，顶端圆形，基部有短喙。花期4～6月，果期7～10月。

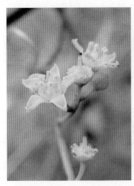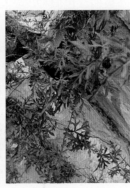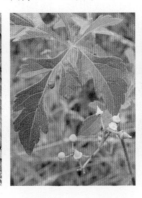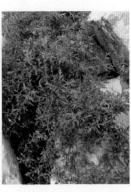

【鉴别要点】茎具皮孔和纵棱、髓白色，叶掌状全裂或掌状复叶，聚伞花序，浆果近球形、成熟时橙黄色。

【生境分布】生于路边、沟边、山坡林下、灌木丛、山坡石砾地及砂质地。分布于内蒙古、河北、甘肃、陕西、山西、河南等地。

【药用部位】根或根皮（乌头叶蛇葡萄、过山龙）。

【采收加工】根：春、秋二季采挖，去净泥土，切片，晒干。根皮：春、秋二季采挖，去净泥土，剥取根皮，晒干。

【性味归经】根或根皮：涩、微辛，平。

【功能主治】根：用于跌打损伤，骨折，软组织损伤，外伤出血。根皮：散瘀消肿，祛腐生肌，接骨止痛；用于骨折，跌打损伤，痈肿，风湿关节痛。

【药材标准】未见各级药材标准收载。

【附　　　注】乌头叶蛇葡萄的地上部分和浆果的形态类似葡萄，故名马葡萄、草葡萄、洋葡萄蔓、狗葡萄。其叶形态似乌头（附子）和白蔹的叶，故名附子蛇葡萄、乌头叶白蔹、草血蔹、草白蔹。其藤蔓生长较快，茎枝较长，单株植物占地面积较大，故名过山龙、独占岗。

◆附1：葎叶蛇葡萄

葡萄科蛇葡萄属植物葎叶蛇葡萄 *Ampelopsis humulifolia* Bge.，其与乌头叶蛇葡萄的区别是：单叶，不分裂或3～5浅裂至深裂，其叶形似葎草的叶形，故名葎叶蛇葡萄。葎叶蛇葡萄的根皮入药，功可消炎解毒、活血散瘀、祛风除湿，但未见各级药材标准收载。

◆附2：掌裂草葡萄

葡萄科蛇葡萄属植物掌裂草葡萄 *Ampelopsis aconitilolia* Bunge. var. *palmiloba* (Carr.) Rehd，别名光叶草葡萄，是乌头叶蛇葡萄的变种。其块根入药，药材名称"独脚蟾蜍"，甘、苦，寒；清热解毒，豁痰；用于结核性脑膜炎，痰多胸闷，喋口痈，疮疖痈肿。未见各级药材标准收载。其与乌头叶蛇葡萄的区别是：植株有少数毛，叶掌状3～5全裂，全裂片无柄；菱状窄卵形或菱形，长5.5～9cm。

【基　　原】报春花科珍珠菜属植物狭叶珍珠菜 *Lysimachia pentapetala* Bunge。

【别　　名】无。

【形态特征】一年生草本。茎：茎直立，单一或有分枝，高 30～60cm，圆柱形。叶：叶互生，狭披针形至线形，长 2～7cm，宽 3～8mm，先端锐尖，基部楔形，边缘具白色透明的微齿，上面绿色，下面粉绿色，有锈褐色腺点；叶柄短，长约 0.5mm。花：总状花序顶生，初时因花密集而成圆头状，后渐伸长，果时长 4～13cm；花梗细，长 5～10mm；花萼下部合生至中部以上，萼片 5，裂片披针形，边缘膜质；花冠白色，长约 5mm，5 深裂至基部，裂片近匙形，先端圆钝，中下部狭窄呈爪状；雄蕊 5，对瓣，花丝基部合生，花药卵圆形；子房无毛，花柱长约 2mm；苞片钻形。果：蒴果球形，直径 2～3mm，5 瓣裂。种子：种子具翅。花期 7～8 月，果期 8～9 月。

【鉴别要点】叶狭长、互生、下面有锈褐色腺点，总状花序，花白色、花萼下部合生至中部以上。

【生境分布】生于山坡、荒地、路旁、田边和疏林下。分布于东北、华北地区及甘肃、陕西、河南、湖北、安徽、山东等地。

【药用部位】全草（狭叶珍珠菜）。

【采收加工】春、夏二季开花前采收，鲜用或晒干。

【性味归经】辛、涩，平。

【功能主治】活血，调经。用于月经不调，白带过多，跌打损伤；外用可治疗蛇咬伤。

【药材标准】未见各级药材标准收载。

【附　　注】狭叶珍珠菜营养丰富，含维生素 C、胡萝卜素、矿物质、芳香物质等。据民间经验，经常食用有助于增强人体免疫力；狭叶珍珠菜可凉拌、炒食、做汤，味道清香鲜美。

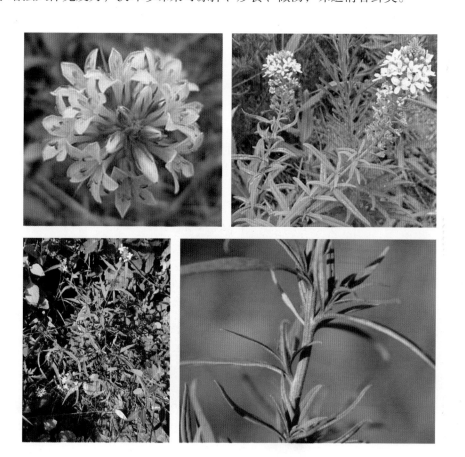

夏至草

【基　　原】唇形科夏至草属植物夏至草 *Lagopsis supine* (Steph.) Ik. –Gal.。

【别　　名】夏枯草、小花夏枯草（《滇南本草》），白花益母（《植物名实图考》），灯笼棵（《江苏植物药材志》），风轮草（《陕西中草药》），小益母草（《全国中草药汇编》），风车草（河北）。

【形态特征】多年生草本，披散于地面而后上升，高 15 ～ 35cm。根：主根圆锥形。茎：茎四棱形，具沟槽，常带紫红色，密被微柔毛，常在基部分枝。叶：叶轮廓为类圆形，长宽 1.5 ～ 2cm，先端圆形，基部楔形，3 深裂，裂片有圆齿，通常基部越冬叶较宽大；叶片两面均绿色，上面疏生微柔毛，下面沿脉上被长柔毛，余部具腺点，边缘具纤毛；脉掌状 3 ～ 5 出；基生叶柄长，长 2 ～ 3cm；茎生叶柄较短，通常 1cm 左右，扁平，上面微具沟槽。花：轮伞花序，生于下部者较稀疏，生于上部者较密集；花萼管状钟形，长约 4mm，外密被微柔毛，萼 5 脉，脉在花萼外面凸出，萼齿 5，齿不等大，长 1 ～ 1.5mm，三角形，先端刺尖，边缘有细纤毛，在果期明显展开，且 2 齿稍大；小苞片长约 4mm，稍短于萼筒，长刺状；花冠白色，稀粉红色，伸出于萼筒，长约 7mm，外面被绵状长柔毛，内面被微柔毛，在花丝基部有短柔毛，冠筒长约 5mm，径约 1.5mm，冠檐二唇形，上唇直伸，比下唇长，长圆形，全缘，下唇斜展，3 浅裂，中裂片扁圆形，2 侧裂片椭圆形；雄蕊 4，着生于冠筒中部稍下，不伸出，后对较短；花药卵圆形；花柱先端 2 浅裂；花盘平展。果：小坚果长卵形，长约 1.5mm，褐色，有鳞粃。花期 3 ～ 4 月，果期 5 ～ 6 月。

【鉴别要点】茎四棱且具沟槽，叶 3 深裂、裂片有圆齿，轮伞花序、花白色，花萼管状钟形、萼齿先端有长刺尖、小苞片长刺状，冠檐二唇形、上唇直伸、下唇斜展 3 浅裂。

【生境分布】生于路旁、旷地。分布于东北、华北、华东地区及西南各省。

【药用部位】全草（夏至草）。

【采收加工】3 ～ 6 月花叶茂盛期采收，鲜用或晒干。

【性味归经】辛、微苦，寒；有小毒。归肝经。

【功能主治】养血活血，清热利湿；用于月经不调，产后瘀滞腹痛，血虚头晕，半身不遂，跌打损伤，水肿，小便不利，目赤肿痛，疮痈，冻疮，牙痛，皮肤瘙痒。

【药材标准】见书末中药材质量标准 47。

【附　　注】夏至草的形态类似于夏枯草和益母草，故名夏枯草、小花夏枯草、小益母草、白花益母。夏至草的花数朵轮生于茎节，犹如车之轮毂；编者小时候，见小孩把夏至草的茎掐断，仅留带花的茎节，再用细棍从茎髓中穿过，放在嘴边吹气，带花的茎节就会快速旋转，十分有趣，也许是这些原因，故名风轮草、风车草。

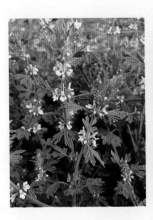 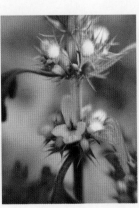 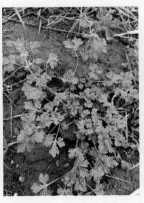 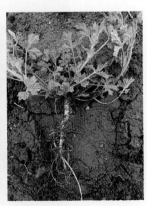

【基　　原】菊科豨莶属植物腺梗豨莶 *Siegesbeckia pubescens* Makino。

【别　　名】母猪油（《现代实用中药》），黄花草、猪母菜（《福建民间草药》），棉苍狼、黏强子（《江苏植物药志》），黏不扎（《东北药用植物志》），棉黍棵（《山东中药》），绿莶草（《中药志》），大叶草（《中药材手册》），虾钳草、铜锤草（《广西中药志》），土伏虱、金耳钩、有骨消（《闽南民间草药》）。

【形态特征】一年生草本。茎：茎直立，高 40～100cm，上部多分枝，被灰白色长柔毛和糙毛。叶：基部叶卵状披针形，花期枯萎；中部叶菱状卵形，长 3.5～10cm，宽 2～6cm，基部宽楔形，下延成长 1～3cm 的翼柄，先端渐尖，叶缘有不规则的小齿，两面均密被长柔毛；上部叶渐小，披针形或卵状披针形；全部叶上面深绿色，下面淡绿色，具 3 出脉。花：头状花序顶生或腋生，在枝端排列成疏散的圆锥花序，总花梗密被长柔毛和腺毛，分泌黏液；总苞片宽钟状，苞片 2 层，外层苞片 5，线状匙形，内层苞片 10～12 枚，倒卵形兜状，内外层苞片皆有腺毛；花黄色，边缘为舌状花，先端 3 浅裂，中央为管状花，两性，先端 4～5 裂；雄蕊 5，子房下位，柱头 2 裂。果：瘦果倒卵形，稍弯曲，4 棱，黑色。花期 8～9 月，果期 9～10 月。

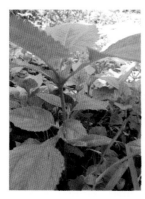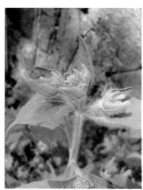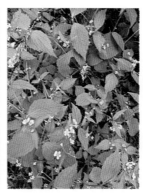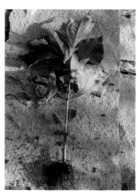

【鉴别要点】全株被长柔毛，叶基部宽楔形下延成翼柄、两面均密被长柔毛、手揉搓有黏腻感，头状花序、花黄色，瘦果具 4 棱。

【生境分布】生于林缘、林下、荒野、路边。分布于东北、华北、华东、中南及西南等地区。

【药用部位】地上部分（豨莶草）、根（豨莶根）、果实（豨莶果）。

【采收加工】豨莶草：夏、秋二季花开前和花期均可采割，除去杂质，晒干。豨莶根：秋、冬二季采挖，鲜用或晒干。豨莶果：夏、秋二季采摘，晒干。

【性味归经】豨莶草：辛、苦，寒；归肝、肾经。豨莶根：未见记载。豨莶果：未见记载。

【功能主治】豨莶草：祛风湿，利关节，解毒；用于风湿痹痛，筋骨无力，腰膝酸软，四肢麻痹，半身不遂，风疹湿疮。豨莶根：祛风，除湿，生肥肌；用于风湿顽痹，头风，带下，烧烫伤。豨莶果：驱蛔虫；用于蛔虫病。

【药材标准】见书末中药材质量标准 1、3、15、29、45、68、86、90、94、99。

【附　　注】按《中华人民共和国药典》（2015 年版），中药材"豨莶草"为菊科植物豨莶 *Siegesbeckia orientalis* L.、腺梗豨莶 *Siegesbeckia pubescens* Makino 或毛梗豨莶 *Siegesbeckia glabrescens* Makino 的干燥地上部分；腺梗豨莶是中药材"豨莶草"的正品基原之一。《本草纲目》曰："楚人呼猪为豨，呼草之气味辛毒为莶。此草气臭如猪而味莶螫，故谓之豨莶。"豨莶草的名称由来大概如此。因其气臭如猪，故又名母猪油、猪母菜。其总花梗密被腺毛，分泌黏液，黏手但不扎手，故名黏强子、黏不扎。其花色黄，故名黄花草。其叶大，故名大叶草。其花梗长，头状花序圆，形似铜锤，故名铜锤草。其可用于治疗骨病，故名有骨消。其茎叶绵软，故名棉苍狼、棉黍棵。绿莶草是因其色绿也。

香青兰

【基　　原】唇形科青兰属植物香青兰 *Dracocephalum moldavica* L.。

【别　　名】毕日阳古、白赖洋古（蒙古），青兰，摩眼子，枝子花，山薄荷，炒面花，山香。

【形态特征】一年生草本。根：直根圆柱形，直径 2 ～ 4.5mm。茎：茎直立，高 15 ～ 40cm，自基部分枝，具不明显的四棱，常带紫色，被倒向的小毛。叶：基生叶卵圆状三角形，先端圆钝，基部心形，具疏圆齿，具长柄，早期枯萎；茎生叶与基生叶近似，叶柄从下往上逐渐变短，叶片披针形至线状披针形，先端钝，基部圆形或宽楔形，长 1.4 ～ 4cm，宽 0.4 ～ 1.2cm，脉上疏被小毛及黄色小腺点，边缘通常具三角形齿或疏锯齿，有时基部的齿分裂较深，常具长刺。花：轮伞花序生于茎顶或分枝上部；苞片长圆形，疏被贴伏的小毛，边缘具小齿，齿具刺；花萼长 8 ～ 10mm，被金黄色腺点及短毛，脉常带紫色，上唇 3 裂，3 齿近等大，三角状卵形，先端锐尖，下唇 2 裂近基部，裂片披针形；花冠淡蓝紫色，长 1.5 ～ 2.5cm，喉部以上宽展，外面被白色短柔毛，冠檐二唇形，上唇短舟形，长约为冠筒的 1/4，先端微凹，下唇 3 裂，中裂片宽扁，具深紫色斑点，侧裂片平截；雄蕊微伸出，花丝无毛，先端尖细，药平叉开；花柱无毛，先端 2 等裂。果：小坚果长约 2.5mm，长圆形，顶端平截光滑。花期 6 ～ 8 月，果期 8 ～ 10 月。

【鉴别要点】茎稍四棱形、常带紫色、被倒向的小毛，花萼被腺点及毛、脉带紫色，花冠上唇 3 裂、下唇 2 裂、花蓝紫色。

【生境分布】生于干燥山地、山谷、河滩多石处。分布于东北地区及内蒙古、河北、山西、河南、陕西、甘肃及青海等地。

【药用部位】全草（香青兰）。

【采收加工】夏、秋二季采收，切段，晒干。

【性味归经】辛、苦，凉。

【功能主治】清肺解表，凉肝止血；用于感冒，头痛，喉痛，气管炎哮喘，黄疸，吐血，衄血，痢疾，心脏病，神经衰弱，狂犬咬伤。

【药材标准】见书末中药材质量标准 33、34、56、83、94。

【附　　注】除药用价值之外，香青兰经蒸馏得到的精油具有清爽的花香，可调配食用和日用香精。工业上可用于制作香料的原料，可以制成香青兰香烟、茶、保健饮料、糖果和化妆品等。同时，香青兰也是较好的观赏性植物。

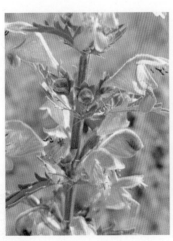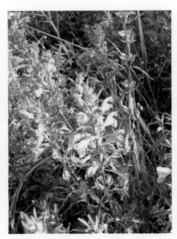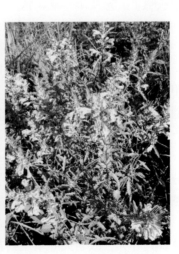

小根蒜

【基　　原】百合科葱属植物小根蒜 *Allium macrostemon* Bge.。

【别　　名】野蒜、小独蒜（《中药形性经验鉴别法》），小蒜、宅蒜（《河北药材》），祥谷菜（《铁岭县志》），子根蒜（《中药志》），团葱（《中国植物志》），苦蒜果、野葱果（《贵州民间方药集》），野葱（《上海植物名录》），贼蒜、野小蒜、山蒜（浙江），狗屎葱、野香葱（四川），野蒜（河北），山野蒜，菜芝，小根菜，细韭。

【形态特征】多年生草本，高达 70cm。根：须根多数，粗线状，白色。茎：鳞茎近球形，直径 0.7～1.5cm，外被白色膜质鳞被，鳞茎基部常附着 1～3 个小鳞茎。叶：叶基生；叶片绿色，半圆柱状狭线形，中空，长 20～40cm，宽 2～4mm，先端渐尖，基部鞘状抱茎。花：花葶由叶丛中抽出，单一，直立，高 30～70cm，伞形花序顶生，近球形，下有膜质苞片；小花密而多数，花梗细，长 1～2cm，有的花序只有少数小花，而间以多数肉质小珠芽，或全变为小株芽；花被 6，长圆状披针形，淡紫粉红色或淡紫色；雄蕊 6，比花被长，花丝细长，下部略扩大；雌蕊 1，子房上位，球形。果：蒴果倒卵形，先端凹入，室背开裂。种子：种子黑色。花期 5～6 月，果期 6～8 月。

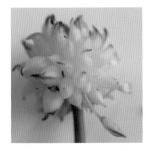 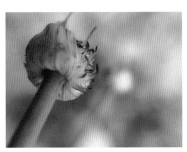 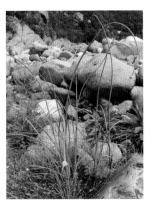 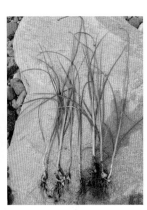

【鉴别要点】全株具葱蒜气味，鳞茎单一、近球形，直径 0.7～1.5cm，叶基生、半圆柱状狭线形、中空、基部鞘状抱茎，伞形花序、密而多花、花被片分离。

【生境分布】生于山坡、丘陵、山谷或草地。分布于我国大部分地区。

【药用部位】鳞茎（薤白）、叶（薤叶）。

【采收加工】薤白：夏、秋二季采挖，洗净，除去须根，蒸透或置沸水中烫透，晒干。薤叶：5～9 月采收，鲜用。

【性味归经】薤白：辛、苦，温；归心、肺、胃、大肠经。薤叶：辛，温；归肺经。

【功能主治】薤白：通阳散结，行气导滞；用于胸痹心痛，脘腹痞满胀痛，泻痢后重。薤叶：用于疥疮，肺气喘急。

【药材标准】见书末中药材质量标准 1、3、15、29、45、68、86、90、94、99。

【附　　注】按《中华人民共和国药典》（2015 年版），薤白为百合科植物小根蒜 *Allium macrostemon* Bge. 或薤 *Allium chinense* G.Don 的干燥鳞茎；小根蒜是中药材薤白的基原之一。小根蒜全株的形态和气味似独头蒜，但鳞茎小，故名野蒜、小独蒜、小蒜、宅蒜。小根蒜除具有治疗效果外，还具有一定的养生保健功效，且其营养丰富、味道可口，为民间常见野菜，故曰祥谷菜、小根菜。小根蒜的鳞茎基部常伴生有小鳞茎，故名子根蒜。小根蒜的气味又有点像葱，故名团葱。

照山白

【基　　　原】杜鹃花科杜鹃花属植物照山白 *Rhododendron micranthum* Turcz.。

【别　　　名】照山白、万斤、万经棵（《山东中草药手册》），照白杜鹃（《高原中草药治疗手册》），达里（藏名）。

【形态特征】半常绿灌木，高 1 ～ 2m。茎：小枝细瘦，黄褐色，疏生鳞片及柔毛；老枝灰色，纵裂。叶：单叶互生；叶柄长 3 ～ 7mm，叶片革质，椭圆状披针形或狭卵形，长 3 ～ 6cm，宽 8 ～ 15mm，先端钝或稍尖，基部渐狭呈楔形，边缘略反卷，边缘有疏浅齿或不明显，上面绿色，下面密生褐色腺鳞。花：花密生，组成总状花序，顶生，花小；花萼 5 深裂，裂片狭三角形至披针形，有缘毛；花冠钟形乳白色，长 6 ～ 8mm，5 裂，裂片卵形，外侧有鳞片；雄蕊 10 枚，伸出花冠外；雌蕊 1，子房 5 室，有鳞片，花柱短于雄蕊。果：蒴果长圆柱形，长 4 ～ 8mm，褐色，成熟时 5 裂，花柱宿在。花期 5 ～ 7 月，果期 7 ～ 9 月。

【鉴别要点】灌木，单叶互生、革质、干后具褐色垢鳞，总状花序、花小、乳白色。

【生境分布】生于山坡、山沟、石缝。分布于东北、华北地区及陕西、甘肃、山东、湖北、四川等地。

【药用部位】枝叶（冬青叶、照山白）及花（照山白）。

【采收加工】夏、秋二季采收，晒干。

【性味归经】酸、辛，温；有大毒。归心、肺、大肠经。

【功能主治】祛风通络，调经止痛，化痰止咳；用于慢性气管炎，风湿痹痛，腰痛，痛经，产后关节痛。

【药材标准】见书末中药材质量标准 8、26、35、48、79、94。

【附　　　注】照山白的花白色，花期盛开时，满山映照为白色，故名照山白、照白杜鹃。万斤和万经棵的名称由来，大约是照山白的枝叶具有调经止痛的功效。

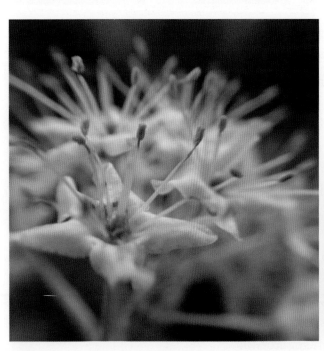
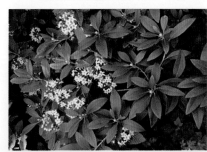
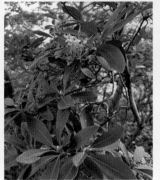
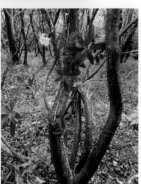

小花糖芥

【基　　原】十字花科糖芥属植物小花糖芥 *Erysimum cheiranthoides* Linn.。

【别　　名】桂竹糖芥（《甘肃中草药资源志》），糖芥、打水水花、金盏盏花、苦葶苈、野菜子（《东北药用植物志》）。

【形态特征】一年生草本，高 15～80cm。根：圆柱状，支根少数。茎：茎直立，分枝或不分枝，有棱角，具2歧分叉毛。叶：基生叶莲座状，无柄，平铺地面，叶片长 2～4cm，宽 1～4mm，有 2～3歧分叉毛；叶柄长 7～20mm；茎生叶披针形或线形，长 2～6cm，宽 3～9mm，顶端急尖，基部楔形，边缘具深波状疏齿或近全缘，两面具3歧分叉毛。花：总状花序顶生，长 2～4cm，果期伸长达17cm；花瓣浅黄色，长 4～5mm，长圆形，顶端圆形或截形，下部具爪；萼片长圆形或线形，长 2～3mm，外面有 3 歧分叉毛。果：长角果圆柱形，长 2～4cm，宽 1～2mm，侧扁，稍有棱，具3歧分叉毛；果瓣有 1 条不明显中脉；花柱长约 1mm，柱头头状；果梗粗，长 4～6mm。种子：种子每室1行，种子卵形，长约 1mm，淡棕色。花期5月，果期6月。

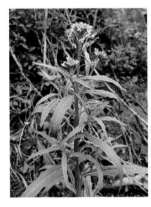 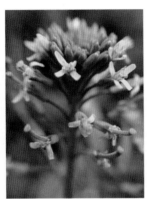 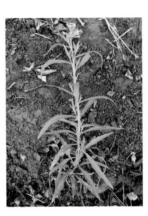 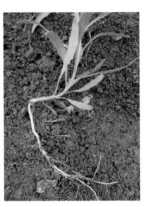

【鉴别要点】茎有棱，总状花序、花浅黄色、下部具爪，长角果圆柱形、侧扁而稍有棱。

【生境分布】生于山坡、山谷、路旁及村旁荒地。分布于辽宁、吉林、内蒙古、河北、河南、山西、山东、安徽、江苏、湖北、湖南、陕西、甘肃、宁夏、新疆、四川、云南等地。

【药用部位】全草或种子（糖荠）。

【采收加工】全草：4～5月盛花期或于果实近成熟时，割取全草，晒干。种子：果实成熟时割下全草，晒干，将种子打落，簸去杂质，取净子入药。

【性味归经】辛、苦，寒；有小毒。归心、脾、胃经。

【功能主治】强心利尿，和胃消食；用于心力衰竭，心悸，水肿，脾胃不和，食积不化。

【药材标准】未见各级药材标准收载。

【附　　注】小花糖芥的形态与糖芥极为类似，叶似竹叶，故也称为桂竹糖芥、糖芥。小花糖芥形态也与金盏花、葶苈类似，故名金盏盏花、苦葶苈。

◆附：糖芥

　　十字花科糖芥属植物糖芥 *Erysimum bungei*（Kitag.）Kitag.，与小花糖芥同科同属，两者比较，糖芥的花为橘黄色，花形大（直径约1cm），基生叶较窄细，茎生叶近抱茎，长角果较长（4.5～8.5cm）。糖芥的全草和种子可入药用。

小蓬草

【基　　原】菊科飞蓬属植物小蓬草 *Conyza Canadensis* (L.) Cronq.。

【别　　名】破布艾、鱼胆草、竹叶艾、臭艾、小山艾（《全国中草药汇编》），祁州一枝蒿、蛇舌草（《中华本草》），小蓬草，加拿大蓬，飞蓬，小飞蓬，苦蒿。

【形态特征】一年生草本，高 50～150cm。根：根直伸，圆锥形。茎：茎绿色，直立，有细纵纹及粗糙毛，上部多分枝。叶：单叶互生；基部叶近匙形，长 7～10cm，宽 1～1.5cm，先端尖，基部狭，全缘或具微齿，边缘有缘毛，叶柄近无；上部叶条形或条状披针形。花：头状花序多数，直径约 5mm，有短梗，密集成圆锥状或伞房圆锥状；总苞半球形，直径约 3mm；总苞片 2～3 层，条状披针形，边缘膜质，几无毛；外围舌状花多层，白色，雌性，花冠舌片直立，条形至披针形；中央管状花白色或黄色，两性，先端 5 齿裂。果：瘦果矩圆形，略有毛。花期 5～9 月，果期 7～10 月。

【鉴别要点】茎有纵纹，上部叶多数、轮状互生、多层呈蓬状，头状花序。

【生境分布】生于路边、山坡、草丛。分布于我国大部分地区。

【药用部位】全草或叶（小飞蓬、绒线草）。

【采收加工】夏、秋二季采收，洗净，鲜用或晒干。

【性味归经】微苦、辛，凉。

【功能主治】清热利湿，散瘀消肿；用于肠炎，痢疾，传染性肝炎，胆囊炎；外用治牛皮癣，跌打损伤，疮疖肿毒，风湿骨痛，外伤出血；鲜叶捣汁治中耳炎，眼结膜炎。

【药材标准】见书末中药材质量标准 52。

【附　　注】小蓬草的叶多且密，叶片交互互生，犹如草棚上的蓬草一般，故名小蓬草、加拿大蓬、飞蓬、小飞蓬。其味苦气臭，形似艾蒿，故名蛇舌草、鱼胆草、臭艾、苦蒿、破布艾、竹叶艾、小山艾。其多产于祁州（今安国市），主茎单一，故名祁州一枝蒿。

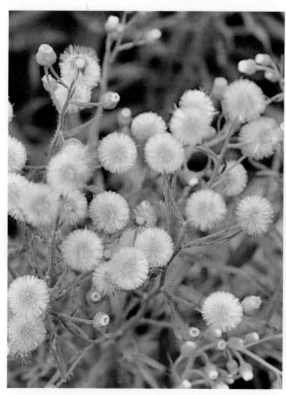
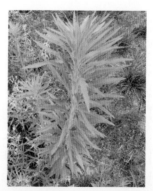
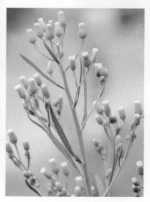
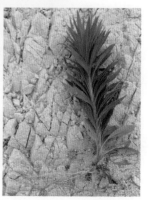

旋覆花

【基　　原】菊科旋覆花属植物旋覆花 *Inula japonica* Thunb.。

【别　　名】金佛草、六月菊（《河北植物志》），金沸草，小黄花子。

【形态特征】多年生草本。茎：根状茎短，横走或斜升，具须根；地上茎直立，单生或簇生，上部有分枝，绿色或微带紫红色，具纵棱，被长伏毛。叶：叶互生；基部叶常较小，花期枯萎；中部叶长圆形、长圆状披针形或披针形，先端尖，基部渐狭，常有圆形半抱茎的小耳，无柄，顶端稍尖或渐尖，边缘有小尖头状疏齿或全缘，上面绿色，疏被糙毛或无毛，下面淡绿色，密被糙伏毛和腺点；上部叶渐小，线状披针形。花：头状花序顶生，径 2.5～4cm，排列成疏散的伞房花序；花序梗细长，被柔毛；总苞半球形，总苞片约 5 层，线状披针形，近等长，背面有伏毛或近无毛，具缘毛；花托微凸；舌状花黄色，舌片线形，长 10～13mm，雌性，花冠先端 3 浅裂，基部两侧稍联合呈管状，雌蕊 1，子房下位，具棱，被白色短硬毛，花柱线形，柱头 2 裂；管状花两性，位于花序的中央，花冠先端 5 齿裂，裂片卵状三角形，雄蕊 5，聚药，花丝分离而短，雌蕊 1，花柱线形，柱头 2 裂。果：瘦果圆柱形，长 1～1.2mm，有 10 条纵沟，被疏短毛，冠毛 1 层，白色，与管状花近等长。花期 6～9 月，果期 8～10 月。

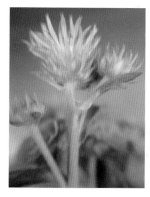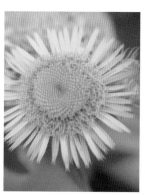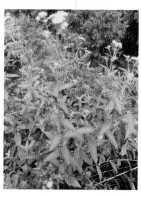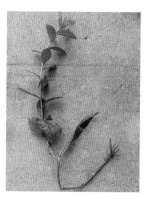

【鉴别要点】茎上部分枝、具纵棱和长伏毛，头状花序直径 2.5～4cm。

【生境分布】生于山坡、路旁、草地、河岸上。分布于东北、华北、华东、华中等地区。

【药用部位】地上部分（金沸草、金佛草）、头状花序（旋覆花）、根（旋覆花根）。

【采收加工】金沸草、金佛草：夏、秋二季采收，晒干。旋覆花：夏、秋二季花开时采收，除去杂质，阴干或晒干。旋覆花根：秋季采挖，洗净，晒干。

【性味归经】金沸草、金佛草：苦、辛、咸，温；归肺、大肠经。旋覆花：苦、辛、咸，微温；归肺、脾、胃、大肠经。旋覆花根：咸，温。

【功能主治】金沸草、金佛草：降气，消痰，行水；用于外感风寒，痰饮蓄结，咳喘痰多，胸膈痞满。旋覆花：降气，消痰，行水，止呕；用于风寒咳嗽，痰饮蓄结，胸膈痞闷，喘咳痰多，呕吐，嗳气，心下痞硬。旋覆花根：祛风湿，平喘咳，解毒生肌；用于风湿痹痛，喘咳，疔疮。

【药材标准】见书末中药材质量标准 1、3、15、20、29、45、68、86、90、94。

【附　　注】中药材"金沸草"为菊科植物条叶旋覆花 *Inula linariifolia* Turcz. 或旋覆花 *Inula japonica* Thunb. 的干燥地上部分；"金沸草"同"金佛草"，沸与佛，在某些地区两者的发音都为 fó，故而误传也。按《中华人民共和国药典》（2015 年版），中药材"旋覆花"为菊科植物旋覆花 *Inula japonica* Thunb. 或欧亚旋覆花 *Inula britannica* L. 的干燥头状花序。

◆ 附：欧亚旋覆花

　　菊科旋覆花属植物欧亚旋覆花 *Inula britannica* L.，与旋覆花同属，其特点是：叶片基部宽大，心形，有耳，常半抱茎，长圆形或椭圆状披针形；头状花序稍大，直径 2.5～5cm。

旋蒴苣苔

【基　　　原】苦苣苔科旋蒴苣苔属植物旋蒴苣苔 *Boea hygrometrica* (Bunge) R. Br.。

【别　　　名】猫耳朵（《中国高等植物图鉴》），牛耳草（《植物名实图考》），牛耳散血草、散血草（《全国中草药汇编》）。

【形态特征】多年生草本。叶：叶全部基生，莲座状，无柄，叶片近圆形、卵圆形或卵形，长1.8～7cm，宽1.2～5.5cm，顶端圆形，基部宽楔形，下延成翅柄，边缘具齿或波状浅齿，上面被白色贴伏长柔毛，下面被白色或淡褐色柔毛。花：聚伞花序伞状，2～5条，每花序具2～5朵花，花序梗长10～18cm，被淡褐色短柔毛和腺状柔毛；苞片2，极小或不明显；小花梗长1～3cm，被短柔毛；花萼钟状，5裂至近基部，裂片稍不等；花冠淡蓝紫色，檐部二唇形，上唇2裂，下唇3裂；可育雄蕊2，花丝扁平，花药卵圆形，顶端联合，退化雄蕊3；无花盘；雌蕊不伸出花冠外，子房卵状长圆形，被短柔毛，花柱长约3.5mm，无毛，柱头1，头状。果：蒴果长圆形，长3～3.5cm，直径1.5～2mm，外面被短柔毛，成熟时螺旋状卷曲。种子：种子卵圆形，长约0.6mm。花期6～7月，果期9～10月。

【鉴别要点】叶基生排成莲座状、无柄，叶片类圆形、边缘具齿、两面被毛，聚伞花序、花蓝紫色，蒴果成熟时螺旋状卷曲。

【生境分布】生于山坡、路旁、岩石上。分布于陕西、浙江、湖北、山东、河北、四川、云南等地。

【药用部位】全草（牛耳草、散血草）。

【采收加工】春、夏二季采收，鲜用或晒干。

【性味归经】苦，凉。

【功能主治】止血，散血，消肿；外用治外伤出血，跌打损伤。

【药材标准】未见各级药材标准收载。

【附　　　注】旋蒴苣苔的形态特征包括具有螺旋状扭曲的蒴果，故名"旋蒴"。其叶形似耳，故名猫耳朵、牛耳草。其功效可散血，故名牛耳散血草、散血草。

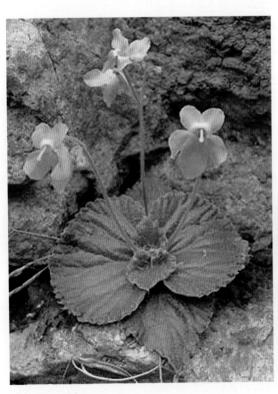
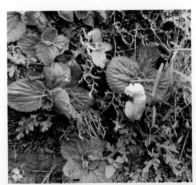
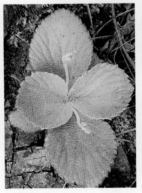
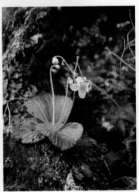

鸭跖草

【基　　原】鸭跖草科鸭跖草属植物鸭跖草 Commelina communis L.。

【别　　名】露草、帽子花（《植物学大辞典》），三夹子菜（《东北药用植物志》），竹叶兰（《贵阳民间药草》），竹鸡苋（《江西中药》），竹根菜（《四川中药志》），三角菜、牛耳朵草、鸭食草，水浮草、鸭子菜、菱角伞（《辽宁经济植物志》）。

【形态特征】一年生草本。根：须根多数。茎：茎圆柱形，稍肉质，长 20～60cm，多分枝，基部匍匐，上部直立，节常生根，节间较长，表面呈绿色或暗紫色，具纵棱，叶鞘及茎上部被短毛。叶：单叶互生；叶无柄或近无柄；叶片卵圆状披针形或披针形，长 4～10cm，宽 1～3cm，先端渐尖，基部下延成膜质鞘，抱茎，有白色缘毛。花：总状花序，花 3～4 朵，具短梗；生于枝最下部者，有花 1 朵；苞片佛焰苞状，宽心形，长约 2cm，与叶对生，花序略伸出佛焰苞；萼片 3，卵形，膜质；花瓣 3，两侧两瓣大，深蓝色，较小的一片卵形，白色；雄蕊 6，能育者 3 枚，花丝长约 13mm，不育者 3 枚，花丝较短，无毛，先端蝴蝶状；雌蕊 1，子房上位，卵形，花柱丝状而长。果：蒴果椭圆形，扁平，2 室，每室种子 2 颗。种子：种子三棱状半圆形，暗褐色，长 2～3mm，表面凹凸不平，具白色小点。花期 7～9 月，果期 9～10 月。

【鉴别要点】茎绿色、具节和纵棱、节常生根，叶近无柄、基部鞘状抱茎、有缘毛，花瓣 3、深蓝色，苞片佛焰苞状。

【生境分布】生于沟边、路边、田埂、荒地、宅旁墙角、山坡及林缘草丛等潮湿处。分布于我国大部分地区。

【药用部位】地上部分（鸭跖草）。

【采收加工】夏、秋二季采收，晒干。

【性味归经】甘、淡，寒。归肺、胃、小肠经。

【功能主治】清热泻火，解毒，利水消肿；用于感冒发热，热病烦渴，咽喉肿痛，水肿尿少，热淋涩痛，痈肿疔毒。

【药材标准】见书末中药材质量标准 1、3、15、29、45、68、86、94。

【附　　注】鸭跖草茎和叶的形态似竹，花小似兰，故名竹叶兰、竹鸡苋、竹根菜。其苞片呈佛焰苞状，常不平展呈半折叠状，侧面观像三角形，类似菜三角，故名三夹子菜、三角菜、菱角伞。其苞片又似圆帽，故名帽子花。其常见于水塘边和潮湿地带，并为鸭鹅所采食，故名水浮草、鸭食草、鸭子菜。鸭跖草，恐因误听误传也，"跖"可能为"吃"或"食"的谐音。

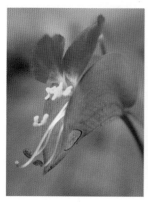 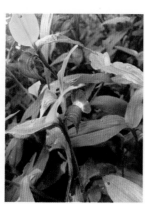 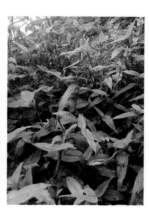 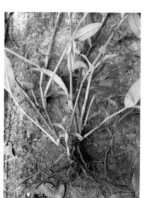

烟管头草

【基　　原】菊科天名精属植物烟管头草 *Carpesium cernuum* L.。

【别　　名】倒提壶（《中药形性经验鉴别法》），金挖耳（《河北植物志》《四川中药志》），野葵花、六氏草、毛叶芸香草、野朝阳柄（《云南中草药》）。

【形态特征】多年生草本。茎：茎直立，高 50～100cm，多分枝，被白色柔毛，上部毛较密。叶：单叶互生；基生叶型阔大，花期脱落；下部叶匙状长圆形，长 9～25cm，宽 4～6cm，先端锐尖或钝尖，叶基急狭成具翅的叶柄，边缘具小锯齿或浅波状，两面被白色长柔毛和腺点；中部叶向上渐小，长圆形或长圆状披针形，叶柄短；上部叶小形，广披针形，边缘浅齿，尖头，基部狭楔形，具短柄。花：头状花序单生于茎和枝顶端，初期直立，开花后花梗弯曲下垂，直径 15～18mm；苞片多数，线状披针形，大小不一，长 2～5cm；总苞片淡绿色，多列，长 7～8mm，外层叶状，内层狭长椭圆形，钝尖，干膜质状；花黄色，全为管状花；边缘的花雌性，多列，花冠 3～5 齿裂，结实；中部的花两性，结实，管稍粗大，花冠 4～5 裂，花药基部箭形，花柱线形，稍扁平，圆头。果：瘦果线形，长 4.5～5mm，有细纵条，先端有短喙和腺点；无冠毛。花期 7～9 月，果期 8～10 月。

【鉴别要点】茎被白色柔毛，单叶互生、基部楔形具翅，头状花序直径 15～18mm、花后下垂、花黄色、全为管状花。

【生境分布】生于路旁、山坡及林缘。分布于东北、华北、华中、西南及西北等地区。

【药用部位】全草（挖耳草、野烟叶）、根（挖耳草根）。

【采收加工】挖耳草、野烟叶：夏、秋二季采收，除去杂质，鲜用或晒干。挖耳草根：秋季采收，切片，晒干。

【性味归经】挖耳草、野烟叶：苦、辛，寒；有小毒。挖耳草根：苦，凉。

【功能主治】挖耳草、野烟叶：清热解毒，消肿止痛；用于感冒发热，咽喉肿痛，牙痛，急性肠炎，痢疾，尿路感染，淋巴结结核；外用治疮疖肿毒，乳腺炎，腮腺炎，带状疱疹，毒蛇咬伤。挖耳草根：清热解毒；用于痢疾，牙痛，乳蛾，子宫脱垂，脱肛。

【药材标准】见书末中药材质量标准 23、54。

【附　　注】烟管头草的头状花序下垂，其形态类似老式的旱烟袋锅、挖耳勺，故名金挖耳、烟管头草。其头状花序下垂，形态又类似于葵花和倒放的水壶，故名野葵花、倒提壶。其形态犹如芸香草，但多白色柔毛，故名毛叶芸香草。

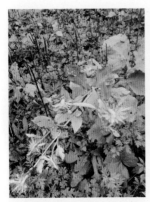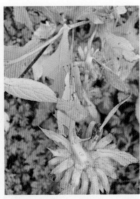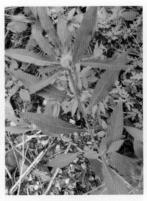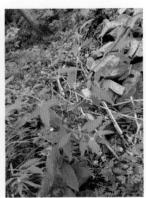

【基　　　原】羊肚菌科羊肚菌属真菌羊肚菌 *Morchella deliciosa* Fr.。

【别　　　名】羊肚菜，羊蘑，羊肚蘑，编笠菌。

【形态特征】菌盖：菌盖近球形、卵形至椭圆形，高 4～10cm，宽 3～6cm，顶端钝圆；表面有似羊肚状的凹坑，凹坑无定形至近圆形，宽 4～12mm，浅灰白色至淡黄褐色；具网状棱纹，棱纹色较浅，不规则网状交叉。菌柄：柄近圆柱形，黄白色或近白色，中空，上部平滑，基部膨大并有不规则的浅凹沟，长 5～7cm，直径为菌盖的 1/2～2/3。子囊群：子囊圆筒形。孢子：孢子长椭圆形，无色，每个子囊内含孢子 8 个，呈单行排列；侧丝顶端膨大。

【鉴别要点】菌盖表面具凹坑和棱纹、似折叠或蜂窝状，菌柄近圆柱形、中空、基部膨大并有凹沟，子囊圆筒形。

【生境分布】生于阔叶林下、果园、草地、河滩、路旁及林缘。分布于吉林、河北、山西、陕西、甘肃、青海、新疆、江苏、四川及云南等地。

【药用部位】子实体（羊肚菌）。

【采收加工】子实体呈蜂窝状张开时采挖，鲜用或晒干。

【性味归经】甘，平。归脾、胃经。

【功能主治】和胃消食，理气化痰；用于消化不良，痰多咳嗽。

【药材标准】未见各级药材标准收载。

【附　　　注】羊肚菌是一种珍稀食用菌和药用菌，因其菌盖表面呈褶皱，状如羊肚，故名羊肚菌、羊肚菜，羊蘑，羊肚蘑。

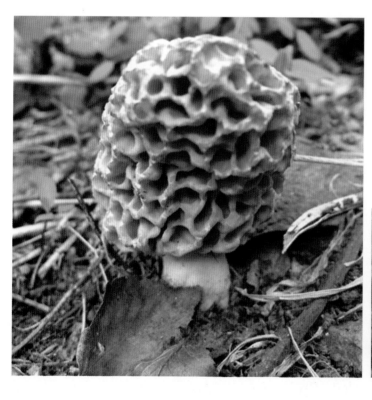
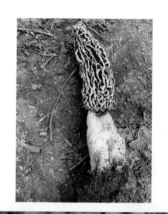
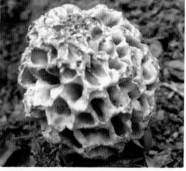

野西瓜苗

【基　　原】锦葵科木槿属植物野西瓜苗 *Hibiscus trionum* L.。

【别　　名】小秋葵（《贵州植物药材调查》），打瓜花、山西瓜秧（《东北常用中草药手册》）。

【形态特征】一年生草本，全株被星状粗硬毛。茎：茎柔软，直立或平卧，高 20～100cm。叶：叶 2 型，叶柄长 2～4cm；基部叶近圆形，边缘具齿裂；中部和下部的叶掌状 3～5 深裂，中间裂片较大，裂片倒卵状长圆形，先端钝，边缘具羽状缺刻或大锯齿。花：花单生于叶腋，花梗长 2～5cm，果时延长至 4cm，被星状粗硬毛；小苞片多数，线形，长约 8mm，基部合生；花萼钟形，淡绿色，长 1.5～2cm，裂片 5，膜质，三角形，具纵向紫色条纹，中部以上合生；花淡黄色，内面基部紫色，直径 2～3cm，花瓣 5，倒卵形，长约 2cm；雄蕊多数，花丝纤细，结合成圆筒，长约 3mm，花药黄色；子房 5 室，花柱顶端 5 裂，柱头头状。果：蒴果长圆状球形，直径约 1cm，被粗硬毛，果瓣 5，果皮薄，黑色。种子：种子肾形，成熟后黑褐色，具腺状凸起。花期 7～9 月，果期 8～10 月。

【鉴别要点】全株被白色毛，叶 2 型，花淡黄色、花冠内面基部呈紫色、花瓣 5，球形蒴果具 5 果瓣。

【生境分布】生于平原、山野、丘陵、路边、荒地或田埂。分布于全国各地；有栽培。

【药用部位】根或全草（野西瓜苗）、种子（野西瓜苗子）。

【采收加工】野西瓜苗：夏、秋二季采收，鲜用或晒干。野西瓜苗子：秋季果实成熟时采摘果实，晒干，打下种子，筛净，再晒干。

【性味归经】野西瓜苗：甘，寒；归肺、肝、肾经。野西瓜苗子：辛，平。

【功能主治】野西瓜苗：清热解毒，祛风除湿，止咳，利尿；用于急性关节炎，感冒咳嗽，肠炎，痢疾；外用治烧烫伤，疮毒。野西瓜苗子：润肺止咳，补肾；用于肺结核咳嗽，肾虚头晕、耳鸣、耳聋。

【药材标准】未见各级药材标准收载。

【附　　注】野西瓜苗地上部分的形态类似秋葵和西瓜秧，故名小秋葵、山西瓜秧。其果实为蒴果，球形分 5 瓣，犹如被切 5 瓣的西瓜，故名打瓜花。

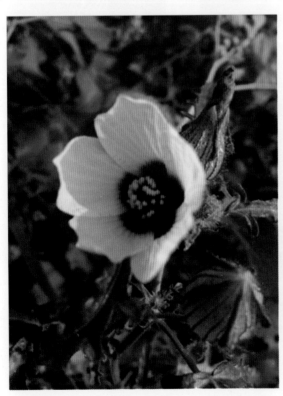
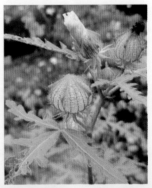
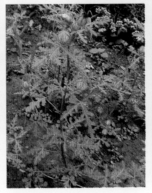
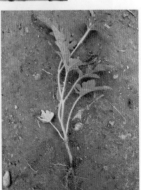

野亚麻

【基　　　原】亚麻科亚麻属植物野亚麻 *Linum stellarioides* Planch.。

【别　　　名】繁缕亚麻，亚麻，疗毒草，野胡麻，山胡麻，丁竹草。

【形态特征】一年或两年生草本，高40～60cm。茎：茎直立，圆柱形，基部木质化，中部以上分枝，无毛。叶：叶互生；叶线形或线状披针形，长1～4cm，宽1～4mm，顶部尖，基部渐狭，无叶柄，全缘，两面无毛，具1～3脉。花：单花或多花组成聚伞花序；花梗长3～15mm，花直径约1cm；萼片卵状披针形，萼片5，绿色，宿存，长2.5～3mm，顶部锐尖，边缘稍膜质，并有易脱落的黑色球形腺点，有不明显的1～3脉；花瓣5，倒卵形，长7～9mm，淡紫色或蓝紫色；雄蕊5枚，与花柱等长，基部合生，通常有退化雌蕊5枚；子房5室，有5棱，卵球形；花柱5枚，中下部结合或分离，上部分离，柱头头状。果：蒴果球形或扁球形，直径3～5mm，有突尖，有纵沟5条，室间开裂。种子：种子长圆形，长2～2.5mm。花期6～9月，果期8～10月。

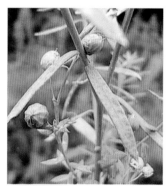
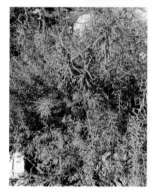
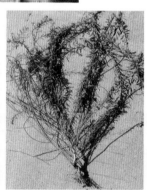
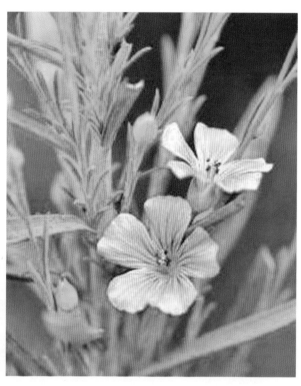

【鉴别要点】茎基部木质化，叶线形，花萼片边缘有黑色球形腺点、花色紫带蓝，蒴果球形、有突尖和纵沟、室间开裂。

【生境分布】生于沙地、山坡及草原。分布于东北、西北地区及河北、河南、江苏、广西等地。

【药用部位】地上部分（野亚麻）、种子（野亚麻子）。

【采收加工】秋季果实成熟时，割取地上部分，晒干，打下种子，分别处理。

【性味归经】野亚麻、野亚麻子：甘，平。

【功能主治】野亚麻、野亚麻子：养血润燥，祛风解毒；用于血虚便秘，皮肤瘙痒，荨麻疹，疮疡肿毒。

【药材标准】见书末中药材质量标准96。

【附　　　注】按《中华人民共和国药典》（2015年版），中药材"亚麻子"为亚麻科植物亚麻 *Linum usitatissimum* L. 的干燥成熟种子。亚麻 *Linum usitatissimum* L. 与野亚麻 *Linum stellarioides* Planch. 同科同属不同种，故野亚麻的种子不作为"亚麻子"使用，仅可作为"野亚麻子"使用。

一年蓬

【基　　　原】菊科飞蓬属植物一年蓬 Erigeron annuus (L.) Pers.。

【别　　　名】女菀、野蒿（《中国药用植物志》），牙肿消、牙根消（《南京民间药草》），千张草、墙头草、长毛草、地白菜、油麻草、白马兰（《浙江民间常用草药》），千层塔、治疟草、瞌睡草、白旋覆花（《中华本草》）。

【形态特征】一年或两年生草本。茎：茎直立，高 30～100cm，全株有柔毛，茎上部分枝。叶：基生叶丛生，叶柄长 2～3cm，叶片卵形或倒卵状披针形，长 4～15cm，宽 1.5～3cm，先端尖或钝，基部狭窄下延成翼柄，边缘有不规则粗齿；茎生叶互生，披针形或条状披针形，先端尖，边缘具规则或不规则齿裂，有短柄或无柄；茎上部叶多为线形，全缘，有缘毛。花：头状花序排列成伞房状，径约 1.5cm；总苞半球形，苞片线形；外缘舌状花，2 层，雌性，舌片线形，白色或略带紫色，雌蕊 1，柱头 2 裂成叉状；中央管状花两性，黄色，先端 6 裂，雄蕊 5，雌蕊 1，柱头 2 浅裂；花托略凸起，具细点。果：瘦果扁平，边缘有棱。花期 5～9 月，果期 7～10 月。

【鉴别要点】茎单一，叶缘具齿，头状花序具两型花，舌状花白色或带紫、管状花黄色。

【生境分布】生于山坡、路边及田野。分布于吉林、河北、山东、江苏、安徽、浙江、江西、福建、河南、湖北、湖南、四川及西藏等地。

【药用部位】全草（一年蓬）。

【采收加工】夏、秋二季采收，洗净，鲜用或晒干。

【性味归经】甘、苦，凉。归胃、大肠经。

【功能主治】消食止泻，清热解毒，截疟；用于消化不良，胃肠炎，齿龈炎，疟疾，毒蛇咬伤。

【药材标准】未见各级药材标准收载。

【附　　　注】一年蓬的形态如蓬蒿，又多为一年生植物，故名一年蓬。其花形和花色类似紫菀、马兰和旋覆花，故名女菀、白马兰、白旋覆花。其可治齿龈炎，故名牙肿消、牙根消。其可治疟疾，故名治疟草。其叶多繁密，层层生长，故名千张草、千层塔。其形态和气味似蒿，故名野蒿。其常见于房前屋后和墙头，故名墙头草。其全株被毛，故名长毛草。

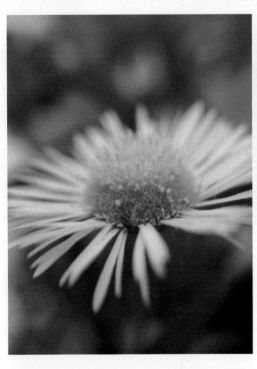
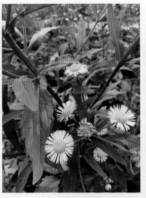
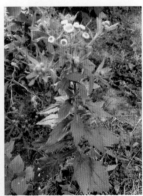
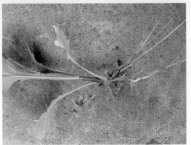

益母草

【基　　原】唇形科益母草属植物益母草 *Leonurus japonicus* Houtt.。

【别　　名】坤草（《青海药材》），枯草（《药材资料汇编》），苦草、田芝麻棵、小暑草（《江苏植物药材志》），益母蒿（《东北药用植物志》），陀螺艾（《广西药用植物目录》），益母艾，红花艾。

【形态特征】一年或两年生草本。根：主根圆锥形，支根多数。茎：茎直立，钝四棱形，微具槽，具节，有倒向糙伏毛；多分枝或仅于茎中部以上分枝。叶：叶对生；叶形多变，叶柄长 0.5～8cm；基生叶具长柄，叶片略呈圆形，5～9 浅裂，裂片具 2～3 钝齿，基部心形；茎中部叶有短柄，3 全裂，裂片近披针形，中央裂片常再 3 裂，两侧裂片再 1～2 裂，先端渐尖，边缘疏生锯齿或近全缘；最上部叶不分裂，线形，近无柄，上面绿色，被糙伏毛，下面淡绿色，被疏柔毛及腺点。花：轮伞花序腋生，具花 8～15 朵；小苞片针刺状，无花梗；花萼钟形，外面贴生微柔毛，先端 5 齿裂，具刺尖，下方 2 齿比上方 3 齿长，宿存；花冠唇形，淡红色或紫红色，长 9～12mm，外面被柔毛，上唇与下唇几等长，上唇长圆形，全缘，边缘具纤毛，下唇 3 裂，中央裂片较大，倒心形；雄蕊 4，二强，着生在花冠内面近中部，花丝疏被鳞状毛，花药 2 室；雌蕊 1，子房 4 裂，花柱丝状，略长于雄蕊，柱头 2 裂。果：小坚果褐色，长圆状三棱形，先端较宽而平截，基部楔形，长 2～2.5mm，直径约 1.5mm。花期 6～9 月，果期 7～10 月。

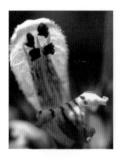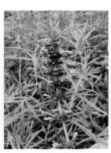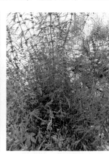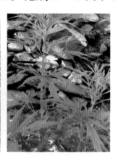

【鉴别要点】茎钝四棱形、具槽和节，叶形多变、有裂，轮伞花序腋生、花淡红色或紫红色。

【生境分布】生于山野荒地、田埂、草地、溪边等处。分布于我国大部分地区。

【药用部位】果实（茺蔚子）、地上部分（益母草）、花（益母草花、茺蔚花）。

【采收加工】茺蔚子：秋季果实成熟时采割地上部分，晒干，打下果实，除去杂质。益母草：鲜品于春季幼苗期至初夏花前期采割；干品于夏季茎叶茂盛、花未开或初开时采割，晒干或切段晒干。益母草花、茺蔚花：夏季花初开时采收，去杂质，晒干。

【性味归经】茺蔚子：辛、苦，微寒；归心包、肝经。益母草：苦、辛，微寒；归肝、心包、膀胱经。益母草花、茺蔚花：甘、微苦，凉。

【功能主治】茺蔚子：活血调经，清肝明目；用于月经不调，经闭，痛经，目赤翳障，头晕胀痛。益母草：活血调经，利尿消肿，清热解毒；用于月经不调，痛经，经闭，恶露不尽，水肿尿少，疮疡肿毒。益母草花、茺蔚花：养血，活血，利水；用于贫血，疮疡肿毒，血滞经闭，痛经，产后瘀血腹痛，恶露不下。

【药材标准】见书末中药材质量标准 1、3、15、20、29。

【附　　注】益母草为妇科要药，故名坤草。形似蒿属植物，花色红，多层轮生，故名益母蒿、陀螺艾、益母艾、红花艾。其形态似芝麻，故名田芝麻棵。益母草经冬不倒，故名枯草、苦草（恐为谐音）。

◆附：细叶益母草

唇形科益母草属植物细叶益母草 *Leonurus sibiricus* L.，与益母草同属。两者区别是：细叶益母草最上部叶 3 全裂，裂片条形，与益母草相比，叶片显窄长；花冠较大，下唇比上唇短。药材标准见书末中药材质量标准 83、90、101。按《中华人民共和国药典》（2015 年版），中药材"茺蔚子"和"益母草"的正品基原仅有益母草 *Leonurus japonicus* Houtt. 一种，细叶益母草的种子和地上部分不作为"茺蔚子"和"益母草"使用。

阴行草

【基　　原】玄参科阴行草属植物阴行草 *Siphonostegia chinensis* Benth.。

【别　　名】刘寄奴（华北），土茵陈（江西），金钟茵陈，黄花茵陈，铃茵陈，芝麻蒿（辽宁、山东），鬼麻油（甘肃、福建）、阴阳连。

【形态特征】一年生草本，全株密被锈色短毛。根：主根不发达，支根多数。茎：茎单一，中空，直立，高 30～60cm；上部多分枝，分枝对生，细长，具棱角，密被无腺短毛。叶：叶对生；基部叶早期枯萎，中部和上部叶无柄或有短柄，柄长约 1cm；叶片 2 回羽状全裂，裂片狭线形，宽 0.3～1mm，全缘或有 1～3 裂片。花：花对生于茎枝顶端，组成稀疏的总状花序；苞片叶状，羽状深裂或全裂，密被短毛；花梗短，长 1～2mm，纤细，密被短毛，有一对小苞片，线形，长约 10mm；花萼细筒状，长 10～14mm，密被短毛，10 脉明显突出，裂片 5，披针形，全缘或偶有 1～2 锯齿；花冠二唇形，上唇盔状，微带紫色，前方下角有一对小齿，下唇 3 裂，黄色，长 22～25mm，外面密被长纤毛，皱褶高隆起呈瓣状；雄蕊花丝被柔毛；子房长卵形，柱头头状，常伸出于盔外。果：蒴果披针形，长约 12mm，直径约 2.5mm。种子：种子小，多数，黑色，长卵圆形。花期 6～8 月，果期 7～10 月。

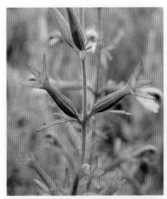
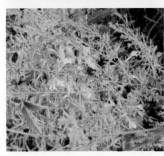
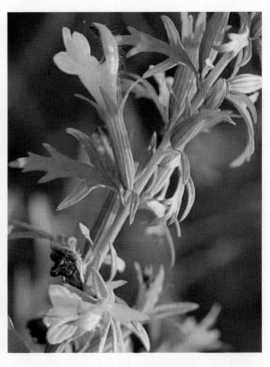

【鉴别要点】全株密被锈色短毛，叶对生、2 回羽状全裂，花冠上唇盔状而带紫色、下唇 3 裂而黄色。

【生境分布】生于山坡、草地。分布于东北、华北、华中、华南、西南地区及内蒙古等地。

【药用部位】全草（北刘寄奴）。

【采收加工】秋季采收，除去杂质，晒干。

【性味归经】苦，寒。归脾、胃、肝、胆经。

【功能主治】活血祛瘀，通经止痛，凉血，止血，清热利湿；用于跌打损伤，外伤出血，瘀血经闭，月经不调，产后麻痛，癥瘕积聚，血痢，血淋，湿热黄疸，水肿腹胀，白带过多。

【药材标准】见书末中药材质量标准 1、25、79、90。

【附　　注】阴行草全株密被短毛，幼苗绵软如茵陈，花冠黄色，故名土茵陈、金钟茵陈、黄花茵陈、铃茵陈。中药材"刘寄奴"为菊科植物奇蒿 *Artemisia anomala* S. Moore. 的全草；"刘寄奴"与"北刘寄奴"的基原为不同科属。

【基　　原】菊科蒿属植物茵陈蒿 *Artemisia capillaries* Thunb.。

【别　　名】茵陈、绒蒿、细叶青蒿（《广西中兽医药用植物》）、臭蒿、安吕草（《江苏省植物药材志》）、婆婆蒿（《山东中药》）、野兰蒿（《湖南药物志》）、绵茵陈、白蒿、松毛艾。

【形态特征】多年生半灌木状草本，全株有浓烈的香气。根：主根木质化，垂直或斜向下伸长。茎：茎直立，单生或少数，高 40 ～ 120cm，基部直径 5 ～ 8cm，红褐色或褐色，有不明显的纵棱，基部木质，上部分枝多，向上斜伸展；茎枝初生时密生灰白色或灰黄色绢毛，后渐稀疏或脱落无毛；当年枝顶端密集叶丛，被密绢毛。叶：基生叶、茎下部叶与营养枝叶的两面均被棕黄色或灰黄色绢毛，后期茎下部叶被毛脱落，叶卵圆形或卵状椭圆形，长 2 ～ 5cm，宽 1.5 ～ 3.5cm，2 ～ 3 回羽状全裂，小裂片狭线形或狭线状披针形，叶柄长 3 ～ 7mm，花期上述叶均萎谢；中部叶宽卵形、近圆形或卵圆形，长 2 ～ 3cm，宽 1.5 ～ 2.5cm，1 ～ 2 回羽状全裂，小裂片狭线形或丝线形，近无毛，顶端微尖，基部裂片常半抱茎，近无叶柄；上部叶与苞片叶羽状全裂，基部裂片半抱茎。花：头状花序卵球形，极多数，直径 1.5 ～ 2mm，有短梗及线形的小苞叶，在分枝的上端或小枝端偏向外侧生长，常排成复总状花序，并在茎上端组成开展的圆锥花序；总苞片 3 ～ 4 层，外层总苞片草质，卵形或椭圆形，背面淡黄色，有绿色中肋，无毛，边缘膜质，中内层总苞片椭圆形，近膜质或膜质；花序托小，凸起；边缘花雌性，雌花 4 ～ 8 朵，中央花两性，花 2 ～ 5 朵，管状。果：瘦果长圆形或长卵形，长约 0.8mm，无毛。花果期：7 ～ 10 月。

【鉴别要点】茎枝初生时密被绢毛，叶 2 ～ 3 回羽状全裂、小裂片线形，花序托无毛、边缘雌花结实、中央两性花不结实、球形总苞直径 1.5 ～ 2mm。

【生境分布】多生于山坡、河岸、沙砾地。分布于我国大部地区。

【药用部位】地上部分（茵陈）。

【采收加工】春季幼苗高 6 ～ 10cm 时采收或秋季花蕾长成至花初开时采割，除去杂质和老茎，晒干。春季采收的去根幼苗习称"绵茵陈"，夏季采收的地上部分称"茵陈蒿"，秋季采割的称"花茵陈"。

【性味归经】苦、辛，微寒。归脾、胃、肝、胆经。

【功能主治】清利湿热，利胆退黄；用于黄疸尿少，湿温，暑湿，湿疮瘙痒。

【药材标准】见书末中药材质量标准 1、3、15、17、20、24、29、45、56、68、83、86、90、94、99。

【附　　注】陈藏器在《本草拾遗》中描述茵陈："虽蒿类，苗强，经冬不死，更因旧功而生，故因陈，后加蒿字也。"因陈苗而生，故名茵陈。按《中华人民共和国药典》（2015 年版），中药材"茵陈"为菊科植物滨蒿 *Artemisia scoparia* Waldst. et Kit. 或茵陈蒿 *Artemisia capillaries* Thunb. 的干燥地上部分。

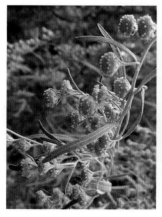 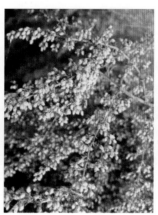 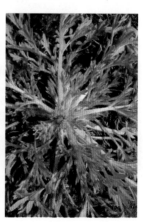

银粉背蕨

【基　　原】蕨科粉背蕨属植物银粉背蕨 *Aleuritopteris argentea* (Gmel.) Fee.。

【别　　名】通经草（《中华人民共和国卫生部药品标准·蒙药分册》、《内蒙古蒙药材标准》、《山西省中药材标准》），分经草（《湖北省中药材标准》），金牛草［《山东省中药材标准》、《中华人民共和国药典》（2010年版，一部、附录）］，紫背金牛［《中华人民共和国卫生部药品标准中药成方制剂·第十一册》（附录）、《北京市中药材标准》］，金丝草，铜丝草，铜丝茶。

【形态特征】多年生蕨类植物，高15～30cm。茎：根状茎直立或斜升，密被黑色或棕黑色披针形有光泽的鳞片。叶：叶簇生，叶柄长6～20cm，棕褐色或紫红色，有光泽，上部光滑，基部疏被棕色披针形鳞片；叶片轮廓三角状五角形，长宽几乎相等，均为5～7cm，先端渐尖，羽片3～5对，基部3回羽裂，中部2回羽裂，上部1回羽裂；基部一对羽片为直角三角形，长3～5cm，宽2～4cm，水平开展或斜向上，基部上侧与叶轴合生，下侧不下延，小羽片3～4对，以圆缺刻分开，基部以狭翅相连，基部下侧一片最大，长圆披针形，先端长渐尖，有裂片3～4对；裂片三角形或镰刀形，基部一对较短，羽轴上侧小羽片较短，不分裂，长仅1cm左右；第二对羽片为不整齐的一回羽裂，披针形，基部下延成楔形，往往与基部一对羽片汇合，先端长渐尖，有不整齐的裂片3～4对；裂片三角形或镰刀形，以圆缺刻分开；自第二对羽片向上渐次缩短。叶干后草质或薄革质，上面褐色、光滑，叶脉不显，下面被乳白色或淡黄色蜡质粉末，裂片边缘有明显而均匀的细齿牙。孢子：孢子囊群多数，囊群盖连续，狭，膜质，黄绿色，全缘，孢子极面观为钝三角形，周壁表面具颗粒状纹饰。

【鉴别要点】叶两回羽状深裂、叶上面绿色、下面乳白色或淡黄色，叶柄长、棕褐色或紫红色。

【生境分布】生于石灰岩石缝或墙缝中。分布于全国各地。

【药用部位】全草（银粉背蕨、通经草、分经草、紫背金牛）。

【采收加工】春秋采挖，去净须根及泥土，鲜用或晒干。

【性味归经】淡、微涩，温。

【功能主治】活血调经，补虚止咳；用于月经不调，闭经腹痛，肺结核咳嗽、咯血。

【药材标准】见书末中药材质量标准4、10、26、35、38、42、48、79、83。

【附　　注】银粉背蕨的叶片下面多被乳白色蜡质粉末，类似银色，故在"粉背蕨"前加一"银"字。其功可调经，故名通经草、分经草。其叶柄细硬，色棕红，犹如铜丝一般，故名铜丝草、铜丝茶、金丝草。

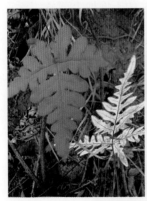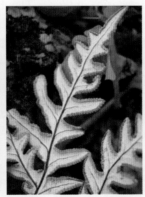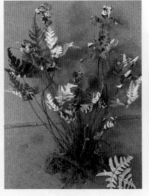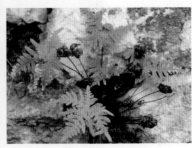

【基　　原】水龙骨科石韦属植物有柄石韦 *Pyrrosia petiolosa* (Christ) Ching。

【别　　名】石韦，小石韦，长柄石韦，石茶，独叶草，牛皮草，金瓢羹，金茶匙。

【形态特征】多年生草本，植株高 5～20cm。茎：根状茎细长而横走，密被棕色鳞片，鳞片卵状披针形，边缘具锯齿。叶：叶疏生，两型，厚革质，上面无毛，有排列整齐的小凹点，下面密被星状毛，初为淡棕色，干后为砖红色，干后叶片常沿边缘向内卷成筒状；营养叶具短柄；孢子叶的柄长于叶片，叶片为卵形、椭圆形或倒卵形，先端钝，偶为锐尖，基部下延成楔形；主脉下面稍隆起，上面稍凹陷，侧脉和小脉均不明显。孢子囊：孢子囊群深棕色，成熟时布满叶片的背面。

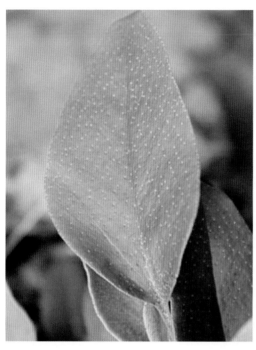
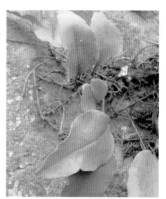
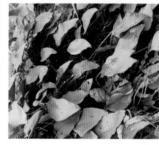

【鉴别要点】叶上面有排列整齐的小凹点、下面密被淡棕色星状毛，孢子囊群深棕色、成熟时布满叶背。

【生境分布】附生于干旱裸露的岩石上。分布于东北、华北、西北、西南地区和长江中下游各省区。

【药用部位】全草（有柄石韦）、叶（石韦）。

【采收加工】有柄石韦：夏、秋二季采收，去净泥土，晒干或阴干。石韦：全年均可采收，除去根茎和根，晒干或阴干。

【性味归经】有柄石韦：苦、甘，寒。石韦：甘、苦，微寒；归肺、膀胱经。

【功能主治】有柄石韦：消炎利尿，清湿热；用于急慢性肾炎，肾盂肾炎，膀胱炎，尿道炎，泌尿系结石，支气管哮喘，肺热咳嗽。石韦：利尿通淋，清肺止咳，凉血止血；用于热淋，血淋，石淋，小便不通、淋沥涩痛，肺热喘咳，吐血，衄血，尿血，崩漏。

【药材标准】见书末中药材质量标准 1、3、15、20、29、45、68、83、86、90、93、94、98、99。

【附　　注】按《中华人民共和国药典》（2015 年版），中药材"石韦"为水龙骨科植物庐山石韦 *Pyrrosia sheareri* (Bak.) Ching、石韦 *Pyrrosia Lingua* (Thunb.) Farwell 或有柄石韦 *Pyrrosia petiolosa* (Christ) Ching 的干燥叶；有柄石韦是"石韦"的正品基原之一。有柄石韦形似石韦，但具有形小、柄长、生于石上等特点，故名石韦、小石韦、长柄石韦、石茶。其叶片单一，椭圆形，柄长，形状类似饭勺或水瓢，故名独叶草、金瓢羹、金茶匙。其叶为厚革质，且上面密被排列整齐的小凹点，犹如牛皮制品的质地和毛孔一般，故名牛皮草。

玉竹

【基　　原】百合科黄精属植物玉竹 *Polygonatum odoratum* (Mill.) Druce。

【别　　名】地管子、铃铛菜、毛管菜（《中药志》），白豆子、靠山竹（《中药材品种论述》），山铃子草、灯笼菜、山包米（《东北药用植物志》），山姜、黄蔓菁（《山东中药》），连竹、西竹（《广东中药》）。

【形态特征】多年生草本。茎：根茎横走，肉质，黄白色，直径 0.5 ～ 1.3cm，密生多数细小的须根。地上茎单一，高 20 ～ 60cm，向一边倾斜，光滑无毛，具棱。叶：叶互生；具 7 ～ 12 叶，无柄，叶片稍革质，椭圆形至卵状长圆形，长 5 ～ 12cm，宽 2 ～ 6cm，先端钝尖或急尖，基部楔形，全缘，上面绿色，下面淡粉白色，叶脉隆起。花：花腋生，通常 1 ～ 3 朵簇生，总花梗长 1 ～ 1.5cm，无苞片或有线状披针形苞片；花被筒状，全长 13 ～ 20mm，黄绿色至白色，先端 6 裂，裂片卵圆形，长约 3mm，常带绿色；雄蕊 6，着生于花被筒的中部，花丝扁平丝状，花药狭长圆形，黄色；子房上位，具细长花柱，柱头头状。果：浆果球形，直径 4 ～ 10mm，成熟后蓝黑色。花期 4 ～ 6 月，果期 7 ～ 9 月。

【鉴别要点】根茎肉质、黄白色，叶互生，花 1 ～ 3 朵腋生，总花梗长 1 ～ 1.5cm、花被长 13 ～ 20mm、无苞片或有线状披针形苞片。

【生境分布】生于林下及山坡阴湿处。分布于全国大部分地区，主产于河南、江苏、辽宁、湖南、浙江等地；有栽培。

【药用部位】根茎（玉竹）。

【采收加工】秋季采挖，除去须根，洗净，晒至柔软后，反复揉搓、晾晒至无硬心，晒干；或蒸透后，揉至半透明，晒干。

【性味归经】甘，微寒。归肺、胃经。

【功能主治】养阴润燥，生津止渴；用于肺胃阴伤，燥热咳嗽，咽干口渴，内热消渴。

【药材标准】见书末中药材质量标准 1、3、15、29、45、68、83、86、90、94。

【附　　注】玉竹的叶片稍带革质，叶形似竹叶，根茎色白如玉，根茎具节类似竹节，故名玉竹、连竹、西竹、靠山竹。其根茎具节，形似竹管子，多带须根，故名地管子、毛管菜。其根茎形态似姜，故名山姜。玉竹的花被呈筒状，先端具 6 裂，花下垂，管口向下，形态类似悬挂的铃铛和灯笼，故名铃铛菜、山铃子草、灯笼菜。按《中华人民共和国药典》（2015 年版），中药材"玉竹"的基原仅此一种；玉竹同科属的多种植物的根茎虽形态类似，但均不作为中药材"玉竹"使用。

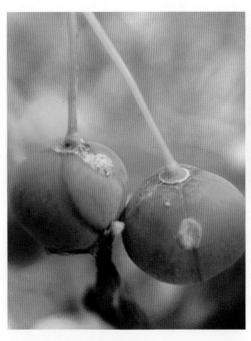
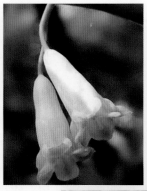
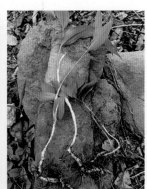
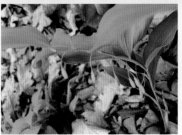

【基　　原】旋花科牵牛属植物圆叶牵牛 *Pharbitis purpurea* (L.) Voigt。

【别　　名】圆叶旋花，小花牵牛。

【形态特征】一年生攀援草本。茎：茎缠绕，被倒向的短柔毛或开展的硬毛。叶：叶圆心形或宽卵状心形，长 4～18cm，宽 3.5～16cm，基部圆心形，顶端锐尖、骤尖或渐尖，全缘，两面被刚伏毛；叶柄长 5～9cm，被倒向的短柔毛。花：花腋生，单生或 2～5 朵着生于花序梗顶端组成伞形聚伞花序，花序梗比叶柄短或近等长，长 4～12cm，毛被与茎相同；苞片线形，长 6～7mm，被开展的长硬毛；花梗长 1～1.5cm，毛被与茎相同；萼片 5，长椭圆形，近等长，长 1～1.6cm，外面均被开展的硬毛；花冠漏斗状，直径 4～5cm，紫红色、粉红色或白色，花冠筒通常白色，花冠内面色深，外面色淡；雄蕊 5，不等长，花丝基部被柔毛；雌蕊由 3 心皮组成，子房无毛，3 室，每室 2 胚珠，柱头头状，3 裂；花盘环状。果：蒴果近球形，直径 9～10mm，3 瓣裂。种子：种子三棱状卵形，长约 5mm，黑褐色或米黄色，被极短的糠秕毛。花期 6～8 月，果期 9～10 月。

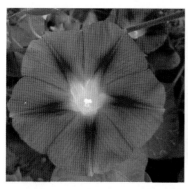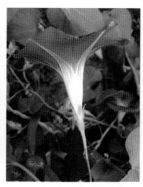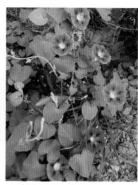

【鉴别要点】茎缠绕、被毛，叶心形、全缘、萼片椭圆形，花冠漏斗状。

【生境分布】生于路旁、田间、墙脚或灌木丛中。分布于我国大部分地区。

【药用部位】种子（牵牛子、黑丑、白丑、二丑）。

【采收加工】秋末果实成熟、果壳未开裂时采割植株，晒干，打下种子，除去杂质。

【性味归经】苦、寒；有毒。归肺、肾、大肠经。

【功能主治】泻水通便，消痰涤饮，杀虫攻积；用于水肿胀满，二便不通，痰饮积聚，气逆喘咳，虫积腹痛。

【药材标准】见书末中药材质量标准 1、3、15、29、45、68、83、86、90。

【附　　注】牵牛子颜色有黑、白两种，色黑者曰黑丑，色白者曰白丑，两种的混合品曰二丑。一般而言，若牵牛花的花色较深，呈紫红等颜色者，其种子多黑；若花色较浅，呈白色、粉红等颜色者，其种子多白；种子的颜色往往与植物的品种无关。按《中华人民共和国药典》（2015 年版），中药材牵牛子的基原包括圆叶牵牛 *Pharbitis purpurea* (L.) Voigt 和裂叶牵牛 *Pharbitis nil*(L.) Choisy。

◆ 附 1: 裂叶牵牛

旋花科牵牛属植物裂叶牵牛 *Pharbitis nil*(L.) Choisy，与圆叶牵牛比较，裂叶牵牛的形态特征是：叶通常 3 裂，中央裂片的基部向内凹陷，深达中脉；萼片狭长披针形，向外反卷，基部密被金黄色或白色毛。其种子为中药材"牵牛子"的正品之一。

◆ 附 2: 牵牛

旋花科牵牛属植物牵牛 *Pharbitis hederacea* (L.) Choisy，别名喇叭花。其与圆叶牵牛和裂叶牵牛比较，牵牛的形态特征是：叶通常 3 裂，中央裂片的基部不向内凹陷；萼片狭长披针形，不向外反卷。其种子现不作为中药材"牵牛子"使用。

缘毛筋骨草

【基　　原】唇形科筋骨草属植物缘毛筋骨草 *Ajuga ciliata* Bunge.。

【别　　名】毛缘筋骨草，筋骨草。

【形态特征】多年生草本，高 20 ~ 40cm。茎：根茎横生，较短；地上茎直立，常丛生，四棱形，紫红色或绿紫色，通常无毛。叶：叶对生，具短柄，基部抱茎；叶片卵状椭圆形至狭椭圆形，先端钝或急尖，基部楔形下延，两面略被糙伏毛，边缘具不整齐的双重齿。花：轮伞花序多花，密集成顶生的假穗状花序，穗间有叶状苞片；萼 5 裂；花冠二唇形，紫色，具蓝色条纹，花冠筒近基部有一毛环；雄蕊 4，2 强；花盘小，环状；子房无毛。果：小坚果矩圆状三棱形，背部有网状皱纹，果脐大，几乎占整个腹面。花期 4 ~ 8 月，果期 7 ~ 9 月。

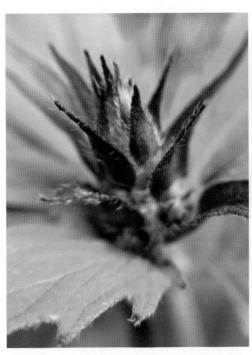
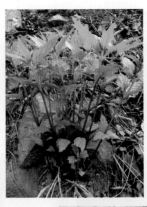
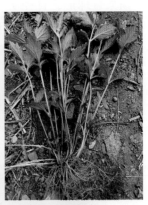
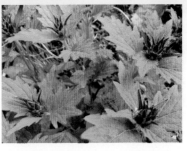

【鉴别要点】须根，茎四棱形、带紫色，叶两面被毛、叶缘具双重齿，轮伞花序、花紫色、具蓝色条纹。

【生境分布】生于水边湿地、草地或林下。分布于河北、山东、河南、山西、陕西、甘肃、宁夏、湖北、四川、浙江等地。

【药用部位】全草（筋骨草）。

【采收加工】5 ~ 8 月采收，鲜用或晒干。

【性味归经】苦，寒，无毒。

【功能主治】清热凉血，退热消肿；用于肺热咯血，扁桃体炎，咽炎，喉炎，跌打伤，扭伤。

【药材标准】未见各级药材标准收载。

【附　　注】按《中华人民共和国药典》（2015 年版），中药材"筋骨草"为唇形科植物筋骨草 *Ajuga decumbens* Thunb. 的干燥全草。缘毛筋骨草 *Ajuga ciliata* Bunge. 全草入药，药材名称也为"筋骨草"，其与筋骨草 *Ajuga decumbens* Thunb. 同科属，但其全草不作为正品"筋骨草"使用。与筋骨草 *Ajuga decumbens* Thunb. 比较，缘毛筋骨草的嫩茎和叶片边缘具糙伏毛，故名缘毛（毛缘）筋骨草。

【基　　原】远志科远志属植物远志 *Polygala tenuifolia* Willd.。

【别　　名】小鸡米（河北），小草，细草，燕子草，草远志，细叶远志，小鸡腿，小鸡棵，线茶，山茶叶，光棍茶，米儿茶，山胡麻。

【形态特征】多年生草本，高 20 ～ 80cm。根：根圆柱形，扭曲，肥厚，棕黄色，长达 40cm，具少数侧根。茎：茎自基部分枝，直立或斜上，丛生；上部也有分枝；微被短柔毛。叶：叶互生，狭线形或线状披针形，长 1 ～ 4cm，宽 3 ～ 8mm；先端渐尖，基部渐窄，全缘，无柄或近无柄。花：总状花序腋生，通常比茎稍长或近等长，具稀疏的花；花蓝紫色，长约 6mm；花梗细弱，长 3 ～ 6mm；萼片 5，外轮 3 片小，线状披针形，内轮 2 片呈花瓣状，呈稍弯的长圆状倒卵形，宿存；花瓣 3，中央花瓣较大，呈龙骨瓣状，背面顶端有撕裂成丝条形的鸡冠状附属物，两侧瓣倒卵形，与花丝鞘贴生；雄蕊 8，花丝下部联合成鞘状，上部 1/3 处离生；子房倒卵形，扁平，花柱线形，弯垂，柱头 2 裂。果：蒴果扁平，倒心形，先端凹缺，周围有狭翅。种子：种子 2，卵形，微扁，棕黑色，密被白色细绒毛。花期 5 ～ 7 月，果期 7 ～ 9 月。

【鉴别要点】根圆柱形、扭曲且肥厚、皮层易剥离，叶狭线形，总状花序，花蓝紫色、花瓣 3、顶端有丝条形的鸡冠状附属物。

【生境分布】生于草原、向阳山地、山坡草地、灌木丛中及杂木林下。分布于东北、华北、西北地区及山东、安徽、江西、江苏等地。

【药用部位】地上部分（小草）、根（远志）、根皮（远志肉、远志筒、远志棍）。

【采收加工】小草：5 ～ 7 月采收，鲜用或晒干。远志：春、秋二季采挖，除去须根和泥沙，晒干。远志肉、远志筒、远志棍：春、秋二季采挖，趁新鲜时，选择较粗的根用木棒捶松或用手搓揉，抽去木心，即为"远志筒"；较细的用棍棒捶裂，除去木心，称"远志肉"；最细小的根不去木心，称"远志棍"。

【性味归经】小草：辛、苦，平；归肺、心经。远志或远志肉、远志筒、远志棍：苦、辛，温；归心、肾、肺经。

【功能主治】小草：祛痰，安神，消痈；用于咳嗽痰多，虚烦，惊恐，梦遗失精，胸痹心痛，痈肿疮疡。远志或远志肉、远志筒、远志棍：安神益智，交通心肾，祛痰，消肿；用于心肾不交引起的失眠多梦、健忘、惊悸、神志恍惚，咳痰不爽，疮疡肿毒，乳房肿痛。

【药材标准】见书末中药材质量标准 1、3、15、26、29、38、45、48、68、76、83、85、86、90、99。

【附　　注】远志归心、肾经，用于心肾不交引起的失眠多梦、健忘、惊悸、神志恍惚，故名远志。民间也常见以远志泡茶饮用，故名山茶叶、光棍茶、米儿茶、线茶。其茎和叶细小，故名小草、细草、草远志、细叶远志。其茎纤细如小鸡腿，故名小鸡腿、小鸡棵。其叶窄长如燕尾，故名燕子草。其茎叶似胡麻，故名山胡麻。

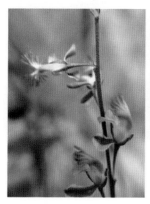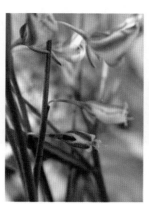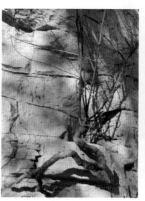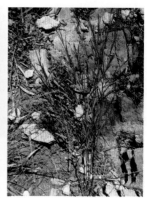

泽泻

【基　　原】泽泻科泽泻属植物泽泻 *Alisma orientale* (Sam.) Juzep.。

【别　　名】天鹅蛋、天秃（《药材资料汇编》）。

【形态特征】多年生沼生植物，高 50～100cm。根：须根多数，灰白色，粗线形，密生于块茎中上部。茎：地下块茎球形，直径 1～3.5cm，或更大，外表皮褐色。叶：叶基生，多数；沉水叶条形或披针形，挺水叶宽披针形、椭圆形至卵形；叶柄长 5～50cm，基部渐宽，基部楔形、圆形或心形，叶鞘宽 5～20mm，边缘膜质；叶长 5～18cm，宽 2～10cm，先端急尖或短尖，基部广楔形、圆形或稍心形，全缘，两面均光滑无毛；叶脉 5～7 条，通常 5 条。花：花葶自叶丛中抽出，花葶高 70～100cm 或更高；花序长 15～50cm，或更长，具 3～8 轮分枝，每轮分枝 3～9 枚，集成大形轮生状圆锥花序；花两性，小花梗长 1～3.5cm，长短不等；苞片披针形至线形，尖锐；萼片 3，绿色，广卵形，长 2～3mm，宽 1.5mm；花瓣 3，白色，倒卵形；雄蕊 6；雌蕊多数，离生，子房倒卵形，侧扁，花柱侧生。果：瘦果多数，扁平，倒卵形，褐色。花期 5～8 月，果期 7～9 月。

【鉴别要点】须根，块茎球形，叶基生，花序具多轮分枝、每轮分枝多数、花白色。

【生境分布】生于湖泊、河湾、溪流、水塘的浅水区及低洼湿地。分布于东北、内蒙古、河北、山西、陕西、新疆、云南等省；四川、福建有大面积栽培。

【药用部位】块茎（泽泻）、叶（泽泻叶）、果实（泽泻实）。

【采收加工】泽泻：冬季茎叶开始枯萎时采挖，洗净，干燥，除去须根和粗皮。泽泻叶：6～8 月采收，鲜用或晒干。泽泻实：7～9 月果实成熟后分批采收；割下果序，扎成小束，挂于空气流通处，脱粒，晒干。

【性味归经】泽泻：甘、淡，寒；归肾、膀胱经。泽泻叶：微咸，平。泽泻实：甘，平；归脾、肝、肾经。

【功能主治】泽泻：利水渗湿，泄热，化浊降脂；用于小便不利，水肿、胀满，泄泻，痰饮眩晕，尿少或热淋涩痛，高脂血症。泽泻叶：益肾，止咳，通脉，下乳；用于虚劳，咳喘，乳汁不下，疮肿。泽泻实：祛风湿，益肾气；用于风痹，肾亏体虚，消渴。

【药材标准】见书末中药材质量标准 1、3、15、20、29、45、68、83、86、90、97。

【附　　注】泽泻味甘而淡，淡能渗泻，功可利水泻下；其又生于浅水区、低洼湿地和沼泽地带；故名泽泻。

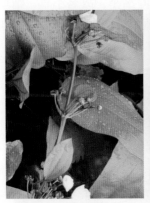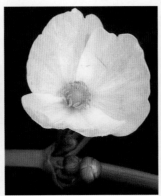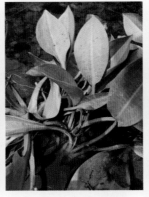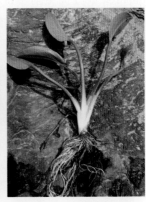

【基　　原】天南星科半夏属植物掌叶半夏 *Pinellia pedatisecta* Schott.。

【别　　名】虎掌（《河北植物志》）、狗爪半夏（《河北植物志》），独脚莲、独角莲（《南京民间药草》）。

【形态特征】多年生草本，高 20 ～ 50cm。茎：块茎近球形，直径约 4cm，周边常生有数个较小的球茎。叶：叶 1 ～ 3 片，叶柄纤细柔弱，淡绿色，长 20 ～ 65cm，近基部宽成鞘状，一般无株芽；老株叶片趾状全裂，小叶 5 ～ 11；中间裂片窄倒卵形或披针形，长 5 ～ 15cm；两侧裂片椭圆披针形，稍短小。花：肉穗花序由叶鞘中伸出，较叶稍长；佛焰苞淡绿色，下部筒状，上部窄细成长尖尾状；花单性，无花被，雌雄同株；雄花着生在花序上端，雄蕊密集成圆筒状，长约 6mm；雌花着生在花序下部，贴生于苞片上，长约 1.5cm。果：浆果卵圆形，绿色，长 4 ～ 5mm，径 2 ～ 3mm，内含种子 1 粒。花期 6 ～ 7 月，果期 8 月。

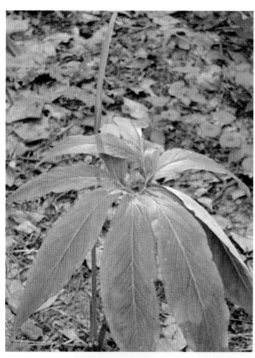
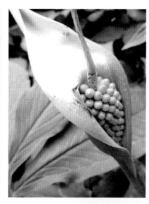
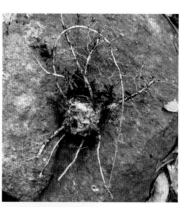
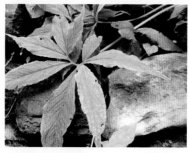

【鉴别要点】块茎周边常有数个小球茎而形如虎掌，叶片趾状全裂、小叶 5 ～ 11 枚。

【生境分布】生于林下、河谷、山沟等阴湿处。分布于河北、长江流域及西南等地区。

【药用部位】块茎（虎掌南星、禹南星）。

【采收加工】6 ～ 7 月采挖块茎，洗净泥土，除去须根和外皮，晒干或烘干。

【性味归经】辛，平，有毒。

【功能主治】止呕，化痰，消肿，止痛；用于毒蛇咬伤，无名肿毒。

【药材标准】见书末中药材质量标准 1、10、52、64、65、76。

【附　　注】本植物形似半夏，但其叶呈趾状或掌状全裂，其叶形似手掌；其球茎周边常有数个小球茎，形如虎掌或狗爪；故名掌叶半夏、虎掌、狗爪半夏。按《中华人民共和国药典》（2015 年版），中药材"天南星"为天南星科天南星属植物天南星 *Awsaema erubescens* (Wall.) Schott、异叶天南星 *Arisaema heterophyllum* BL. 或东北天南星 *Arisaema amurense* Maxim. 的干燥块茎，三种基原均为天南星属植物；而中药材"虎掌南星"来源于掌叶半夏 *Pinellia pedatisecta* Schott.，为半夏属植物；应注意区分。中药材"虎掌南星"不作为"天南星"使用。

支柱蓼

【基　　原】蓼科蓼属植物支柱蓼 *Polygonum suffultum* Maxim.。

【别　　名】九牛造（湖北、四川），螺丝三七、算盘七、鸡血七、九龙盘（贵州），蓼子七、红三七、赶山鞭（陕西），草留居，红蜈蚣七，鸡心七。

【形态特征】多年生草本。根：根多数，细长，须根状，黑褐色，着生于根状茎的结节处。茎：根状茎粗壮，通常呈念珠状，黑褐色；地上茎常单一，直立或斜上，细弱，上部分枝或不分枝，通常数茎丛生，高 10～40cm。叶：基生叶卵形或长卵形，长 5～12cm，宽 3～7cm，先端渐尖或急尖，基部心形，全缘，边缘微具波状，两面无毛或疏生短柔毛，叶柄长 4～15cm；茎生叶卵形，较小，具短柄，最上部的叶无柄，抱茎，托叶鞘膜质，筒状，褐色，长 2～4cm，顶端偏斜，开裂，无缘毛。花：总状花序呈短穗状，紧密，顶生或腋生，长 1～2cm；苞片膜质，长卵形，顶端渐尖，长约 3mm，每苞内具 2～4花；花梗细弱，长 2～2.5mm，比苞片短；花被 5 深裂，白色或淡红色，花被片倒卵形或椭圆形，长 3～3.5mm；雄蕊 8，比花被长；花柱 3，基部合生，柱头头状。果：瘦果宽椭圆形，具 3 锐棱，长 3.5～4mm，黄褐色，有光泽，稍长于宿存花被。花期 6～8 月，果期 7～10 月。

【鉴别要点】根茎粗壮、黑褐色念珠状、断面红色，总状花序短穗状、花常淡红色。

【生境分布】生于山坡路旁、林下湿地及沟边。分布于华北、华中、西北地区及贵州、四川等地。

【药用部位】根状茎（支柱蓼）。

【采收加工】秋季采挖，洗净，切片，晒干。

【性味归经】苦、涩、凉。

【功能主治】收敛止血，止痛生肌；用于跌打损伤，外伤出血，便血，崩漏，痢疾，脱肛。

【药材标准】见书末中药材质量标准 10、23、57、94。

【附　　注】支柱蓼的根茎呈念珠状，呈现为多个结节，其形态犹如古代兵器霸王鞭，亦如螺杆上的一串螺丝，或如算盘上的盘珠，故名赶山鞭、螺丝三七、算盘七。其根茎黑褐色，多节连生，节处生根，其形态犹如蜈蚣，又如龙盘梁柱，故名红蜈蚣七、九龙盘。支柱蓼的叶为心形，故名鸡心七。其根茎断面显粉红色，故名红三七、鸡血七。其属蓼科蓼属植物，故名蓼子七。

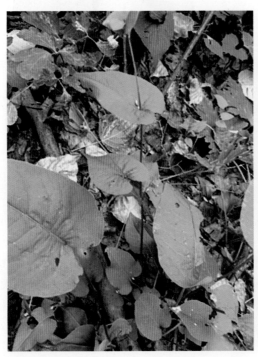
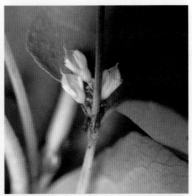
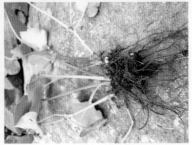

【基　　原】百合科知母属植物知母 *Anemarrhena asphodeloides* Bge.。

【别　　名】穿地龙（《山东中药》），大芦水，兔子油草，蒜瓣子草，羊胡子草，马马草。

【形态特征】多年生草本，全株无毛。根：须根多数，线形，粗长。茎：根状茎横走，直径 0.5 ～ 1.5cm，上面具多数黄褐色的残存叶鞘纤维，下面生多数须根。叶：叶基生，丛出，线形，叶长 15 ～ 60cm，宽 1.5 ～ 11mm，先端渐尖而成近丝状，基部渐宽而成鞘状，具多条平行脉，无明显的中脉。花：花葶直立，花葶较叶长，高 50 ～ 100cm；总状花序长 20 ～ 50cm；苞片小，卵形或卵圆形，先端长渐尖；花粉红色、淡紫色至白色；花被片条形，长 5 ～ 10mm，中央具 3 脉，宿存。果：蒴果狭椭圆形，长 8 ～ 13mm，宽 5 ～ 6mm，顶端有短喙。种子：种子三棱形，两端尖，黑色，长 7 ～ 10mm。花期 5 ～ 7 月，果期 8 ～ 9 月。

【鉴别要点】须根多数，根状茎横走，基生叶长线形，花葶从叶基抽出、直立、花小且稀疏。

【生境分布】生于较干燥或向阳的丘陵、沙丘、山坡、草地或路旁。分布于东北地区及内蒙古、河北、河南、山东、陕西、甘肃等地。

【药用部位】根茎（知母）。

【采收加工】春、秋二季采挖，除去须根和泥沙，晒干，习称"毛知母"；或除去外皮，晒干，习称"光知母"或"知母肉"。

【性味归经】苦、甘，寒。归肺、胃、肾经。

【功能主治】清热泻火，滋阴润燥；用于外感热病，高热烦渴，肺热燥咳，骨蒸潮热，内热消渴，肠燥便秘。

【药材标准】见书末中药材质量标准 1、3、15、20、29、45、68、86、90、94、99。

【附　　注】知母为多年生草本植物。每年开春，新芽从地下根状茎的一头生出，花葶也从这一端抽出；当年秋后，地上部分枯萎，经冬雨雪，地上部分腐烂，仅余地下根状茎部位的叶鞘和花葶纤维。经多年生长的知母，地下根茎逐渐向前生长，变粗变长，上面具一排残存纤维，下面具一排须根。

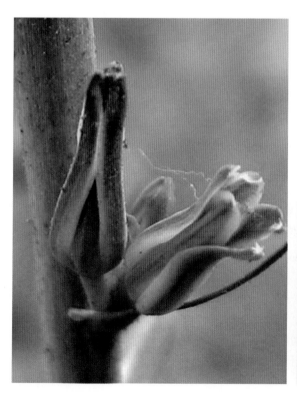
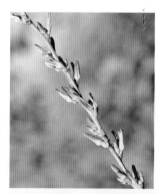
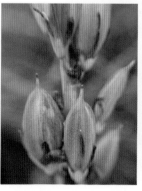
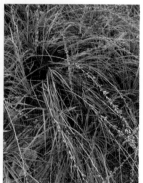

中华卷柏

【基　　　原】卷柏科卷柏属植物中华卷柏 Selaginella sinensis (Desv.) Spring。

【别　　　名】地柏、地柏枝（《河南中草药手册》），山松（《山东中医杂志》），护山皮，黄牛皮。

【形态特征】多年生草本，灰绿色。根：茎随处着地生根，根自主茎分叉处的下方生出，长细丝状，多分叉，光滑，根分叉粗细近等，黄白色。茎：茎纤细，坚硬，匍匐，长 15～45cm 或更长；主茎圆柱状，光滑无毛；枝互生，褐黄色；侧枝多数，1～3 次二歧分叉；小枝稀疏，规则排列。叶：茎及小枝下部的叶疏生，鳞片状，褐黄绿色，贴附于茎上，椭圆形，钝尖，全缘，有长纤毛；分枝上部的叶成四行开展排列，背腹扁平，侧叶（背叶）多少对称，略上斜，长圆形或长卵圆形，基部广楔形，质较薄，钝尖或具短刺尖，边缘有厚白边及缘毛，中叶（腹叶）长卵状椭圆形，基部广楔形，背部呈龙骨状，先端尖，边缘具长缘毛，排列紧密。孢子叶：孢子囊穗紧密，四棱形，无柄，单生小枝端，长 5～12mm；孢子叶卵状三角形，边缘具缘毛，先端尖，背部具龙骨状凸起，大孢子囊少数，常单生于孢子囊穗下部。孢子：大孢子白色，小孢子橘红色。

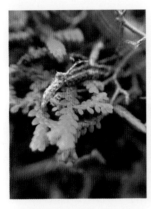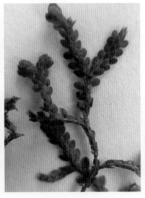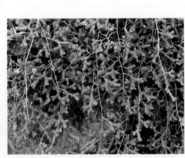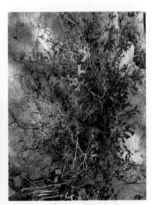

【鉴别要点】主茎圆柱状，侧叶对称、略上斜、长圆形、基部广楔形、具短尖、边缘有厚白边及缘毛，孢子囊穗四棱形。

【生境分布】生于林缘、山地岩石上。分布于华北、东北、华东地区及河南、陕西等地。

【药用部位】全草（中华卷柏）。

【采收加工】7～10 月采收，晒干或鲜用。

【性味归经】淡、微苦，凉。归肝、胆、大肠经。

【功能主治】清热利湿，止血；用于黄疸型肝炎，胆囊炎，肾炎，痢疾，下肢湿疹，烫火伤，外伤出血等症。

【药材标准】未见各级药材标准收载。

【附　　　注】中华卷柏的茎叶似松柏，故名地柏、地柏枝、山松。其铺地生长，随处生根，是一种土壤生态类型植物，有利于保护土壤和水分，又因其颜色褐黄，故名护山皮、黄牛皮。按《中华人民共和国药典》（2015 年版），中药材"卷柏"为卷柏科卷柏属植物卷柏 Selaginella tamariscina (Beauv.) Spring 或垫状卷柏 Selaginella pulvinatq (Hook.et Grev.) Maxim. 的干燥全草，中华卷柏 Selaginella sinensis (Desv.) Spring 的干燥全草并不作为中药材"卷柏"使用。

◆附：蔓生卷柏

卷柏科卷柏属植物蔓生卷柏（ Selaginella davidii Franch.），与中华卷柏的区别是：主茎略呈四棱形；侧叶水平开展，与枝成直角；孢子囊穗圆柱状。其干燥全草入药，药材名称为"小过山龙""卷柏"。

【基　　原】茜草科拉拉藤属植物猪殃殃 *Galium aparine* L.var. *tenerum* (Gren.et Godr.) Reichb。

【别　　名】锯仔草、颔围草、三宝莲（广东），齿蛇草、锯子草（福建），细叶茜草，小锯子草，锯耳草，麦筛子，拉拉藤，锯锯藤，爬拉殃，八仙草，活血草，小禾镰草。

【形态特征】多年生蔓生或攀援草本，高 30 ～ 90cm，多分枝，茎棱、叶缘及叶背面中脉上均有倒生钩刺。茎：茎四棱形。叶：叶 6 ～ 8 片轮生，稀为 4 ～ 5 片；近无柄；叶纸质或近膜质，线状倒披针形，长 1 ～ 3cm，先端有刺状凸尖，干时常卷缩，边缘有刺毛；叶脉 1。花：花 3 ～ 10 朵，呈腋生或顶生疏散的聚伞花序，花小，白色、淡黄色或黄绿色，花梗纤细；花冠 4 裂；雄蕊 4，子房下位。果：果小，稍肉质；2 心皮稍分离，各成一半球形，形成双头形，被密集钩状刺。种子：种子小，平凸。花期 3 ～ 7 月，果期 4 ～ 9 月。

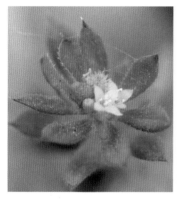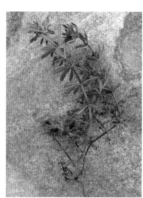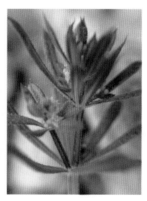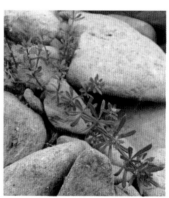

【鉴别要点】茎四棱、具有钩刺，叶缘及叶背中脉有钩刺、叶 6 ～ 8 片轮生，聚伞花序、花小。

【生境分布】生于山坡、旷野、沟边、河滩、田中、林缘和草地。除海南外，分布于我国南北各地。

【药用部位】全草（猪殃殃）。

【采收加工】夏季花果期采收，除去泥沙，鲜用或晒干。

【性味归经】辛、苦，凉。

【功能主治】清热解毒，消肿止痛，利尿，散瘀；用于淋浊、尿血、跌打损伤、肠痈、疖肿、中耳炎等。

【药材标准】见书末中药材质量标准 10、52、94。

【附　　注】猪殃殃不可作为家畜饲料，猪食之则病，故名猪殃殃。"殃"字有"遭殃""危害""病殃殃"等之意。明代王磐的《野菜谱》记载本品："猪食之，则病，故名。"其形态似茜草，但叶片窄小，故名细叶茜草。其茎棱、叶缘及叶背有倒生钩刺，钩刺如锯齿，且容易黏挂人衣服，故名锯子草、小锯子草、锯耳草、锯锯藤、锯仔草、拉拉藤、爬拉殃。其功效散瘀，故名活血草。猪殃殃的茎四棱形，叶片轮状着生，类似于白花蛇舌草，但带钩刺或齿，故名齿蛇草。其叶片轮状着生，形如佛教的三宝莲花，故名三宝莲。

◆附：四叶葎

茜草科拉拉藤属植物四叶葎 *Galium bungei* Steud.，与猪殃殃同科同属，两者区别是：猪殃殃的茎和叶背中脉具钩刺，6 ～ 8 叶轮生；四叶葎的茎和叶背中脉无毛，4 叶轮生。四叶葎的全草入药，功效清热解毒，利尿，消肿；用于尿路感染，赤白带下，痢疾，痈肿，跌打损伤。

竹叶子

【基　　原】鸭跖草科竹叶子属植物竹叶子 *Streptolirion volubile* Edgew.。

【别　　名】水百步还魂，大叶竹菜，小竹叶菜，小青竹标，猪鼻孔，酸猪草，笋壳菜，叶上花。

【形态特征】多年生缠绕草本。茎：茎长 0.5 ~ 6m，茎细，直径 1 ~ 2mm，有纵条纹，常无毛。叶：叶柄长 3 ~ 15cm；叶片心状圆形或心状卵形，长 5 ~ 15cm，宽 3 ~ 15cm，顶端常尾尖，基部心形，上面或多或少被柔毛或近无毛；叶鞘常截头，边缘被细毛。花：蝎尾状聚伞花序常数个排列成圆锥花序，生于穿鞘而出的侧枝上，有花 1 ~ 4 朵，总梗长 7 ~ 10cm，花序长约 5cm，或多或少被短柔毛；花无梗或具短梗；总苞片叶状，长 2 ~ 6cm，上部的变小而呈卵状披针形；下部花序的花两性，上部花序的花常为雄花；萼片舟状，顶端急尖，长 3 ~ 5mm；花瓣白色、淡紫色而后变白色，线形，略比萼长；雄蕊 6，花丝密被棉毛；子房无毛或被疏毛。果：蒴果卵状三棱形，长 4 ~ 7mm，疏被长毛，先端喙长约 3mm，纵裂；每室有叠生种子 2 颗。种子：种子褐灰色，多角形，长约 2.5mm。花期 5 ~ 9 月，果期 7 ~ 11 月。

【鉴别要点】茎细长，叶柄长、叶片心形、基出脉，聚伞花序、总苞叶状，蒴果三棱形。

【生境分布】生于山谷、灌木丛、密林下或草地。分布于中南、西南地区及辽宁、河北、山西、陕西、甘肃、浙江、湖北等地。

【药用部位】全草（竹叶子）。

【采收加工】夏、秋二季采收，洗净，鲜用或晒干。

【性味归经】甘，平。归肺、心、肝、胃经。

【功能主治】清热，利水，解毒，化瘀；用于感冒发热，肺痨咳嗽，口渴心烦，水肿，热淋，白带，咽喉疼痛，痈疮肿毒，跌打劳伤，风湿骨痛。

【药材标准】未见各级药材标准收载。

【附　　注】竹叶子的叶具叶鞘，叶脉纵向，叶的形态类似竹叶，故名竹叶子、大叶竹菜、小竹叶菜、小青竹标。其总苞片叶状，犹如叶上生花，故名叶上花。

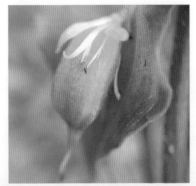

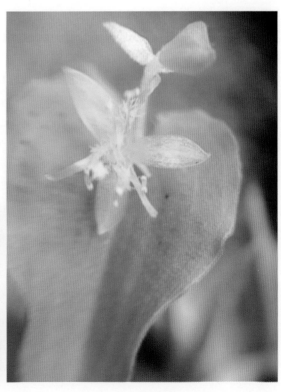

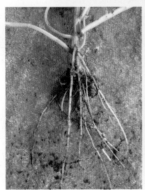

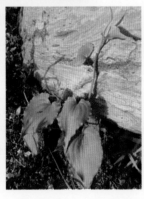

【基　　原】椴树科椴树属植物紫椴 *Tilia amurensis* Rupr.。

【别　　名】阿穆尔椴，籽椴，小叶椴，椴树。

【形态特征】落叶乔木，高可达 25m，直径可达 1m。茎：树皮暗灰色，片状脱落；小枝黄褐色或红褐色，呈"之"字形；皮孔微凸起，明显；嫩枝初时有白丝毛，很快变秃净；顶芽无毛，有鳞苞 3 片。叶：单叶互生；叶柄长 2 ～ 4cm，纤细，无毛；叶阔卵形或卵圆形，长 3.5 ～ 8cm，宽 3.5 ～ 7.5cm，先端急尖或渐尖，基部心形，表面暗绿色，无毛，下面浅绿色，脉腋处簇生褐色毛，叶缘有锯齿，粗尖锯齿，齿先端向内弯曲；侧脉 4 ～ 5 对。花：聚伞花序长 3 ～ 5cm，花序分枝无毛，有花 3 ～ 20 朵；小花柄长 7 ～ 10mm；苞片倒披针形或匙形，长 3 ～ 7cm，宽 5 ～ 8mm；萼片 5，阔披针形，外面有星状柔毛；花瓣 5，黄白色，无毛；雄蕊多数，无退化雄蕊；子房球形，被淡黄色短绒毛，柱头 5 裂。果：果实卵圆形，被褐色短毛，具种子 1 ～ 3 粒。花期 6 ～ 7 月，果期 8 ～ 9 月。

【鉴别要点】乔木，树皮易片状脱落，小枝呈"之"字形，叶柄细长、叶缘有齿，聚伞花序、花黄白色，果实卵圆形、被褐色短毛。

【生境分布】生于山坡、针阔混交林及阔叶杂木林中。分布于东北地区及山东、河北、山西等地。

【药用部位】花（紫椴、紫椴花）。

【采收加工】6 ～ 7 月花期采收，烘干或晾干。

【性味归经】辛，凉。

【功能主治】解表，清热；用于感冒发热，口腔炎，喉炎，肾盂肾炎。

【药材标准】未见各级药材标准收载。

【附　　注】椴树蜜是蜜蜂从椴树花中采集的，呈浅琥珀色，椴树蜜气味芳香馥郁，具有较好的保健功效。椴树蜜性甘温，能益气补胃、止痛解毒，并具有预防和治疗高血压、心脏病、便秘、失眠等多种功效。

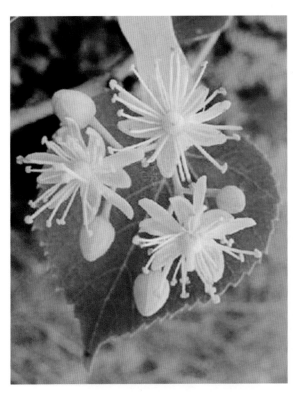
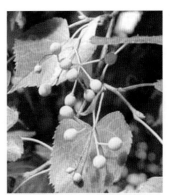
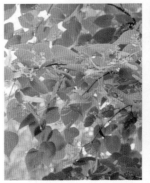
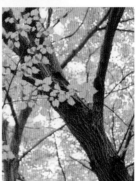

紫花地丁

【基　　原】堇菜科堇菜属植物紫花地丁 *Viola yedoensis* Makino。

【别　　名】光瓣堇菜，堇堇菜，地丁，地丁草，紫地丁，羊角子，独行虎，宝剑草，箭头草，铧头草，兔耳草，金前刀，小角子花。

【形态特征】多年生草本，高 4～14cm，果期高可达 20cm。根：白色或淡黄褐色。茎：根茎短，垂直，淡褐色，长 4～13mm，粗 2～7mm，节密生，有数条细根；无地上茎。叶：叶多数，基生，莲座状；叶柄于花期长于叶片 1～2 倍，具狭翅，于果期长可达 10cm；上部叶较长，呈长圆形、狭卵状披针形或长圆状卵形，长 1.5～4cm，宽 0.5～1cm，先端圆钝，基部截形或楔形，稀微心形，边缘具圆齿，两面无毛或被细短毛，果期叶片增大；托叶膜质，苍白色或淡绿色，2/3～4/5 与叶柄合生，离生部分线状披针形。花：花梗通常多数，细弱，与叶片等长或高出叶片；花冠紫堇色或淡紫色，稀呈白色，喉部色较淡并带有紫色条纹；萼片 5，卵状披针形或披针形，基部附属物短，末端圆或截形；花瓣 5，倒卵形或长圆状倒卵形；距细管状，长 4～8mm，末端圆；雄蕊 5，花药长约 2mm，药隔先端的附属物长约 1.5mm；子房卵形，花柱棍棒状，柱头三角形。果：蒴果长圆形，长 5～12mm，无毛。种子：种子卵球形，长 1.8mm，淡黄色。花果期 4～9 月。

【鉴别要点】叶无裂、叶缘具浅齿或钝齿、叶面无白斑带、长圆形、叶柄有翅，花常紫堇色或淡紫色、萼片附属物短钝，蒴果长圆形、无毛。

【生境分布】生于田间、荒地、山坡草丛、林缘或灌木丛中。分布于全国大部分地区。

【药用部位】全草（紫花地丁）。

【采收加工】春、秋二季采收，除去杂质，晒干。

【性味归经】苦、辛，寒。归心、肝经。

【功能主治】清热解毒，凉血消肿；用于疗疮肿毒，痈疽发背，丹毒，毒蛇咬伤。

【药材标准】见书末中药材质量标准 1、3、15、29、45、68、83、86、90、94。

【附　　注】紫花地丁花色堇紫，花形靓丽。初春百草刚刚吐绿，紫花地丁已经把大地装扮得星星点点的艳紫了，犹如辛勤的园丁，送给踏春的人们些许暖暖的春意。

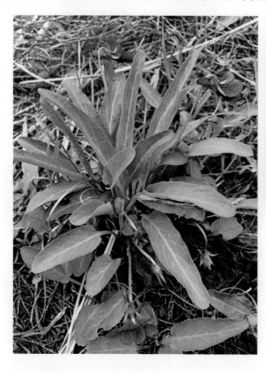
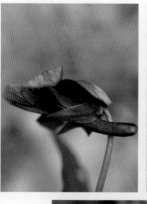
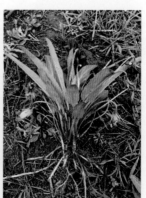
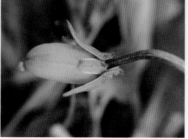

紫堇

【基　　原】罂粟科紫堇属植物紫堇 *Corydalis bungeana* Turcz.。

【别　　名】彭氏紫堇（《北京植物志》），布氏地丁（《东北药用植物图志》），紫花地丁（《河北植物志》），苦丁、小鸡菜（《全国中草药汇编》），地丁（《辽宁常用中草药手册》），地丁草（《全国中草药汇编》《高原中草药治疗手册》），本氏紫堇，布氏紫堇，地丁紫堇，苦地丁，苦丁香，苦丁香草，桃花紫堇，小根地丁，紫花草。

【形态特征】两年或多年生草本，高 10 ～ 40cm。根：主根细长圆柱形，黄棕色，具支根。茎：茎由基部分枝，无毛，稍被白粉；茎基部匍匐地面，茎上部斜升。叶：基生叶和茎下部叶长 3 ～ 10cm，具长柄；叶片轮廓卵形，长 1.5 ～ 4cm，2 ～ 3 回羽状全裂，1 回裂片 3 ～ 5 对，具细柄或几无柄，末回裂片狭卵形至披针状条形，宽 0.5 ～ 1.2mm，先端尖，灰绿色。花：总状花序有花数朵；苞片叶状，羽状深裂；花梗长 2 ～ 3mm；萼片小，2 片，近三角形；花冠淡紫色，有时带蓝色，花瓣 4，2 列，外列 2 瓣大，唇形，前面 1 瓣平展，后面 1 瓣基部成距，内列 2 瓣小，具爪，顶端具紫斑；雄蕊 6；子房上位，花柱线形。果实：蒴果狭椭圆形，扁平，长 8 ～ 13mm，宽 3 ～ 4mm。种子：种子多数，圆肾状，黑色，有光泽。花期 4 ～ 5 月，果期 5 ～ 7 月。

【鉴别要点】根黄棕色，叶 2 ～ 3 回羽状全裂、末回裂片条形，花色淡紫或带蓝，蒴果狭椭圆形、扁平，种子圆肾状、黑色。

【生境分布】生于山沟、溪流、平原、丘陵草地或疏林下。分布于东北地区及甘肃、陕西、山西、山东、河北、四川等地。

【药用部位】全草（苦地丁）。

【采收加工】夏季花果期采收，除去杂质，晒干。

【性味归经】苦，寒。归心、肝、大肠经。

【功能主治】清热解毒，散结消肿；用于时疫感冒，咽喉肿痛，疔疮肿痛，痈疽发背，疬腮丹毒。

【药材标准】见书末中药材质量标准 1、3、15、23、30、35、37、46、69、78、79、83、87、94。

【附　　注】紫堇为罂粟科紫堇属植物，故别名中多带有"紫堇"字眼，如彭氏紫堇、本氏紫堇、布氏紫堇、地丁紫堇、桃花紫堇。其地上部分匍匐地面，其味苦，故别名中多带有"地丁"和"苦"字，如地丁、地丁草、小根地丁、布氏地丁、紫花地丁、苦丁、苦地丁、苦丁香、苦丁香草。其花色淡紫，故名紫花草。可能因为小鸡喜欢啄食，故名小鸡菜。按《中华人民共和国药典》（2015 年版），紫堇 *Corydalis bungeana* Turcz. 为中药材"苦地丁"的唯一基原。

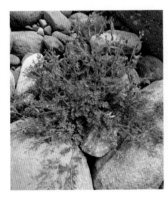 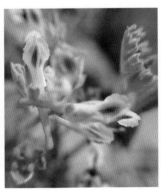 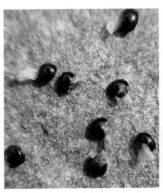 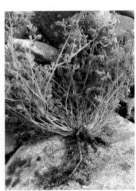

中药材质量标准

1. 国家药典委员会.中华人民共和国药典（2015 年版，一部）.北京：中国医药科技出版社，2015.
2. 国家药典委员会.中华人民共和国药典（2015 年版，附录）.北京：中国医药科技出版社，2015.
3. 国家药典委员会.中华人民共和国药典（2010 年版，一部）.北京：化学工业出版社，2010.
4. 国家药典委员会.中华人民共和国药典（2010 年版，一部、附录）.北京：化学工业出版社，2010.
5. 国家药典委员会.中华人民共和国药典（2010 年版，增补）.北京：化学工业出版社，2010.
6. 广东省食品药品监督管理局.广东省中药材标准（2010 年版）.广州：广东科技出版社，2010.
7. 甘肃省食品药品监督管理局.甘肃省中药材标准（2009 年版）.兰州：甘肃文化出版社，2009.
8. 辽宁省食品药品监督管理局.辽宁省中药材标准·第一册（2009 年版）.沈阳：辽宁科学技术出版社，2009.
9. 湖南省食品药品监督管理局.湖南省中药材标准（2009 年版）.长沙：湖南科学技术出版社，2010.
10. 湖北省食品药品监督管理局.湖北省中药材质量标准（2009 年版）.武汉：湖北科学技术出版社，2009.
11. 广西壮族自治区食品药品监督管理局.广西壮族自治区壮药质量标准·第一卷（2008 年版）.南宁：广西科学技术出版社，2008.
12. 云南省食品药品监督管理局.云南省中药材标准·第二册·彝族药（2005 年版）.昆明：云南科技出版社，2007.
13. 福建省食品药品监督管理局.福建省中药材标准（2006 年版）.福州：海风出版社，2006.
14. 桂药管注（2006）25 号.（广西壮族自治区未成册药材标准）.
15. 国家药典委员会.中华人民共和国药典（2005 年版，一部）.北京：化学工业出版社，2005.
16. 国家药典委员会.中华人民共和国药典（2005 年版，一部、附录）.北京：化学工业出版社，2005.
17. 国家药典委员会.中华人民共和国药典（2005 年版，一部、增补）.北京：化学工业出版社，2009.
18. 云南省食品药品监督管理局.云南省中药材标准·第一册（2005 年版）.昆明：云南美术出版社，2005.
19. 国家药品监督管理局注册标准.儿茶等 43 种进口药材质量标准.2004.
20. "行政院卫生署"中华药典中药集编修小组.中华中药典.台北：行政院卫生署，2004.
21. 广东省食品药品监督管理局.广东省中药材标准·第一册.广州：广东科技出版社，2004.
22. XZ ~ BC ~ 0012 ~ 2004.（西藏自治区未成册标准）.
23. 贵州省药品监督管理局.贵州省中药材、民族药材质量标准（2003 年版）.贵阳：贵州科技出版社，2003.
24. 贵州省药品监督管理局.贵州省中药材、民族药材质量标准（2003 年版，副篇）.贵阳：贵州科技出版社，2003.
25. 贵州省药品监督管理局.贵州省中药材、民族药材质量标准（2003 年版，附录）.贵阳：贵州科技出版社，2003.
26. 山东省药品监督管理局.山东省中药材标准（2002 年版）.济南：山东友谊出版社，2002.
27. 山东省药品监督管理局.山东省中药材标准（2002 年版，附录）.济南：山东友谊出版社，2002.
28. 黑龙江省中药材标准（2001 年版）.黑龙江省药品监督管理局.
29. 国家药典委员会.中华人民共和国药典（2000 年版，一部）.北京：化学工业出版社，2000.
30. 国家药典委员会.中华人民共和国药典（2000 年版，一部、附录）.北京：化学工业出版社，2000.

31. 国家药典委员会.中华人民共和国药典（2000 年版，增补）.北京：化学工业出版社，2000.

32. 川药管药政字〔2000〕第 142 号.（四川省未成册标准）.

33. 中华人民共和国卫生部药典委员会.中华人民共和国卫生部药品标准·维吾尔药分册.乌鲁木齐：新疆科技卫生出版社，1999.

34. 中华人民共和国卫生部药典委员会.中华人民共和国卫生部药品标准·维吾尔药分册（附录）.乌鲁木齐：新疆科技卫生出版社，1999.

35. 中华人民共和国卫生部药典委员会.中华人民共和国卫生部药品标准·蒙药分册.1998.

36. 中华人民共和国卫生部药典委员会.中华人民共和国卫生部药品标准·蒙药分册（附录）.1998.

37. 北京市卫生局.北京市中药材标准（1998 年版）.北京：首都师范大学出版社，1998.

38. 北京市卫生局.北京市中药材标准（1998 年版，附录）.北京：首都师范大学出版社，1998.

39. 云南省卫生厅.云南省药品标准（1996 年版）.昆明：云南大学出版社，1998.

40. 湘卫药标字·第 44 号（1998）.

41. 中华人民共和国卫生部药典委员会.中华人民共和国卫生部药品标准中药成方制剂·第十二册（附录）.1997.

42. 中华人民共和国卫生部药典委员会.中华人民共和国卫生部药品标准中药成方制剂·第十一册（附录）.1996.

43. 江西省卫生厅.江西省中药材标准（1996 年版）.南昌：江西科学技术出版社，1996.

44. 广西壮族自治区卫生厅.广西中药材标准·第二册（1996 年版）.

45. 中华人民共和国卫生部药典委员会.中华人民共和国药典（1995 年版，一部）.广州：广东科技出版社、化学工业出版社，1995.

46. 中华人民共和国卫生部药典委员会.中华人民共和国药典（1995 年版，一部、附录）.广州：广东科技出版社、化学工业出版社，1995.

47. 中华人民共和国卫生部药典委员会.中华人民共和国卫生部药品标准·藏药·第一册.1995.

48. 山东省卫生厅.山东省中药材标准（1995 年版）.济南：山东友谊出版社，1995.

49. 山东省卫生厅.山东省中药材标准（1995 年版，附录）.济南：山东友谊出版社，1995.

50. 甘肃省卫生厅.甘肃省 40 种中药材质量标准（试行）.甘卫药发〔1995〕第 49 号.

51. 中华人民共和国卫生部药典委员会.中华人民共和国卫生部药品标准中药成方制剂·第九册（附录）.1994.

52. 上海市卫生局.上海市中药材标准（1994 年版）.

53. 上海市卫生局.上海市中药材标准·附录（1994 年版）.

54. 贵州省卫生厅批准.贵州省地方标准（1994 年版，修订本）.

55. 河南省卫生厅.河南省中药材标准（1993 年版）.郑州：中原农民出版社，1994.

56. 新疆维吾尔自治区卫生厅.维吾尔药材标准·上册.乌鲁木齐：新疆科技卫生出版社（K）.1993.

57. 宁夏回族自治区卫生厅.宁夏中药材标准（1993 年版）.银川：宁夏人民出版社，1993.

58. 湖南省卫生厅.湖南省中药材标准（1993 年版）.长沙：湖南科学技术出版社，1993.

59. 中华人民共和国卫生部药典委员会.中华人民共和国卫生部药品标准·中药材·第一册.1992.

60. 中华人民共和国卫生部药典委员会.中华人民共和国卫生部药品标准中药成方制剂·第五册（附录）.1992.

61. 中华人民共和国卫生部药典委员会.中华人民共和国卫生部药品标准中药成方制剂·第六册（附录）.1992.

62. 青海省卫生厅.青海省藏药标准（1992 年版）.

63. 甘肃省卫生厅.水飞蓟等二十二种甘肃省中药材质量标准（试行）.甘卫药字〔1992〕第 417 号.

64. 河南省卫生厅.河南省中药材标准（1991年版）.郑州：中原人民出版社，1992.

65. 中华人民共和国卫生部药典委员会.中华人民共和国卫生部药品标准中药成方制剂·第四册（附录）. 1991.

66. 甘肃省卫生厅.八月札等十五种甘肃省中药材质量标准（试行）.甘卫药发〔1991〕95号.

67. 四川省卫生厅.四川省中药材标准（1987年版，增补本）.成都：成都科技大学出版社，1991.

68. 中华人民共和国卫生部药典委员会.中华人民共和国药典（1990年版，一部）.北京：人民卫生出版 社、化学工业出版社，1990.

69. 中华人民共和国卫生部药典委员会.中华人民共和国药典（1990年版，一部、附录）.北京：人民卫 生出版社、化学工业出版社，1990.

70. 中华人民共和国卫生部药典委员会.中华人民共和国药典（1990年版，增补）.北京：人民卫生出版 社、化学工业出版社，1990.

71. 中华人民共和国卫生部药典委员会.中华人民共和国卫生部药品标准中药成方制剂·第一册（附录）. 1990.

72. 中华人民共和国卫生部药典委员会.中华人民共和国卫生部药品标准中药成方制剂·第二册（附录）. 1990.

73. 福建省卫生厅.福建省中药材标准（试行稿·第一批）（1990年版）.

74. 贵州省卫生厅.贵州省中药材质量标准（1988年版）.贵阳：贵州人民出版社，1990.

75. 贵州省卫生厅.贵州省中药材质量标准（1988年版，附录）.贵阳：贵州人民出版社，1990.

76. 江苏卫生厅.江苏省中药材标准（1989年版）.南京：江苏科学技术出版社，1989.

77. 江苏卫生厅.江苏省中药材标准（1989年版，增补）.南京：江苏科学技术出版社，1989.

78. 内蒙古自治区卫生厅.内蒙古中药材标准（1988年版）.

79. 山西省卫生厅.山西省中药材标准（1987年版）.1987.

80. 山西省卫生厅.山西省中药材标准（1987年版，附录）.1987.

81. 辽宁省卫生厅.辽宁省药品标准（1987年版）.

82. 四川省卫生厅.四川省中药材标准（1987年版）.

83. 内蒙古自治区卫生厅.内蒙古蒙药材标准（1986年版）.赤峰：内蒙古科学技术出版社，1987.

84. 江苏卫生厅.江苏省中药材标准·试行稿·第一批（1986年版）.

85. 江苏卫生厅.江苏省中药材标准·试行稿·第二批（1986年版）.

86. 中华人民共和国卫生部药典委员会.中华人民共和国药典（1985年版，一部）.北京：人民卫生出版 社、化学工业出版社，1985.

87. 中华人民共和国卫生部药典委员会.中华人民共和国药典（1985年版，一部、附录）.北京：人民卫 生出版社、化学工业出版社，1985.

88. 中华人民共和国卫生部药典委员会.中华人民共和国药典（1985年版，增补）.北京：人民卫生出版 社、化学工业出版社，1985.

89. 四川省卫生厅.四川省中草药标准（试行稿·第四批）（1984年版）.

90. 新疆维吾尔自治区卫生局.新疆维吾尔自治区药品标准·第二册（1980年版）.

91. 辽宁省卫生局.辽宁省药品标准（1980年版）.

92. 四川省卫生厅.四川省中草药标准（试行稿·第二批）（1979年版）.

93. 西藏、青海、四川、甘肃、云南、新疆卫生局.藏药标准.西宁：青海人民出版社，1979.

94. 中华人民共和国卫生部药典委员会.中华人民共和国药典（1977年版，一部）.北京：人民卫生出版 社，1978.

95. 中华人民共和国卫生部药典委员会.中华人民共和国药典（1977年版，一部、附录）.北京：人民卫生出版社，1978.

96. 吉林省卫生局 . 吉林省药品标准（1977 年版）.

97. 云南省卫生厅 . 云南省药品标准（1974 年版）.

98. 贵州省卫生厅 . 贵州省中药材标准规格·上集（1965 年版）.

99. 中华人民共和国卫生部药典委员会 . 中华人民共和国药典（1963 年版，一部）. 北京：人民卫生出版社，1964.

100. 中华人民共和国卫生部药典委员会 . 中华人民共和国卫生部药品标准（部颁药品标准）. 北京：人民卫生出版社，1964.

101. 中央人民政府卫生部 . 中华人民共和国药典（1953 年版，一部）. 上海：商务印书馆，1953.

102. 内政部卫生署 . 中华药典 . 上海：中华书局印刷所，1930.

药用植物名称索引